HEYNE <

Steven G. Pratt, M.D. • Kathy Matthews

super food

14 Nahrungsmittel, die Ihr Leben verändern

Rezepte von Michel Stroot
(Golden Door)
und den Mitarbeitern des Rancho La Puerta

aus dem Amerikanischen von
Bärbel Radke

WILHELM HEYNE VERLAG
MÜNCHEN

Die amerikanische Originalausgabe erschien 2004 unter dem Titel
Superfoods Rx. 14 Foods That Will Change Your Life
im Verlag Morrow, einem Imprint von HarperCollins Publishers, New York

Umwelthinweis:
Das Buch wurde auf chlor- und
säurefreiem Papier gedruckt.

Redaktion: lüra – Klemt & Mues GbR

Deutsche Erstausgabe 02/2005

Printed in Germany 2005
Umschlaggestaltung: Eisele Grafik-Design, München
Umschlagbilder: Stockfood (Walter Cimbal, FoodFoto Köln,
Ulrike Köb, Steven Morris, Wolfgang Usbeck)
Satz: Christine Roithner Verlagsservice, Breitenaich
Druck und Bindung: GGP Media GmbH, Pößneck

ISBN 3-453-66009-9

In Gedenken an Alex Szekely

Wichtige Hinweise

Die Ratschläge in diesem Buch sind von den Autoren und vom Verlag sorgfältig erwogen und geprüft. Sie bieten jedoch keinen Ersatz für kompetenten medizinischen Rat. Jede Leserin und jeder Leser ist für ihr/sein Handeln selbst verantwortlich. Alle Angaben in diesem Buch erfolgen daher ohne jegliche Gewährleistung oder Garantie seitens der Autoren und des Verlages. Eine Haftung der Autoren bzw. des Verlages und seiner Beauftragten für Personen-, Sach- und Vermögensschäden ist ausgeschlossen.

Die aus dem amerikanischen Original übernommenen Angaben bezüglich empfohlener Nährstoffmengen sind ohne weiteres auf Europäer übertragbar.

In den Rezepten wird die Menge der Zutaten häufig in der in den USA gebräuchlichen Maßeinheit »Tasse« (cup) angegeben. »Eine Tasse« entspricht (nur bei Flüssigkeiten) etwa 250 Millilitern. Mittlerweile kann man aber auch bei uns in gut sortierten Warenhäusern oder über das Internet Messbecher mit Cup-Maßen kaufen.

Inhalt

Danksagungen

Ich danke meiner ganzen Familie – meiner Frau Patty, meinen Kindern Mike, Ty, Torey und Brian sowie Mikes Frau Diane – für die Zeit, die Mühe und die Geduld, die sie während dieses Projektes aufgebracht haben, das im wahrsten Sinne des Wortes ein Familienprojekt war. Ebenso danke ich meinen Partnern, David Stern und Ray Sphire, die immer an dieses Buch geglaubt und bei der Entstehung und Veröffentlichung entscheidend mitgewirkt haben. Ich danke auch meiner Patientin und Freundin Nancy Stanley für ihre Rezepte sowie meiner Mitarbeiterin Michelle McHose für ihre ausgiebige Forschungsarbeit. Allen Mitarbeitern – insbesondere Carol Henry und Maurya Hernandez, die dafür gesorgt haben, dass der Betrieb in meiner Praxis reibungslos weiterlief, während ich an diesem Buch arbeitete – schulde ich Dank.

Großer Dank gilt ebenfalls meinem guten Freund und Kollegen Dr. Hugh Greenway für die Vision, die er von diesem Buch hatte, und für die Hingabe und Anteilnahme, mit der er sich unserer ursprünglichen Idee gewidmet hat – der SPF-Diät. Daran werden wir weiter arbeiten, um unsere Erkenntnisse und Forschungsanstrengungen auf das Ziel auszuweiten, Veränderungen der Ernährung und des Lebensstils gezielt zur Vorbeugung gegen Krankheiten einzusetzen.

Wir können jenen engagierten Mitarbeitern des *Golden Door* und des *Rancho La Puerta* nicht genug danken. Sie widmeten sich einem Projekt, von dem ihr Leiter Alex Szekely glaubte, dass es die Gesundheit und das Leben anderer günstig beeinflussen könne. Deborah Szekely, die Gründerin des *Rancho La Puerta* und des *Golden Door*, hat uns stets ermutigt und inspiriert.

Besonderer Dank gilt Mary-Elizabeth Gifford, director of communications des *Rancho La Puerta* und des *Golden Door*, für ihre unerschütterliche Unterstützung und die Großzügigkeit, mit der sie dem *SuperFood*-Team ihre Zeit und ihr Wissen zur Verfügung stellte, sowie Michel Stroot, Chefkoch des *Golden Door*. Er hat einen wichtigen Beitrag zu unserem Buch geleistet und Rezepte kreiert, die auf eindrucksvolle Weise belegen, dass man gesunde Lebensmittel auf wundervolle Art zubereiten kann. Sie sollten nicht versäumen, Chef Michels Küche im *Rancho La Puerta* und im *Golden Door* kennen zu lernen. Seite an Seite mit Chefkoch Michel arbeitete Dean Rucker an diesem Projekt mit, Sous Chef im *Golden Door*. Dr. Wendy Bazilian, Dr. P. H., M. A., R. D., Ernährungsberater im *Golden Door* und einer der viel beschäftigsten Menschen, die ich kenne, fand trotzdem immer die Zeit, Rezepte auf Basis der *SuperFood*-Lebensmittel zu entwickeln und zusammenzustellen und dabei wichtige Ernährungsrichtlinien zu beachten. Yvonne Nienstadt, Ernährungschefin im *Rancho La Puerta*, und Chefkoch Gonzalo Mendoza steuerten eine Menge kreativer Rezepte und wichtige Tipps bei, die dieses Buch für seine Leser lohnend machen. Ich danke Mary Goodbody für das fachkundige Testen der Rezepte sowie Lori Winterstein, Diätköchin, für die harte Arbeit, die sie in die Analyse des Nährstoffgehaltes der Sieben-Tage-Menüpläne gesteckt hat.

Dank auch an Dr. Gary Beecher für seine Fachkenntnisse und seinen Rat hinsichtlich des Nährwertes bestimmter Lebensmittel sowie an Dr. Joe Vinson für die großartige Analyse des Polyphenolgehaltes von Säften und Marmeladen. Ich bin für die Hilfe und die Daten dankbar, die Dr. Eric Van Kuijk, sein Bruder Bas und Jair Haanstra hinsichtlich des Nährwerts von orangefarbener Gemüsepaprika (ein absolut wohlschmeckender Star unter den *SuperFoods*!) beisteuerten.

Ich freue mich, Dr. Stewart Richer einen guten Freund nennen zu dürfen, der mich in den vergangenen drei Jahren an seinen unvergleichlichen klinischen Kenntnissen der Ernährungswissenschaften teilhaben ließ. Meine Anerkennung gilt nicht minder den aufschlussreichen Forschungsergebnissen und Daten über Carotinoide, die mir die Doktoren Norman Krinsky, Max Snodderly, Billy Wooten und Billy Hammond freundlicherweise zur Verfügung stellten.

Danke an der Welt besten Agenten und heute guten Freund, Al Lowman. Danke auch an Kathy Matthews und Harriet Bell für ihre Hingabe, harte Arbeit, Freundschaft und ihre Fachkenntnisse. Zusammen mit Al sind sie das beste Team, das sich ein Autor vorstellen kann.

Ein ganz besonderer Dank gilt auch der gesamten Harper-Collins-Manschaft: Lisa Gallagher, unserem Marketing-Guru, Heather Gould, der außergewöhnlichen Pressefrau, Roberto de Vicq de Cumptich, unserem wunderbaren Umschlag-Designer, Michael Morrison, dem Verleger und Meister, sowie Sonia Greenbaum, unserer unerschrockenen Lektorin.

STEVEN G. PRATT, M.D.

Während der Zeit, in der ich an diesem Manuskript arbeitete, hat meine Familie endlose Geduld und viel Humor bewiesen. Sie musste sich mit Tiefkühlkost zufrieden gegeben, während ich darüber schrieb, wie gesund frisch zubereitete, vollwertige Nahrungsmittel sind. Ihnen – meinem Mann Fred und meinen Söhnen Greg und Ted – schulde ich großen Dank. Ich verspreche, dass ich euch in Zukunft noch viele *SuperFood*-Mahlzeiten zubereiten werde!

Steve Pratt war mir ein wunderbarer Kollege – engagiert, gut gelaunt, unermüdlich hart arbeitend, bestens informiert in sämtlichen Ernährungsfragen und zudem in der Lage, sich verständlich auszudrücken. Ich danke ihm und seiner wunderbaren Frau Patty dafür, dass die Freude bei diesem Projekt nie zu kurz kam. Auch danke ich David Stern, Ray Sphire und Hugh Greenway für die zuverlässige und enthusiastische Unterstützung bei der Entstehung dieses Buches.

Al Lowman, seit langer Zeit mein Agent und Freund, hat wieder einmal mit Feuereifer bewiesen, dass er ein außergewöhnlicher Verbündeter ist. Jemanden wie ihn gibt es unter Millionen Menschen nur einmal.

Harriet Bell, eine der besten Lektorin, die es je gab, und das ganze Team bei William Morrow war wirklich wundervoll. Ihre Unterstützung, Energie, akribisch genaue Arbeit und nicht zuletzt ihr Enthusiasmus waren absolut fantastisch, und ich bin ihnen sehr dankbar dafür.

Die Mitarbeiter des *Rancho La Puerta* und des *Golden Door* waren die geheime Zutat zu diesem Buch, die es zu etwas ganz Außergewöhnlichem machte. Ich kann gut verstehen, warum die Gäste immer wieder in diese beiden Spas zurückkehren. Ich danke den Mitarbeitern für ihre Gastfreundschaft, ihre entspannte Einstellung und ihr Geschick, einen Berg Grünzeug in eine unvergessliche und köstliche Mahlzeit zu verwandeln. Mein besonderer Dank gilt Mary-Elizabeth Gifford für ihre Beratung, Chefkoch Michel Stroot, den Ernährungswissenschaftlerinnen Yvonne Nienstadt und Wendy Bazilian sowie Deborah Szekely, Gründerin der Spas *Rancho La Puerta* und *Golden Door* – eine inspirierende Pionierin, der es immer wieder gelingt, den Alltag zu etwas ganz Besonderem zu machen.

Kathy Matthews

Vorwort

Mit dem Aufkommen der Fast-Food-Ketten und Fertiggerichte sind in Amerika frisches Gemüse und gesunde Lebensmittel mehr und mehr in Vergessenheit geraten. Doch in letzter Zeit kann man eine Art Rückbesinnung und damit einhergehend ein allmähliches Wiederaufleben des Interesses an gesunder Ernährung beobachten. Immer mehr Geschäfte bieten frisches Gemüse an, und in Supermärkten kann man biologische Lebensmittel kaufen. Die Entdeckung der *SuperFoods* ist der nächste große Schritt in Richtung gesunder Ernährung, und ich bin davon überzeugt, dass die Menschen verstehen werden, dass das, was sie täglich essen und trinken, eine gute oder schlechte »Medizin« sein kann.

Zwar sind sich die meisten Menschen darüber im Klaren, dass die Ernährung irgendwie für die Gesundheit wichtig ist, doch haben erst wenige erkannt, dass bestimmte Lebensmittel die Gesundheit tatsächlich *fördern* können. Und diese Erkenntnis läutet sozusagen ein neues Zeitalter ein, in dem wir, anstatt uns darüber Gedanken zu machen, welche Nahrungsmittel wir vermeiden sollten, diese Lebensmittel – insbesondere die *SuperFoods* – als Verbündete auf dem Weg zu einem langen Leben in Gesundheit betrachten können.

Unser Wissen und das Bewusstsein darum, dass »wir sind, was wir essen«, nehmen ständig zu. Neulich erschienen im *Wall Street Journal* Artikel mit den Titeln »Es gibt gesunde Snacks, die Ihren Kindern schmecken«, »Gesündere Snacks auf dem Vormarsch« und »Immer mehr Hersteller bringen Naturkost auf den Markt«. Am nächsten Tag brachte das Blatt eine die halbe Seite bedeckende Abbildung von frischem Obst und Gemüse mit der Botschaft: »Eine an Obst und Gemüse reiche Ernährung kann das Risiko bestimmter Krebsarten und andere chronischer Erkrankungen senken (10. Juli 2003, *U.S. National Cancer Institute*, mit Unterstützung der amerikanischen Zulassungsbehörde für Arzneimittel [*FDA, U.S. Food and Drug Administration*]).«

SuperFood: 14 Nahrungsmittel, die Ihr Leben verändern basiert auf wissenschaftlichen Erkenntnissen und im Peer-Review-Verfahren begutachteten klinischen Studien, die von einigen führenden Ärzten und Wissenschaftlern geleitet wurden. Mein guter Freund Dr. med. Steve Pratt hat der Erforschung unserer Ernährung und ihrer Auswirkungen viele Stunden geopfert, und dieses Buch zeigt das spannende Ergebnis seiner Bemühungen.

Während der zwanzig Jahre, in denen Steve und ich in Südkalifornien als Ärzte praktiziert haben, sind wir enge Freunde geworden. Wir haben uns stets nicht nur als ärztliche Spezialisten verstanden, sondern waren an dem Patienten als Ganzem interessiert. Nachdem ich meine Weiterbildung zum Allgemeinmediziner abgeschlossen hatte, war ich zunächst als Hausarzt tätig. Auch Steve ist ein Arzt, dem das allgemeine Wohlbefinden seiner Patienten am Herzen liegt. Folglich war für uns beide der Weg vom Erfragen der Krankengeschichte über die Behandlung und die Vorbeugung gegen Erkrankungen hin zur Sorge um den ganzen Patienten ein wichtiger Teil unserer ärztlichen Tätigkeit. Als früherer Chief Executive Officer (CEO) der weltberühmten *Scripps-Klinik* kann ich bestätigen, dass sich Ärzte aller Fachrichtungen mehr und mehr über die wichtige Rolle bewusst werden, die die Ernährung und die Wahl der Lebensmittel bei der Krankengeschichte ihrer Patienten spielen. Ich glaube, das diesem Buch zugrunde liegende Konzept – die Erkenntnis, dass bestimmte Nahrungsmittel die Gesundheit fördern – wird sowohl von allen Menschen, die sich beruflich der Gesundheit ihrer Mitmenschen widmen, als auch von der Öffentlichkeit angenommen werden. Die Zeit für dieses Buch ist reif.

Die *SuperFood*-Lifestyle-Pyramide ist für alle Menschen, die sich für einen ausgewogenen, gesunden Lebensstil entschieden haben, von besonderer Bedeutung. Und dabei geht es nicht nur ums Essen. Völlig zu Recht sagt Steve, dass sportliche Betätigung, Stressmanagement, Glaube, Freundschaft, Lachen, Tagträume, Schlaf und vieles andere mehr für ein gesundes, langes Leben ebenso wichtig sind wie die richtige Ernährung.

Ich freue mich, dass ich mit Dr. Pratt meine Arbeit in allen Gebieten der Medizin, insbesondere aber unsere Forschungsarbeiten fortführen kann. Gemeinsam erforschen wir, inwieweit bestimmte Nahrungsmittel als eine Art natürlicher Schutzschild fungieren, und wie diese Erkenntnisse in Zukunft dabei helfen können, unsere Gesundheit zu erhalten. Augen und Haut dienen uns als Fenster zu den inneren Abläufen im Körper, weshalb unsere Forschungen aus vielerlei Gründen wichtig sind.

Veränderungen können eine Herausforderung im positiven Sinn und zugleich schwierig sein. Die Vorstellung, dass Sie und ich uns sozusagen über Nacht nur noch von den 14 *SuperFoods* ernähren, mag unrealistisch klingen. Ich für meinen Teil habe mir vorgenommen, im Jahr 2004 jede Woche ein weiteres dieser Lebensmittel in meinen Speiseplan einzubauen. Also, rufen Sie mich im Januar 2005 an – ich wette, dass ich mich dann gesünder fühle denn je!

Durch seine Forschungen und sein vorausschauendes Denken in der Ernährungsmedizin wird uns Steve weiterhin dabei helfen, länger, besser und produktiver zu leben. Ich hoffe, dass dieses Buch Ihnen auf dem Weg in eine gesündere Zukunft behilflich sein wird.

HUBERT (HUGH) T. GREENWAY, M.D.,
CEO emeritus, *Scripps-Klinik*
Vorsitzender Mohs Dermatologic Surgery

Einleitung

Willkommen in der Welt von *SuperFood*

Jedes Mal, wenn Sie sich an den Tisch setzen, um etwas zu essen, fällen Sie eine Entscheidung, bei der es um Leben und Tod geht. Sie finden, das klingt bedrohlich? Nun, im ersten Moment gewiss. Doch mit diesem Bild will ich Ihnen verdeutlichen, dass Sie heutzutage - anders, als noch vor wenigen Jahren - die Möglichkeit haben, durch die Ernährung Ihre Lebensqualität und Ihre Gesundheit zu beeinflussen. Bei jeder Ihrer Mahlzeiten fällen Sie also durch die Wahl der Nahrungsmittel eine Entscheidung, die sich für den Rest Ihres Lebens auswirkt, ganz gleich, ob Sie 22 oder 62 Jahre alt sind.

Stellen Sie sich dieses Buch als eine Art Weggabelung vor.

Der eine Weg führt Sie zu folgendem Szenario: Sie sind 68 Jahre alt und leiden unter vielerlei Beschwerden. An guten Tagen schaffen Sie es, mit Ihrem Enkel einen Spaziergang um den Block zu machen, an schlechten schaffen Sie es kaum, aufzustehen, und sitzen stundenlang vor dem Fernseher. Heute fahren Sie wieder einmal zu Ihrer Apotheke. Sie parken auf dem Behindertenparkplatz, steigen umständlich aus Ihrem Wagen und kämpfen sich unter Schmerzen bis zum Tresen vor, wo der Apotheker

Sie bereits erwartet. Da Sie sein Stammkunde sind, begrüßt er Sie freundlich. Sie legen ihm ein Rezept Ihres Arztes vor, der Ihnen neun verschiedene Medikamente verordnet hat. Zusätzlich packen Sie noch ein paar frei verkäufliche Medikamente ein. Als der ältere Herr hinter Ihnen sagt: »Alt werden ist furchtbar, nicht wahr?«, nicken Sie traurig mit dem Kopf.

Aber es gibt noch einen anderen Weg: Stellen Sie sich vor, Sie sind 68 Jahre alt und haben gerade ein Tennismatch mit ein paar Freunden oder eine Stunde befriedigender Gartenarbeit hinter sich. Sie schnappen sich einen Einkaufskorb und machen sich auf den Weg zum Wochenmarkt, wo Sie den Korb mit köstlichem Obst und Gemüse füllen. Sie freuen sich, dass endlich die Blaubeer-Saison begonnen hat und decken sich mit frischem Spinat und orangefarbener Gemüsepaprika ein. Heute gibt es zwar keine reifen Tomaten, aber der Brokkoli sieht perfekt aus, und Sie lassen sich ein Kilo abwiegen. Am Abend werden einige Ihrer Freunde zum Essen kommen, also gehen Sie noch zum Fischstand, um ein wenig Alaska-Wildlachs zu kaufen. Vielleicht nehmen Sie noch ein paar Mandeln mit, um das Nachtischrezept auszuprobieren, das Sie neulich in Ihrer Tageszeitung entdeckt haben. Sie recken sich quer über den Stand, um einen Kopf Rotkohl zu angeln, und schmunzeln, als der Verkäufer sagt: »Ich möchte mal wissen, wo Sie Ihre Energie hernehmen!«

Es ist wirklich ganz einfach: Sie selbst entscheiden, ob Sie in Zukunft die richtigen Lebensmitteln auswählen und dadurch vermeiden, Unmengen von Arzneimitteln einnehmen zu müssen.

Natürlich gibt es keine Garantie dafür, dass eine gesunde Ernährung die Einnahme von Medikamenten überflüssig macht. Aber es gibt eindeutige Hinweise – zum Teil wurden sie bereits veröffentlicht, über andere wurde erst auf Medizinkongressen berichtet –, dass die Inhaltsstoffe einiger Nahrungsmittel einen entscheidendenden Einfluss auf das Risiko haben, bestimmte Krankheiten zu entwickeln. Und das wirklich Spannende an der

Angelegenheit ist, dass der Schlüssel, mit dem Sie Ihre Zukunft verändern können, in Ihrer eigenen Hand – oder, besser gesagt: auf Ihrem Teller liegt.

Die fantastischen 14

SuperFood basiert auf einer absolut simplen Grundidee: Einige Lebensmittel sind besser für Ihre Gesundheit als andere. Nun ist es nicht schwer zu erraten, dass ein Apfel gesünder ist als eine Tüte Kartoffelchips. Aber was, wenn Sie zwischen einer Brezel und ein paar Walnüssen entscheiden müssten? Wussten Sie, dass Sie das Risiko, einen Herzinfarkt zu bekommen, um mindestens 15 Prozent, womöglich sogar um 51 Prozent senken können, wenn Sie mehrmals pro Woche eine Hand voll Nüsse essen? Und dass sogar, wenn Sie Übergewicht haben, rauchen und keinerlei Sport treiben! Sie sehen also, wie mächtig manche Lebensmittel sein können.

SuperFood stellt Ihnen 14 Lebensmittel vor, die Ihnen als wahre Nahrungskraftwerke dabei helfen, gesund, vital und voller Energie zu bleiben – und vielleicht sogar Ihr Leben zu verlängern. Es ist erwiesen, dass diese Lebensmittel daran beteiligt sind, den gefürchteten Geißeln des Alters wie Herzerkrankungen, Diabetes Typ II, Bluthochdruck, bestimmten Krebsarten und sogar der Demenz vorzubeugen, und in manchen Fällen bereits bestehende Symptome zu lindern.

Es mag sein, dass manche der *SuperFoods* bereits in ihrem Speiseplan vorkommen. So essen viele Menschen zum Beispiel regelmäßig **Brokkoli, Orangen** oder **Spinat. Blaubeeren** könnten sicher für jeden das Lieblings-*SuperFood* werden, doch die meisten Menschen genießen sie nur selten, sozusagen als besondere Leckerei. Wenn Sie erst einmal begriffen haben, welch geradezu Erfurcht gebietende Kraft in diesen köstlichen Beeren – und auch in einigen anderen Beerenarten – steckt, werden Sie versuchen, sie jeden Tag zu essen. Wie wäre es zum Beispiel mit einem Milchshake mit tiefgekühlten Blaubeeren? Auch andere *SuperFoods*, wie zum Beispiel Kürbis und Pute, tauchen wahrscheinlich nur gelegentlich in Ihrem Speiseplan auf. (Sie werden bald wissen, warum Sie sie viel öfter essen sollten!) Wieder andere – vielleicht Soja oder auch Joghurt – verzehren Sie womöglich so gut wie nie. Ich werde Ihnen zeigen, wie Sie diese Nahrungsmittel so zubereiten können, dass Sie Ihnen schmecken – auch wenn Sie bisher glaubten, sie nicht zu mögen.

Wahrscheinlich lesen Sie mit Überraschung, dass auch Walnüsse zu den *SuperFoods* zählen. Die meisten Menschen glauben, dass sie Nüsse eher vermeiden sollten, weil sie zu viel Fett enthalten. Doch es ist verblüffend, wie viel Kraft in Nüssen steckt. Ich selbst bemühe mich, jeden Tag ein paar Nüsse und Kerne zu essen. Einige andere *SuperFood* stellen vermutlich keine allzu große Überraschung für Sie dar. Vielleicht haben Sie ja gerade neulich noch irgendwo einen Artikel über Wildlachs gelesen. Dieser Fisch ist so gesund, dass es wirklich töricht wäre, ihn nicht regelmäßig zu essen.

Manche der *SuperFoods* können ohne Probleme in den täglichen Speiseplan eingebaut werden. So können Sie Ihr Allgemeinbefinden zum Beispiel sofort verbessern, indem Sie sich eine Tasse Tee zubereiten, während Sie in diesem Buch weiterlesen. Um andere *SuperFoods* regelmäßig zu essen, muss man wahrscheinlich ein wenig umplanen. Kürbis (oder eine seiner Alternativen, wie zum Beispiel orangefarbene Gemüsepaprika) sollte ein paar Mal wöchentlich auf dem Speiseplan stehen; andere, beispielsweise Joghurt, ruhig öfter, zumindest in kleinen Mengen. Auch Bohnen zählen zu den *SuperFoods*. Wahrscheinlich essen Sie sie nicht sehr oft, doch wenn Sie erst einmal wissen, wie viel eine Portion grüne Erbsen oder Kichererbsen für Ihre Gesundheit tun können, werden Sie sicher öfter zugreifen. Und wenn Sie sich klar machen, wie gesund Tomaten sind –

selbst in Form von Ketchup oder Dosentomaten –, werden Sie Pizza allen anderen Fast-Food-Gerichten vorziehen.

Vielleicht sind Sie überrascht zu hören, dass Sie bereits etwas für eine bessere Ernährung tun, indem Sie die Lebensmitteletiketten richtig lesen. Viele Menschen essen zum Beispiel täglich Brot, in dem Glauben, dass es sich um **Vollkornbrot** handelt, und wären verblüfft, wenn sie erfahren, dass es sich gar nicht so verhält. Hätten Sie gedacht, dass Sie ein schlichtes Butterbrot in ein *SuperFood*-Sandwich verwandeln können, indem Sie eine Brotsorte verwenden, die mindestens drei Gramm Ballaststoffe enthält?

Die meisten Menschen neigen dazu, bestimmte Essgewohnheiten zu entwickeln, das heißt, sie essen ziemlich regelmäßig immer dieselben Lebensmittel. Um aus einer solchen Routine auszubrechen, muss man überzeugt davon sein, dass es die Sache wert ist und zudem nicht allzu viel Aufwand bedeutet. Ich bin sicher, dass ich Sie davon überzeugen kann, wie lohnenswert es ist, die *SuperFoods* in Ihren Speiseplan aufzunehmen. Um Ihnen die Angelegenheit zu erleichtern, steht Ihnen dieses Buch beim Kochen zur Seite: In jedem Kapitel finden Sie eine Menge Tipps und Ratschläge, die Ihnen bei der Auswahl und Zubereitung der *SuperFoods* helfen sollen. Außerdem habe ich meine Lieblingsrezepte für Sie aufgeschrieben – mit wenig Aufwand nachzukochende Alltagsrezepte, von denen die meisten von meiner Frau Patty stammen. Mit diesen köstlichen Mahlzeiten wird es Ihnen leicht fallen, gesund zu leben. Auch Michel Stroot, Chefkoch im *Golden Door* in Kalifornien, einer der besten Spa-Köche des Landes, hat seiner Fantasie freien Lauf gelassen und einige wundervolle *SuperFood*-Rezepte entwickelt. Einige davon sind schnell und einfach zuzubereiten und außerdem preiswert, für andere müssen Sie etwas tiefer in die Tasche greifen. Doch sie alle sind absolut köstlich und obendrein vielleicht die gesündesten Rezepte, die Sie finden können.

Sich gut fühlen

Bei der *SuperFood*-Idee geht es nicht nur darum, Krankheiten zu vermeiden. Tatsache ist, dass nur wenige Menschen bereit sind, ihren Lebensstil zu ändern, selbst wenn ihnen dadurch vermutlich einige Jahrzehnte später bestimmte Krankheiten erspart bleiben. Aber eine falsche Ernährung wirkt sich nicht erst im letzten Viertel oder Drittel Ihres Lebens aus – Sie spüren sie jeden Tag. Wenn man erst einmal jene unbeschwerten Teenagerjahre, in denen man vor Energie nur so strotzte, hinter sich gelassen hat, beginnt die »Gesundheitsuhr« zu ticken, und die ersten Wehwehchen machen sich bemerkbar. Am Spätnachmittag wird man plötzlich müde. Man bringt nicht mehr die Energie für eine Radtour oder eine andere körperliche Aktivität auf. Die Haut bekommt die ersten Fältchen. Nicht selten wird übersehen, dass diese eigentlich harmlosen Symptome frühe Warnzeichen eines später chronischen Leidens sein können.

»Ich wünschte, Sie würden sich fühlen, wie ich mich fühle«, sagte ich oft zu meinen Patienten. Damit will ich nicht prahlen, sondern sie dazu ermutigen, ihre Essgewohnheiten zu ändern. Ich weiß genau, dass sie schon bald genügend Energie aufbrächten, die neuen Gewohnheiten beizubehalten.

Viele Menschen, die sich im Großen und Ganzen ganz gut fühlen und halbwegs gesund leben, können sich nur schwer vorstellen, dass sie Gefahr laufen, eines Tages unter einer chronischen Krankheit zu leiden. Und doch gibt es eine viel zu große Zahl von Menschen, die dauerhaft arbeitsunfähig sind oder an einer chronischen Erkrankung leiden.

Ich möchte Sie einladen, einen schnellen Gesundheitstest durchzuführen: Stellen Sie sich vor einen Spiegel – am besten einen Vergrößerungsspiegel – und betrachten Sie Ihre Augen. Achten Sie auf das Weiße, insbesondere die Stellen rechts und links von der Iris. Können Sie irgendwelche graugelblichen, etwa dreieckförmigen Verfärbungen erkennen? Diese nennen die Mediziner Pinguecula. Es handelt sich dabei um eine Art Schwielen, die sich nach Kontakt mit Schadstoffen und insbesondere auch ultraviolettem Licht in der dünnen Schleimhaut, die den Augapfel umgibt, entwickelt. Vielleicht bemerken Sie auch einen gelben Ring rings um den Rand der Hornhaut (das ist der vordere klare Teil des Auges), der ein Anzeichen für einen zu hohen Cholesterinwert sein könnte. In diesem Fall sollten Sie Ihren Arzt darauf ansprechen, ob ein Bluttest sinnvoll wäre. Wenn Sie eine dieser Veränderungen oder beide an Ihren Augen feststellen, nehmen Sie es als Hinweis Ihres Körpers, der Ihnen zeigt, dass Ihre Umgebung und Ihre Ernährung bereits Spuren an Ihrem Immunsystem und womöglich Ihrer Gesundheit hinterlassen haben.

Nahrungsmittel – die richtigen Nahrungsmittel! – können sich positiv auf die biochemischen Vorgänge in Ihrem Körper auswirken. Sie helfen dabei, jenen Zellveränderungen entgegenzuwirken, die unter Umständen zu Erkrankungen führen. Mit Hilfe dieses Buches sind Sie imstande, den Vorgängen in Ihrem Körper, die zu Beschwerden und Krankheiten führen, entgegenzuwirken. Ein wunderbarer Nebeneffekt Ihrer Bemühungen um eine gesündere Ernährung wird sein, dass Sie sich einfach besser fühlen. Sie sehen besser aus, haben mehr Energie und stellen sich den Herausforderungen des Lebens mit neuem Optimismus.

Die *SuperFood*-Idee – wie alles begann

Schon als kleiner Junge lernte ich von meiner Mutter eine Menge über optimale Ernährung. Sie ließ mir keine Wahl: Ich musste die Kruste meiner Sandwiches mitessen (von der wir heute wissen, dass sie wirklich der gesündeste Teil des Brotes ist). Ich aß täglich Salat. In unserem Kühlschrank stand immer ein Glas mit Weizenkeimen, und meine Mutter, die zu den frühen Anhängern von Ernährungswissenschaftlern wie Adele Davis zählte, hielt mich dazu an, die weiße Schicht zwischen dem Fruchtfleisch und der Schale von Orangen mitzuessen. Während ich als Kind gegen manche ihrer Ansichten Widerstand leistete, begriff ich später, als ich regelmäßig Sport trieb und Arzt wurde, dass sie Recht gehabt hatte.

Wie ich *SuperFood* in meinen Alltag integriere

Ich achte darauf, dass die ***SuperFoods*** in meinem Speiseplan enthalten sind, wobei ich ihn aktualisiere, sobald ich etwas Neues hinzugelernt habe oder aktuelle Forschungsergebnisse veröffentlicht worden sind. Ernährungswissenschaftler sind es gewohnt, neu gewonnene Erkenntnisse sogleich in ihrem Alltag umzusetzen. So erzählten mir zum Beispiel die Leute, die für mich die Laboranalyse verschiedener Fruchtsäfte durchgeführt haben, dass sie seitdem darauf achten, bestimmte Säfte, die besonders viel Antioxidantien enthalten, regelmäßig zu trinken. Vielleicht interessiert es Sie, einen Einblick zu bekommen, wie sich meine eigene Ernährung verändert hat, seit ich mit dem Schreiben dieses Buches begonnen habe.

- Ich habe stets verschiedene Vorratsdosen mit gerösteten Sonnenblumenkernen, Mandeln, Walnüssen, gerösteten Erdnüssen, Pistazien und Kürbiskernen im Kühlschrank. Jeden Tag esse ich eine Hand voll von mindestens zwei verschiedenen Nuss- und/oder Kernsorten.
- Ich trinke fast jeden Tag ein Glas Orangensaft. Anstatt es auf einmal zu leeren, nippe ich über Stunden immer wieder einmal daran, um den Vitamin-C-Spiegel in meinem Blut hoch zu halten.

- Auf meinem Frühstückstoast esse ich Fruchtaufstriche aus Boysenbeeren oder Blaubeeren. Meine Kinder ziehen mich regelmäßig damit auf, wie dick ich den Toast bestreiche, aber ich halte ihnen entgegen, dass es immerhin wissenschaftlich erwiesen ist, wie gesund diese Beeren sind.
- Ich trinke viel grünen und schwarzen Tee. In Restaurants bestelle ich mir gern Eistee zum Essen, insbesondere, wenn er frisch hergestellt und kein Instantprodukt ist. Ein Spritzer frisch gepresster Zitronensaft gehört auf jeden Fall in den Tee.
- Mein bevorzugtes Getränk zum Mittag- und Abendessen zu Hause ist Trauben- oder Granatapfelsaft. Ich mische 150 Milliliter Saft mit Mineralwasser.
- Ich esse fast täglich eine Tasse Beeren.
- Über mein Müsli streue ich geschroteten Leinsamen
- Der *SuperFood*-Salat (s. S. 327) ist ein tägliches Muss.
- Ich lese auf dem Etikett nach, wie viel Salz in einem Lebensmittel enthalten ist.

Als aktiver Leichtathlet war mir bereits aufgefallen, dass die Ernährung einen Einfluss auf meine Leistungsfähigkeit hatte. Ich stellte fest, dass ich in Wettkämpfen besser oder schlechter abschnitt, je nachdem, was ich gegessen hatte. Nach und nach wuchs mein Interesse an der Frage, wie sich die Ernährung über die biochemischen Vorgänge im Körper auf seine Leistungsfähigkeit auswirkt. Gab es womöglich bestimmte Lebensmittel, die diese Vorgänge positiv beeinflussen konnten?

Als Augenarzt und plastischer Chirurg war ich umgeben von anderen Ärzten, die sich wie ich mit denjenigen Körperteilen beschäftigen, an denen sich die ersten Anzeichen des Alterns und von Erkrankungen zeigen: den Augen und der Haut. Man kann nicht sehen, wie sich die Arterien verengen. Aber man kann beobachten, dass sich graugelbliche Verfärbungen – die Anzeichen der Pinguecula – in den Augen zeigen, oder dass die Haut ihre Elastizität einbüßt und ebenfalls Verfärbungen aufweist.

Die Gesundheit von Haut und Augen ist untrennbar verbunden mit der Gesundheit des gesamten Körpers. Wenn bei Ihnen zum Beispiel ein grauer Star oder eine Makuladegeneration (vgl. S. 213) diagnostiziert wurde, so bedeutet dies, dass Sie ein deutlich erhöhtes Risiko tragen, eine Herzerkrankung zu bekommen. Ähnlich verhält es sich mit dem Hautkrebs – wenn Sie noch vor Ihrem 60. Lebensjahr an Hautkrebs erkranken, ist das Risiko, dass Sie an einer anderen, systemischen Krebsart wie Darmkrebs, Brustkrebs, Prostatakrebs oder Leukämie sterben, womöglich um 20 bis 30 Prozent erhöht.

Durch meine Tätigkeit in der *Scripps-Klinik* in San Diego, Kalifornien, habe ich Zugriff auf eine Menge klinischen Materials. Die meisten Forschungszentren haben Probleme, genug Patienten zu finden, und viele Forscher sind gar keine Ärzte. Da sie nicht mit lebenden Patienten arbeiten, können sie auch nicht die Ergebnisse ihrer Forschungen am lebenden Menschen überprüfen. Ich selbst bin als praktizierender Arzt tätig und widme mich zusätzlich der Forschung, weshalb ich auf meine eigene klinische Erfahrung mit Patienten zugreifen kann. Zudem bin ich an der *Scripps-Klinik* von Wissenschaftlern umgeben, die nur ein paar Schritte von mir entfernt auf ihren Fachgebieten forschen und die ich ohne Probleme konsultieren kann, wenn ich eine bestimmte Frage habe oder einen bestimmten biochemischen Aspekt klar stellen möchte. Die Kombination aus erstklassigen Experten und ausgezeichneten Bibliotheken und Forschungsanlagen an der UCSD (University of California at San Diego), an deren medizinischer Fakultät ich unterrichte, stellt bei meiner Arbeit einen gewaltigen Vorteil dar. Diese Bedingungen machen die einschneidenden Fortschritte auf dem Gebiet der Ernährungstherapie erst möglich.

Glücklicherweise greifen meine verschiedenen Interessen – Ernährung, Gesundheit von Augen und Haut, vorbeugende Medizin – ineinander. Anhand meiner klinischen Forschungen wie auch bei meiner Arbeit mit den Patienten wurde mir schon bald klar, dass es einen eindeutigen Zusammenhang zwischen Lebensmitteln, bestimmten Nährstoffen und der Gesundheit eines Menschen gibt.

Ich stellte zudem fest, dass es sich zunehmend schwierig gestaltet, einfache, sichere Ernährungsempfehlungen zu erhalten – und das, obwohl das Interesse an solchen Informationen groß ist. Doch paradoxerweise ist genau dieses Interesse ein Teil des Problems. Zwar stehen die neuesten Forschungsergebnisse der Ernährungswissenschaft immer wieder auf Seite eins der Zeitschriften, doch leider folgen auf die spektakulären Schlagzeilen nur selten brauchbare praktische Hinweise und Empfehlungen. Zudem wurde die Öffentlichkeit häufig durch widersprüchliche Informationen verunsichert, was dazu führte, dass viele Menschen keinen Sinn darin sahen, ihre Ernährung umzustellen. Zu oft lasen sie an einem Tag, was sie essen sollten, und schon am nächsten Tag wurde berichtet, dass genau dieses Nahrungsmittel problematisch sei.

Ich habe für Sie die neuesten Erkenntnisse über die besten Nahrungsmittel zusammengetragen und werde Ihnen zeigen, wie Sie daraus eine optimale Ernährung zusammenstellen können. *SuperFood – 14 Nahrungsmittel, die Ihr Leben verändern* soll Ihnen dabei helfen, Ihre Ernährung so umzustellen, dass Sie zum einen den besten Nutzen aus den guten Nahrungsmitteln ziehen können, die ohnehin schon auf Ihrem Speiseplan stehen, und zum anderen häufiger neue, gesundheitsfördernde Lebensmittel essen, um die positive Wirkung Ihrer Ernährung zu verstärken. Dieses Buch dient Ihnen als eine Art Fahrplan in eine bessere, gesündere Zukunft.

TEIL I

SuperFood: Die Grundlagen

Die Ernährung – ein Selbstmord auf Raten

Die Lebensmittel, die Sie jeden Tag essen – von dem Fast-Food, das Sie gedankenlos in sich hineinstopfen, bis zum festlichen Menü in einem vornehmen Restaurant – bewirken weit mehr, als dass sie Sie fett machen oder schlank bleiben lassen. Die Auswirkungen, die das Essen auf Ihren Körper hat, spielen eine wichtige Rolle bei der Frage, ob Sie eines Tages unter chronischen Erkrankungen leiden oder ein langes Leben voller Energie führen werden. Nahrungsmittel senken das Risiko für Sehprobleme, Schlaganfall, Herz-Kreislauf-Erkrankungen, Diabetes und andere Erkrankungen. Bei dieser Aussage handelt es sich nicht um vage Versprechungen, es geht um *Fakten*, die durch eindrucksvolle und unwiderlegbare Forschungsergebnisse gestützt werden.

Die angesehensten Wissenschaftler der Welt bestätigen, dass *mindestens* 30 Prozent aller Krebserkrankungen in unmittelbarem Zusammenhang mit der Ernährung stehen. Manche gehen sogar von einer Rate von bis zu 70 Prozent aus.

So wissen wir zum Beispiel, dass Menschen, die im Vergleich zu anderen am meisten Obst und Gemüse essen, nur halb so oft an Krebs erkranken, wie solche, die am wenigsten Obst und Gemüse essen.

Doch nicht nur die Krebserkrankungen sind im Zusammenhang mit der Ernährung zu sehen: Ungefähr die *Hälfte* aller

Herzerkrankungen und ein erheblicher Teil der Fälle von Bluthochdruck sind als ernährungsbedingt einzustufen.

Eine große Gesundheitsstudie, die seit 1976 mit über 120.000 Krankenschwestern durchgeführt wird – sie startete damals in Framingham, Massachusetts – und noch nicht beendet ist, brachte zutage, dass Frauen, die nicht rauchen und jeden Tag durchschnittlich 2,7 Portionen Vollkornprodukte essen, ein nur halb so hohes Risiko tragen, einen Schlaganfall zu erleiden, wie andere Frauen. Vor diesem Hintergrund erscheint die Tatsache, dass weniger als acht Prozent aller Amerikaner eine solche Tagesmenge an Vollkornprodukten essen, besonders alarmierend.

Tatsächlich essen sich die meisten Menschen im wahrsten Sinne des Wortes zu Tode: Nur ungefähr zehn Prozent aller Amerikaner ernähren sich von Lebensmitteln, die sie vor chronischen Erkrankungen und einem frühzeitigen Tod schützen könnten.

Es ließe sich also auch sagen, dass unsere westliche Ernährung einem Selbstmord auf Raten gleichkommt. Während sich die Menschheit vor mehr als 50.000 Jahren bei einer hauptsächlich auf Pflanzen basierenden Ernährung weiterentwickelte, entstand unsere heutige, moderne Kost – die vor uns schon unsere Eltern zu sich nahmen – in den letzten 50 bis 80 Jahren. Und sie bekommt uns nicht gut.

Wir Menschen sind genetisch »auf Hunger programmiert«, nicht darauf, ständig ein Überangebot an Nahrung zur Verfügung zu haben. Genetisch gesehen sind wir immer noch Jäger und Sammler, die sich hauptsächlich von Früchten, Gemüse, Körnern, Nüssen, Samen und magerem Wildbret ernähren sollten, und nicht von der Masse an Lebensmitteln und Getränken, die man in den modernen Supermärkten vorfindet.

Schätzungen zufolge kommt es in den Vereinigten Staaten jedes Jahr zu 300.000 bis 800.000 vermeidbaren Todesfällen, die auf Ernährungsfehler zurückzuführen sind. Dabei geht es um Menschen, die an Krankheiten wie Atherosklerose, Diabetes und verschiedenen Krebsarten sterben.

Die folgenden ungünstigen Essgewohnheiten ruinieren Ihre Gesundheit und die der meisten Menschen in den modernen Industrienationen:

1. Zu große Portionen
2. Geringer Energieverbrauch – die Menschen treiben zu wenig Sport
3. Ungesundes Verhältnis der Fette untereinander in der Ernährung: zu viele gesättigte Fettsäuren, Omega-6-Fettsäuren und Transfettsäuren, verbunden mit einer zu geringen Aufnahme von Omega-3-Fettsäuren
4. Zu hoher Verzehr von Weißmehlprodukten
5. Zu geringer Anteil von Obst und Gemüse in der Ernährung
6. Zu geringer Anteil von magerem Fleisch und Fisch in der Ernährung
7. Zu geringe Zufuhr von Antioxidantien und Kalzium (aus vollwertigen Lebensmitteln)
8. Ungesundes Verhältnis von Omega-6- zu Omega-3-Fettsäuren (mit dem eine ganze Reihe von chronischen Erkrankungen in Verbindung gebracht wird)
9. Raffinierter Zucker wird mehr und mehr zum Hauptkalorienlieferanten
10. Zu geringer Verzehr von unbehandelten Lebensmitteln, was zu einem deutlichen Rückgang bei der Zufuhr pflanzlicher Nährstoffe führt
11. Zu geringe Abwechslung bei der Wahl der Nahrungsmittel

Nur wenige Menschen – auch Mediziner – sind sich darüber im Klaren, dass sich der allgemeine Gesundheitszustand der Bevölkerung in jüngster Zeit deutlich verschlechtert. Mehr als 125 Millionen Amerikaner leiden unter mindestens einer chronischen Erkrankung wie Diabetes, Krebs, Herzerkrankung oder grünem Star. Das *Center of Disease Control* schätzt, dass ein Drittel aller im Jahr 2000 geborenen Amerikaner im Laufe ihres Lebens an Diabetes erkranken werden. 60 Millionen Amerikaner leiden unter mehr als einer chronischen Erkrankung, und es werden jeden Tag mehr. Im Jahr 1996 wurden Schätzungen angestellt, wie weit verbreitet bestimmte chronische Krankheiten in der Zukunft sein werden.

Vier Jahre später, im Jahr 2000, lag die Zahl der chronischen Leiden bereits um 20 Millionen *höher* als man erwartet hatte. Im Jahr 2020 wird vermutlich ein Viertel der amerikanischen Bevölkerung an mehreren chronischen Erkrankungen leiden, wodurch dem Gesundheitswesen geschätzte Kosten in Höhe von 1,07 Billionen US-Dollar entstehen.

Doch die wohl erschreckendste Erkenntnis bei diesem bedrückenden Ausblick auf die zukünftige Gesundheit der amerikanischen Bevölkerung ist die Tatsache, dass das Alter, in dem chronische Krankheiten ausbrechen, stetig abnimmt. Ungefähr die Hälfte der chronisch kranken Menschen sind jünger als 45, und von diesen sind unglaublicherweise 15 Prozent Kinder, die bereits an Diabetes, Asthma, Krebs und anderen Krankheiten leiden.

Durch meine Tätigkeit als Arzt werde ich täglich damit konfrontiert, welche grundsätzlichen Fehler in der Lebensweise dieser Entwicklung zugrunde liegt. Viele Leute sind der Meinung, dass sie essen können, was sie wollen. Sie glauben, dass es im Ernstfall schon eine Medizin, notfalls auch eine Operation geben wird, die ihnen bei gesundheitlichen Problemen hilft. Für viele ist der einzige Grund, weshalb sie sich um ihre Ernährung Gedanken machen, der Wunsch abzunehmen.

Vor dem Hintergrund der Krise des Gesundheitszustandes von Kindern hat die ***Amerikanische Gesellschaft für Herzerkrankungen*** im Frühjahr 2003 Richtlinien zur regelmäßigen Vorsorgeuntersuchung von Kindern vorgeschlagen:

- Überprüfen Sie bei Kindern ab drei Jahren bei jedem Arztbesuch den Blutdruck.
- Führen Sie ein erstes Gespräch über die Gefahren des Rauchens bereits mit Kindern im Alter von neun Jahren.
- Untersuchen Sie die Blutfettwerte bei übergewichtigen Kindern.
- Erfragen Sie, ob es Familienmitglieder gibt, die schon früh unter Herzerkrankungen litten.

Was kann man gegen diese Entwicklung tun?

Nun, wenn wir länger leben und chronische Krankheiten vermeiden wollen, müssen wir unser Verhalten ändern. Um es ganz einfach auszudrücken: Wir müssen uns der Tatsache stellen, dass unser Körper - der sich prächtig entwickelt, wenn wir gelegentlich hungern und viel Energie verbrennen - in einer Welt des ständigen Überangebots an Nahrung viel weniger bewegt wird.

Mit anderen Worten, wir sollten so viele Nährstoffe wie möglich und nur so wenige Kalorien wie möglich zu uns zu nehmen.

Zwei von drei Amerikanern sind entweder übergewichtig oder fettleibig; in den frühen 1960er Jahren war es weniger als einer von vieren.

Mehr als 280.000 Todesfälle jährlich sind auf Fettleibigkeit zurückzuführen.

Das funktioniert nur, wenn wir kalorienarme Nahrungsmittel mit einem hohen Nährwert zum Grundstock unseres täglichen Speiseplans machen.

SuperFood – 14 Nahrungsmittel, die Ihr Leben verändern zeigt Ihnen, wie leicht diese Aufgabe zu bewerkstelligen ist.

Mikronährstoffe: Der Schlüssel zur Gesundheit

Wissen Sie, was eine »gesunde Ernährung« ausmacht? Obst? Gemüse? Ein niedriger Fettgehalt? Mageres Eiweiß? Das alles ist soweit ganz in Ordnung, doch vor dem Hintergrund dessen, was wir heute über den Nährwert der verschiedenen Lebensmittel wissen, können diese vagen Aussagen höchstens als Teil eines größeren Ganzen betrachtet werden. Viele Menschen, die davon überzeugt sind, dass sie »gesund« essen, wären überrascht, wie wenig Nährstoffe sie in Wahrheit zu sich nehmen. Es ist paradox, doch trotz des ständigen Überangebotes an Nahrung ist ein Nährstoffmangel weit verbreitet. Selbst Menschen, die sich bewusst »gesund« ernähren, fehlen viele der Nährstoffe, die dabei helfen, bestimmten Krankheiten vorzubeugen.

Das *SuperFood*-Konzept geht davon aus, dass wir zu einer neuen Beurteilung der bekannten Bausteine der Ernährung – der so genannten Makronährstoffe Fett, Kohlehydraten und Eiweiß – kommen und uns dann der Untersuchung der Mikronährstoffe widmen müssen. Bekanntermaßen sind nicht alle Nahrungsmittel gleichwertig. Wir wissen zum Beispiel, dass einige Proteine besser sind als andere, und dass uns Rotbarschfilet besser bekommt als ein fettes Schweinekotelett. Viele Menschen wissen auch, dass fettarme Milchprodukte gesünder sind als solche mit hohem Fettgehalt. Aber die Vorstellung, dass eine Gemüse- oder Obstsorte besser als eine andere sein soll, ist völlig neu. Diese Art der Unterscheidung ist erst möglich geworden, seit man die Mikronährstoffe in Obst und Gemüse untersuchen und feststellen kann, welche Sorte gesundheitsfördernder ist als andere.

Zu den Mikronährstoffen zählen zwei Kategorien, deren Namen Ihnen sicher vertraut sind: Vitamine und Mineralstoffe. Die spannendste Art von Mikronährstoffen, von der Sie in den nächsten Jahren bestimmt immer öfter hören werden, sind jedoch die Phytonährstoffe. Phytonährstoffe (»Phyto« stammt von dem griechischen Wort für Pflanze) kommen in der Natur vor und sind für die Gesundheit der Menschen sehr wichtig. In diesem Buch finden Sie spezielle Informationen über die Phytonährstoffe und ihre Auswirkung auf Ihre Gesundheit und Energie.

Darf ich bekannt machen: Phytonährstoffe

Phytonährstoffe sind Bestandteile unserer Nahrung, die weder zu den Vitaminen noch zu den Mineralstoffen zählen und sich positiv auf unsere Gesundheit auswirken. In unseren Lebensmitteln – von der morgendlichen Tasse Tee bis hin zum Popcorn im Kino – kommen buchstäblich tausende von Phytonährstoffen vor. Sie haben mannigfaltige Funktionen: Einige unterstützen die Fähigkeit der Zellen, mit anderen Zellen zu kommunizieren, andere haben entzündungshemmende Eigenschaften oder helfen dem Körper, Zellmutationen oder die Vermehrung von Krebszellen zu verhindern. Manche Phytonährstoffe haben Eigenschaften, die wir gerade erst verstehen lernen, und andere sind noch nicht einmal identifiziert worden.

Hier sind drei Arten von wichtigen Phytonährstoffen:

Polyphenole wirken als Antioxidantien und haben neben anderen gesundheitsfördernden Fähigkeiten entzündungshemmende und antiallergene Eigenschaften. Polyphenole sind zum Beispiel in Tee, Nüssen und Beeren enthalten.

Carotinoide sind die Farbpigmente aus roten und gelben Gemüsesorten wie Tomaten, Kürbis, Möhren, Aprikosen, Mangos oder Süßkartoffeln. Zu dieser wichtigen Gruppe von Phytonährstoffen werden Beta-Carotin, Lutein und Lycopin gezählt. Sie wirken als Antioxidantien und schützen uns vor Krebserkrankungen. Außerdem helfen sie unserem Körper dabei, den Auswirkungen des Alterns zu trotzen.

Phytoöstrogene, also pflanzeneigene Östrogene, kommen von Natur aus insbesondere in Soja vor, außerdem in Getreidekörnern, Samen sowie einigen Gemüse- und Obstsorten. Sie spielen eine Rolle bei hormonabhängigen Krebsarten wie zum Beispiel Prostata- oder Brustkrebs.

Wie Mikronährstoffe Ihre Gesundheit fördern

Ihr Körper ist ein kompliziertes, komplexes und überaus strapazierfähiges System. Dennoch brechen im Laufe des Lebens die winzigen Glieder der Kette, an der sozusagen Ihre Gesundheit hängt. Die in vollwertigen Nahrungsmitteln enthaltenen Mikronährstoffe liefern die Verstärkung, um diesen Prozess zu verzögern. Eine der wichtigsten Eigenschaften der Mikronährstoffe, durch die sie Ihren Körper gesund erhalten, ist ihre stark antioxidative Wirkung. So wie ein altes Fahrrad rostet, das ganz hinten in der Garage vergessen wurde, beginnen unsere Körperzellen mit den Jahren zu »rosten«, genauer gesagt zu oxidieren. Diese Oxidation bringt über kurz oder lang Gesundheitsprobleme mit sich. An der Stelle kommen die Antioxidantien ins Spiel: Sie schützen den Körper vor Oxidation. Vitamin C, Vitamin E, Beta-Carotin und Mineralstoffe wie zum Beispiel Selen sind Antioxidantien, die bereits intensiv erforscht wurden und denen dementsprechend viel Aufmerksamkeit geschenkt wird. Die Wirkweise von Vitamin C können Sie täglich in Ihrer eigenen Küche beobachten: Wenn Sie einen Apfel zerschneiden, werden die Stücke bereits nach kurzer Zeit braun. Sobald Sie aber ein wenig Zitronensaft (der viel Vitamin C enthält) auf die Schnittflächen träufeln, bleibt das Fruchtfleisch hell. Dies liegt daran, dass das Vitamin C den Oxidationsprozess verlangsamt. Die Liste der als Antioxidantien wirkenden Mikronährstoffe wird täglich länger. Im Folgenden lesen Sie eine kurze Zusammenfassung, wie diese wichtigen Stoffe Ihnen helfen, gesund zu bleiben.

Unser Körper wirkt wie eine Wärme erzeugende Maschine und benötigt für die grundlegenden Stoffwechselfunktionen Sauerstoff. Durch den Sauerstoffverbrauch – die »Oxidation« – entsteht aus den Sauerstoffmolekülen ein Nebenprodukt, die so genannten freien Radikalen, die also durch den Stoffwechsel vom Körper selbst produziert werden. Sie entstehen sogar durch das Glas Wasser, das Sie morgens trinken, oder die Sonne, die Ihnen an einem Morgen im April das Gesicht wärmt. Obendrein wimmelt es aber in unserer Umgebung geradezu von freien Radikalen – sie sind in Zigarettenrauch, in Umweltgiften sowie in bestimmten Lebensmitteln und Chemikalien enthalten.

Den freien Radikalen, die sich in unserem Körper vermehren, fehlt ein Elektron, wodurch sie extrem instabil sind. Um das fehlende Elektron zu ersetzen, greifen sie die Moleküle benachbarter Zellen an. Manchmal ist die DNA (der Träger der Erbinformation in den Zellen) das Ziel der freien Radikalen, manchmal sind es Enzyme, wichtige Eiweiße oder die Zellmembrane von Nachbarzellen. Schätzungen zufolge wird jede Zelle des Körpers täglich zehntausend Mal von freien Radikalen angegriffen.

Diese Zahl verdeutlicht, dass kein lebendes Wesen die Angriffe der freien Radikalen ohne ein wirksames Schutzsystem für längere Zeit überleben könnte. Antioxidantien sind sozusagen die Fußsoldaten, die unser Körper in den Kampf gegen die freien Radikalen schickt, um sie zu entwaffnen. Dies gelingt den Antioxidantien, indem sie ein Elektron an die freien Radikalen abgeben, wodurch sie sie neutralisieren und die von ihnen ausgehende Bedrohung minimieren. Durch das zusätzliche Elektron stabilisiert, stellen die freien Radikalen keine Bedrohung für die Körperzellen mehr dar.

Zwar produziert unser Körper viele Antioxidantien selbst, doch waren es die in bestimmten Nahrungsmitteln vorkommenden Antioxidantien, die die Mediziner zu der zunächst überraschenden, doch mittlerweile allgemein anerkannten Erkenntnis führten, dass das Essen unseren Körper nicht nur ernährt, sondern auch gesund erhält.

Mittlerweile sind die Wissenschaftler davon überzeugt, dass der erfolgreiche Kampf gegen die freien Radikalen und den Schaden, den sie im Körper anrichten, einen der Schlüssel zu langfristiger Gesundheit darstellt. Mit anderen Worten: Heute wissen wir, dass nicht nur die Erbanlagen oder der medizinische Fortschritt entscheidet, ob wir ein langes Leben frei von chronischen Erkrankungen führen werden. Vielmehr ist die Fähigkeit des Körpers, mit freien Radikalen fertig zu werden, genauso wichtig. Es liegen eindeutige Beweise dafür vor, dass Herzerkrankungen, Krebs, Diabetes, Arthritis, Sehprobleme, Alzheimer und vorzeitige Alterung in Verbindung mit der unkontrollierten Aktivität von freien Radikalen zu sehen sind.

Die Erkenntnis, dass der Körper von einer konstant hohen Zufuhr von Phytonährstoffen neben allen anderen Makro- und Mikronährstoffen deutlich profitiert, stellt einen Grundpfeiler dieses Buches dar. Die besten Quellen von Mikronährstoffen in Lebensmitteln aufzuzeigen, ist eine seiner wichtigsten Aufgaben.

Die vier Grundsätze der *SuperFood*-Ernährung

SuperFood – 14 Nahrungsmittel, die Ihr Leben verändern stellt eine simple Idee vor, die auf einem ganzen Bündel wichtiger Grundsätze beruht. Sobald Sie verstanden haben, worum es bei diesen Grundsätzen geht, wird es Ihnen leicht fallen, Ihrer Ernährung mehr Aufmerksamkeit zu widmen und sich dadurch heute und langfristig Ihre Gesundheit zu erhalten.

Grundsatz 1: *SuperFood* ist die »beste Ernährung der Welt«

Oft werde ich im Zusammenhang mit der *SuperFood*-Ernährung gefragt, warum ein Nahrungsmittel besser als ein anderes sein soll, und nach welchen Kriterien die Nahrungsmittel ausgesucht wurden.

Wie Sie sich sicher vorstellen können, ist es nicht leicht festzulegen, dass ein Nahrungsmittel wertvoller für die Gesundheit ist als ein anderes. Dabei muss berücksichtigt werden, welche Nahrungsmittel den höchsten Nährstoffgehalt aufweisen – das heißt, welche reichlich von jenen Nährstoffen enthalten, deren großer Nutzen bekannt ist – und zugleich wenig unerwünschte Inhaltsstoffe wie gesättigte Fette oder Salz enthalten.

Durch die moderne Computertechnik haben Wissenschaftler heutzutage die Möglichkeit zu untersuchen, welche menschliche Population am gesündesten ist und am längsten lebt. Im Rahmen dieser epidemiologischen Studien wurde ebenfalls erforscht, wie sich solche gesunden Populationen ernähren.

Beim Blick auf die Regionen, in denen die gesündesten Menschen leben, fällt auf, dass bei ihnen bestimmte Nahrungsmittel immer wieder auftauchen. So stellte sich zum Beispiel heraus, dass die griechische Küche vor 1960 - einschließlich der traditionellen Küche Kretas - eine der gesündesten Küchen der Welt ist.

Diese Mittelmeerküche basiert in erster Linie auf Pflanzen und enthält eine ganze Reihe wichtiger Substanzen wie Selen, Glutathion und Resveratrol. Zudem weist sie ein ausgewogenes Verhältnis der essentiellen Fettsäuren (Omega-3-Fettsäuren zu Omega-6-Fettsäuren) und einen hohen Anteil an Ballaststoffen, Folaten, Antioxidantien sowie die Vitamine C und E auf. Vielleicht haben Sie auch schon einmal etwas von der Okinawa-Diät gehört, die ebenfalls als sehr gesund gilt. (Der Anteil der Hundertjährigen und Älteren an der Gesamtbevölkerung ist in Okinawa höher als in allen anderen Regionen der Erde.) Bei der Auswahl der *SuperFoods* habe ich diese als gesund bekannten Ernährungsformen sowie bestimmte Ernährungsmuster analysiert, um herauszubekommen, welche Nahrungsmittel einem immer wieder begegnen.

Außerdem studierte ich viele anerkannte Forschungsdaten sowie die Empfehlungen renommierter Institute wie der *Amerikanischen Krebsgesellschaft*, der *Amerikanischen Herzgesellschaft*, des *National Cancer Institute* und anderer.

Die Empfehlungen dieser Institute, wie eine gesunde Ernährung zusammengesetzt sein sollte, basieren auf zahllosen Studien. Auch das amerikanische Landwirtschaftsministerium verfügt über wichtige Informationen. Dann gibt es den so genannten »ORAC-score« (Oxygen Radical Absorption Capacityscore), eine Art Rangliste der verschiedenen Lebensmittel nach ihrer Fähigkeit, freie Radikale zu absorbieren, also ihrer Funktion als Antioxidantien. Spinat und Grünkohl stehen ganz oben auf dieser Liste. Dies ist zwar eine wichtige Information, doch ist sie nur als Teil eines großen Ganzen zu sehen. So wird zum Beispiel der Ballaststoffgehalt eines Nahrungsmittel im ORAC-score nicht berücksichtigt. Daneben gibt es verschiedene Listen zum durchschnittlichen Nährstoffgehalt verschiedener Lebensmittel, wobei ich mich auf die Auswertung der genauesten und aktuellsten beschränkt habe.

Immer wieder habe ich Wissenschaftler persönlich aufgesucht und sie zu Kongressen begleitet, wo ich die Gelegenheit hatte, mit führenden Ernährungswissenschaftlern über ihre neuesten Erkenntnisse zu diskutieren. Es ist wirklich spannend, mitzuerleben, wie aktuelle Forschungsergebnisse, die einen Einfluss auf die Einstellung der Menschen zur Ernährung haben werden, zum ersten Mal vorgestellt werden. So wurde den faszinierenden jüngsten Erkenntnissen über Fette in letzter Zeit viel Aufmerksamkeit in der Öffentlichkeit zuteil, und sie werden von den Ernährungswissenschaftlern regelmäßig diskutiert. Was das Fett angeht, befinden wir uns momentan in zweifacher Hinsicht in einer Krise: Wir essen insgesamt zu viel und obendrein noch die falschen Fette. Dabei ist »gutes« Fett ein wichtiger Baustein des Lebens, wie Sie im Kapitel über den Wildlachs (s. Seite 281 ff.) nachlesen können.

Noch vor zwei Jahren wäre es nicht möglich gewesen, dieses Buch zu schreiben, denn viele der Informationen, über die ich heute verfüge, sind brandneu. In einem Fall habe ich einen bekannten Wissenschaftler dafür gewinnen können, bestimmte Laboranalysen für mich durchzuführen. Der Polyphenolgehalt bestimmter fertig zu kaufender Fruchtsäfte und Marmeladen wurde zum Beispiel noch nie veröffentlicht. In dem Kapitel über Blaubeeren (s. Seite 74) können Sie nachlesen, wie gesund manche Säfte sind (und wie wenig gesund andere Säfte!). Durch

SuperFood – 14 Nahrungsmittel, die Ihr Leben verändern werden Sie in die Lage versetzt, das Beste zu erkennen, das Beste zu kaufen und das Beste zu essen.

Grundsatz 2:
SuperFoods sind natürliche Nahrungsmittel

Dies ist ein sehr wichtiger Grundsatz. Ich bin nicht gegen Nahrungsergänzungsmittel, ich nehme sogar selbst welche ein. Aber eine wichtige Erkenntnis, die ich Ihnen mit diesem Buch vermitteln möchte, ist, dass Sie vollwertige, nahrhafte Lebensmittel zum Hauptbestandteil Ihres täglichen Speiseplans machen müssen. Sie können sich in diesem Punkt nicht einzig und allein auf Nahrungsergänzungsmittel verlassen.

Der Verzehr von vollwertigen oder natürlichen Nahrungsmitteln ist also von entscheidender Wichtigkeit. Aber was ist darunter eigentlich zu verstehen? Obwohl man über eine genaue Definition dieses Begriffs gewiss geteilter Meinung sein kann, steht folgendes Kriterium fest: natürliche Nahrungsmittel werden nicht oder wurden nur minimal behandelt, so dass ihr charakteristischer Nährwert weitestgehend erhalten bleibt. Dosentomaten zum Beispiel sind haltbar gemacht worden, wodurch ein Teil des enthaltenen Vitamin C verloren geht. Die anderen Nährstoffe der Tomaten wiederum werden durch das Haltbarmachen konzentriert, wodurch sich ihr Nährwert diesbezüglich erhöht. Deshalb stufe ich Dosentomaten im Rahmen des *SuperFood*-Konzeptes als natürliche Nahrungsmittel ein.

Erst in jüngster Zeit beschäftigen sich immer mehr Wissenschaftler mit den Phytonährstoffen, weshalb es für diese noch keine Empfehlungen für eine optimale Tagesdosis gibt. Auch aus diesem Grund sind wir auf die natürlichen Nahrungsmittel angewiesen, die uns Phytonährstoffe auf eine sichere und wohlschmeckende Art bieten. Auch spielt hier das Zusammenwirken verschiedener Stoffe eine wichtige Rolle – es scheint, als ob die Wirkung der phytochemischen Bestandteile der natürlichen Nahrungsmittel durch die darin enthaltenen Ballaststoffe, Vitamine, Mineralstoffe und anderen Bestandteile gesteigert und reguliert wird.

Was ist von biologisch-dynamisch angebauten Lebensmitteln zu halten?

Es ist unstrittig, dass bioloisch-dynamisch angebaute Lebensmittel für die Umwelt und folglich auch für alle Geschöpfe, die in dieser Umwelt leben (einschließlich uns Menschen), von Vorteil sind, da sie die Bedrohung durch Pestizide reduzieren. Aber sind biologisch-dynamisch angebaute Lebensmittel auch hinsichtlich ihres Nährstoffgehaltes die bessere Wahl?

Diese Frage kann noch nicht abschließend beantwortet werden. Es gibt erste, noch sehr umstrittene Daten, die darauf hinweisen, dass biologisch-dynamisch angebaute Nahrungsmittel – insbesondere einige Obst- und Gemüsesorten – mehr Vitamin C, Mineralstoffe und Polyphenole enthalten als solche, die konventionell angebaut werden. Dennoch gibt es bisher keine unwiderlegbaren Beweise, dass es sich so verhält. Solange diese ersten Daten nicht durch größere Studien bestätigt wurden, ist der einzige erwiesene Vorteil von biologisch-dynamisch angebauten Nahrungsmitteln – den ich persönlich übrigens für sehr wichtig halte – die geringere Umweltbelastung durch Pestizide.

Natürliche Nahrungsmittel sind eine komplexe Angelegenheit. Sie enthalten bisher nicht identifizierte Bestandteile, die die Effekte der bekannten Phytonährstoffe verstärken können. Immer mehr im Labor und an Menschen durchgeführte wissenschaftliche Studien kommen zu dem Schluss, dass die Phytonährstoffe ihre Wirkung am besten gemeinsam entfalten. So, wie die Phytonährstoffe eines Nahrungsmittels zusammenwirken, um den Körper vor Krankheiten zu schützen und das allgemeine Wohlbefinden zu steigern, können die vereinigten Phytonährstoffe vieler verschiedener Nahrungsmittel gemeinsam die Gesundheit fördern.

Obwohl sich zum Beispiel die meisten Studien zu Carotinoiden auf das Beta-Carotin konzentriert haben, ist nach wie vor nicht erwiesen, ob dessen positive Wirkung wirklich nur diesem Carotinoid zuzuschreiben ist, oder nicht vielmehr gleichzeitig auch einem oder mehreren anderen Carotinoiden, die in unserer Nahrung enthalten sind. Höchstwahrscheinlich kommt es auch hier wieder auf das Zusammenwirken der verschiedenen Carotinoide untereinander oder mit einem anderen Nahrungsbestandteil an, der womöglich noch gar nicht identifiziert wurde. Bis all diese Fragen beantwortet sind – und das wird mit Sicherheit nicht schon in den nächsten Jahren der Fall sein –, sollten Sie sich von vollwertigen, unbehandelten Nahrungsmitteln ernähren. Dies ist sicher die effektivste und sicherste Möglichkeit, von dem vielfältigen und genau ausgewogenen Angebot an Nährstoffen in der Natur zu profitieren.

Ungefähr ein Viertel aller Menschen sind »salzempfindlich«, das heißt ihr Körper reagiert besonders empfindlich auf Salz in der Ernährung. Dies hat zur Folge, dass diese Menschen auch besonders anfällig dafür sind, Bluthochdruck zu entwickeln. Mit dem Älterwerden wird aber jeder Mensch salzempfindlicher, weshalb ich grundsätzlich jedem empfehle, die Mahlzeiten möglichst wenig zu salzen. Gewöhnen Sie sich an, die Etiketten auf den Lebensmitteln im Supermarkt zu lesen und vermeiden Sie Produkte, die viel Salz enthalten. Denken Sie daran: Sie können immer noch zu Hause nachsalzen, und es bekommt Ihnen deutlich besser, wenn Sie die Salzmenge kontrollieren.

Grundsatz 3:
SuperFood optimiert das Zusammenwirken der verschiedenen Nährstoffe

Obwohl wir bereits eine Menge über die stattliche Anzahl an Mikronährstoffen in den einzelnen Nahrungsmitteln wissen, kennen wir doch erst einen Teil des gesamten Bildes. Wir wissen, dass sich das Zusammenwirken verschiedener Nahrungsmittel auf die Gesundheit auswirkt. Dies ist auf die Wechselwirkung zwischen zwei oder mehr der in den Lebensmitteln enthaltenen Nährstoffen und anderen gesundheitsförderlichen Substanzen zurückzuführen, die sozusagen mit vereinten Kräften einen Effekt erzielen, den eines von ihnen allein nicht erreichen könnte. So ist zum Beispiel die Wirkung von Nüssen bei der Vorbeugung gegen Herzerkrankungen viel stärker, als man beim Blick auf die einzelnen in Nüssen enthaltenen Nährstoffe vermuten würde. Die Wirkung von Nährstoffen basiert auf einem fein austarierten Verhältnis – jenem Verhältnis, das die Natur in den Nahrungsmitteln zur Verfügung stellt. Immerhin bestehen unsere Lebensmittel aus tausenden von chemischen Substanzen, von denen die Wissenschaft erst einen Bruchteil identifiziert hat. Durch die Präsenz dieser vielen verschiedenen chemischen Stoffe finden Wechselwirkungen statt, die die Wissenschaftler noch nicht bis ins Letzte verstehen. Sie können den Weg zu einer gesunden Ernährung also nicht abkürzen, sondern sind auf die natürlichen Nahrungsmittel angewiesen.

Wie schon gesagt, wissen wir noch nicht bis in kleinste Detail, wie unsere Nahrungsmittel zusammengesetzt sind und wie sie sich auf unsere Körper auswirken. Zudem war in den vergangenen Jahren das Interesse der Wissenschaft an einigen Nahrungsmitteln größer als an anderen, so dass wir über diese besonders viele Erkenntnisse haben. Was wir aber eben nicht wissen, ist, wie die vielen in einer Mahlzeit enthaltenen Nährstoffe zusammenwirken, um uns gesund zu erhalten. Nur manchmal kennen wir das Ergebnis, so zum Beispiel, dass ein hoher Luteinspiegel im so genannten »gelben Fleck« am hinteren Augenpol auf eine gesunde Sehkraft hinweist. Wir können jedoch nicht mit Sicherheit sagen, welche anderen Substanzen außer dem Lutein daran beteiligt sind, dass wir bis ins hohe Alter gut sehen können.

Spinat ist ein gutes Beispiel dafür, wie verschiedene Nährstoffe zusammenwirken. Dieses Gemüse wird in den meisten epidemiologischen Studien mit den niedrigsten Raten an Krebserkrankungen, Herzerkrankungen, grauem Star und Makuladegeneration (vgl. S. 213) in Verbindung gebracht. Es ist ganz klar: Je mehr Spinat ein Mensch isst, desto weniger wahrscheinlich ist es, dass er eine dieser Krankheiten bekommt. Dementsprechend erscheint es sinnvoll, eine Pille zu entwickeln, die alle wichtigen Inhaltsstoffe des Spinats enthält, um so eine schlagkräftige Waffe beispielsweise gegen Krebs zu erhalten. Um genau das zu tun, haben Wissenschaftler die Inhaltsstoffe von Spinat bestimmt, um herauszufinden, was ihn so wirkungsvoll macht. Hier das Ergebnis: Spinat enthält eine erstaunliche Vielzahl an Mikronährstoffen wie Lutein, Zeaxanthin, Beta-Carotin, pflanzlichen Omega-3-Fettsäuren (nur wenige Gemüsesorten enthalten diese Fettsäuren), die Antioxidantien Glutathion, Alpha-Liponsäure (Spinat ist die beste Quelle dieses leistungsfähigen Antioxidans), Vitamin C, Vitamin E, Polyphenole, Coenzym Q_{10}, Thiamin, Riboflavin, Vitamin B_6, Folate, Vitamin K sowie die Mineralstoffe Kalzium, Eisen, Magnesium, Mangan und Zink. Außerdem enthält Spinat Chlorophyll, das womöglich ein potentes Antikrebsmittel ist.

Wäre es also für einen Pharmakonzern nicht erstrebenswert, eine »Spinatpille« herzustellen? Nun, in Wahrheit nicht. Eine Pille, die all diese Substanzen (in der Menge, wie sie im Spinat selbst vorkommen) enthält, wäre viel zu groß und damit unmöglich zu schlucken, ganz davon zu schweigen, wie teuer und damit wenig profitabel ein solches Nahrungsergänzungsmittel wäre. Mehr noch, es ist gar nicht erwiesen, dass wir die exakte

Menge der Nährstoffe im Spinat bestimmen können. Wir wissen, dass es auf das Zusammenwirken der Mikronährstoffe ankommt, aber wir wissen nicht, wie man dies in einer synthetisch hergestellten Substanz erreichen könnte. Höchstwahrscheinlich ist es schlichtweg unmöglich, ein Nahrungsergänzungsmittel herzustellen, das das wirkungsvolle Zusammenspiel der Nährstoffe eines Lebensmittels imitiert. Aber dafür besteht auch gar nicht der Bedarf: Zum Glück kann man auf dem Wochenmarkt frischen Spinat kaufen, wenn man von der gesunden Kraft dieses Gemüses profitieren will.

Das Zusammenwirken der Nährstoffe der *SuperFoods* bedeutet viel mehr als nur eine bestimmte Ernährung. Es ist nicht nur so, dass sämtliche Nährstoffe eines Nahrungsmittels durch ihre Zusammenarbeit Großes bewirken – Ihr Körper macht es genauso. Heute wissen wir, dass eine Krankheit nicht aus heiterem Himmel auftritt und ein einzelnes Organ betrifft. Wussten Sie zum Beispiel, dass Fettleibigkeit einen Risikofaktor hinsichtlich der altersbedingten Makuladegeneration (vgl. S. 213) des Auges darstellt? Mit anderen Worten, hätten Sie geahnt, dass es Ihrer Sehkraft schaden kann, wenn Sie übergewichtig sind?

Der Schwerpunkt dieses Buches ist sicherlich die Ernährung, doch wenn Sie möglichst viel für Ihre Gesundheit tun wollen, müssen Sie auf Ihren gesamten Lebensstil achten. Die *SuperFoods-Lifestyle-Pyramide* zeigt Ihnen die Komponenten, die ein gesundes Leben ausmachen. Natürlich ist es von großer Wichtigkeit, sich gesund zu ernähren, doch wenn Sie darüber hinaus keinen Sport treiben, werden Sie nicht den größten Nutzen aus einer optimalen Ernährung erzielen. Genauso werden Ihnen nicht alle Vorteile einer guten Ernährung zuteil, wenn Sie den Stress in Ihrem Alltag nicht kontrollieren. Ernährung, Sport, ein positives Sozialleben, wenig Stress, genug Schlaf und eine ausreichende Flüssigkeitszufuhr sind die Faktoren, die zusammenwirken müssen, damit Sie den maximalen Nutzen für Ihre Gesundheit erreichen!

SuperFoods

Lifestyle Pyramide

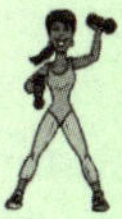

- Fast täglich Aerobic-Übungen (30–60 Minuten)
- Wenn Sie bisher nicht regelmäßig Sport getrieben haben, beginnen Sie mit Walking – mindestens eine Stunde pro Woche
- Krafttraining (2- bis 3-mal pro Woche)
- Übungen zur Stressreduktion (fast täglich 15 Minuten)
- Flüssigkeitszufuhr: Trinken Sie 8-mal oder öfter täglich einen Viertelliter Wasser, Tee oder reinen Frucht- oder Gemüsesaft
- Schlaf: 7–8 Stunden für die meisten Menschen

OBST:
3- bis 5-mal täglich, insbesondere Beeren (frisch oder tiefgekühlt)

GEMÜSE: unbegrenzt, mindestens 5 bis 7 Portionen täglich, darunter dunkelgrünes Blattgemüse

VOLLKORN:
5 bis 7 Portionen täglich, darunter Vollkornnudeln, -brot und -cerealien

EIWEIß:
Tierisches Eiweiß: 1- bis 2-mal täglich, zum Beispiel Geflügelbrust, Fisch (2- bis 4-mal pro Woche), alle 10 Tage auch rotes Fleisch
Pflanzliches Eiweiß: 1- bis 3-mal täglich, zum Beispiel Gemüse, Linsen, Soja (z.B. Tempeh oder Tofu), Eiweiß oder Eier (maximal 1 Ei pro Tag)

FÜR GESUNDE KNOCHEN:
1- bis 3-mal täglich fettarme Milchprodukte, Tofu, Sojaprodukte, Fisch mit Gräten (zum Beispiel Sardinen, Dosenlachs), Muscheln, dunkelgrüne Blattgemüse

GESUNDE FETTE: 1- bis 2-mal täglich zum Beispiel Nüsse, Kerne, Avocado, extra natives Olivenöl, Rapsöl, Sojabohnenöl, Erdnussöl, Leinsamenöl

Bis zu 100 Kalorien täglich aus dunkler Schokolade, Butter, Buchweizenhonig, Süßigkeiten oder Weißbrot

NAHRUNGSERGÄNZUNGSMITTEL:
- Die meisten Menschen sollten täglich ein Multivitamin-Mineralstoff-Präparat einnehmen
- Eventuell Fischöl-Ergänzungsmittel (250 bis 1000 mg täglich)

GEWÜRZE:
Verwenden Sie beim Kochen regelmäßig frische oder getrocknete Petersilie, Rosmarin, Oregano, Kurkuma, Knoblauch, Ingwer, Zitrusgewürz, Schnittlauch, rote und weiße Zwiebeln

ALKOHOL:
Wenn Sie Alkohol trinken möchten, empfehlen wir für Frauen wöchentlich 1–3, für Männer 2–8 Getränke

GEISTIGE NAHRUNG:
- Tagträume
- Lachen mit Freunden
- Spiritualität
- Täglich frische Luft

BEISPIELE FÜR PORTIONEN:
Obst: 1 mittelgroßes Stück, 1 Tasse, 125 ml Saft
Gemüse: gegart: ½ Tasse, roh: 1 Tasse
Körner: gegarte Vollkornprodukte/Vollkornnudeln: ½ Tasse, 1 Scheibe Brot
Fleisch und Fisch: 100 g mageres Fleisch, Geflügel oder Fisch
Pflanzliches Eiweiß: 1 Ei, 2 Eiweiß, 100 g Tofu oder Tempeh, ½ Tasse gegarte Bohnen oder Linsen
Milchprodukte: ½ Tasse fettarmer Hüttenkäse, 250 g fettarmer Joghurt oder Milch
Fett: 30 g (24) Mandelkerne, 14 Walnusshälften, 1 Teelöffel Öl, eine halbe kleine Avocado

SuperFood wirkt als Sonnenschutz

Wenn Sie regelmäßig die *SuperFood*-Nahrungsmittel essen, können Sie damit sogar den hauteigenen Lichtschutzfaktor Ihrer Haut erhöhen. Lutein/Zeaxanthin, Beta-Carotin, Alpha-Carotin, Lycopin, Vitamin C und E, Folate, Polyphenole, Glutathion, Isoflavone, Omega-3-Fettsäure und Coenzym Q_{10} sind die entscheidenden Nährstoffe, die dabei helfen, Ihre Haut vor den schädlichen Einflüssen des Sonnenlichts schützen. Dies ist besonders wichtig, da alle Lebewesen wegen der nachlassenden Schutzwirkung der Ozonschicht einer höheren UV-Strahlung ausgesetzt sind.

Grundsatz 4:
SuperFood? Nichts leichter als das!

Für viele Menschen hat essen etwas mit Gefühlen zu tun. Für einige stellt es eine große, ungetrübte Freude dar, doch für viele bedeutet es ständige Sorge und Verwirrung. Man muss sich Gedanken über die Nährstoffe machen, Gedanken um das eigene Gewicht, um die richtige Zubereitung der Lebensmittel ... Eine gesunde Ernährung ist der Schlüssel zu einem gesunden Lebensstil, der darüber hinaus durch Sport, regelmäßige Vorsorgeuntersuchungen, ausreichenden Schlaf und wenig Stress bestimmt wird. Die meisten von uns sind im Alltag viel beschäftigt, und jede Ernährungsempfehlung, die ich oder jemand anderes gibt, wird kaum befolgt werden, wenn sie zu kompliziert ist oder einen zu großen Aufwand hervorruft.

Glücklicherweise ist die Natur derselben Ansicht, deshalb ist es so einfach, den Speiseplan aus dem reichen Angebot der natürlichen *SuperFoods* zusammenzustellen. Darüber hinaus ist es sehr wichtig, eine positive Einstellung zu einer gesünderen Lebensweise zu haben. Ich glaube, dass die vielen »Diäten«, die bestimmte Lebensmittel verbieten oder das Zubereiten der Mahlzeiten zu einer aufwändigen Angelegenheit machen, eher das Gegenteil von dem bewirken, was sie eigentlich bewirken sollen. Wenn Sie erst einmal das Prinzip der *SuperFoods* verstanden haben, werden Sie sich wie befreit fühlen. Dieses Buch handelt von den Dingen, die Sie essen sollten, und nicht von denen, die Sie auf jeden Fall vermeiden müssen. Es geht also nicht um irgendwelche Verbote.

Frisch ist nicht immer am besten. Oft enthalten tiefgekühlte oder Dosengemüse dieselben Nährstoffe wie frische. Tiefkühlobst und -gemüse wird meistens gleich nach der Ernte schockgefrostet, wodurch die enthaltenen Nährstoffe sozusagen versiegelt werden. Zudem sind sie bereits gewaschen und zerkleinert, was wiederum Zeit spart.

Wenn Sie darauf achten, Ihre Mahlzeiten mit den empfohlenen *SuperFoods* zusammenzustellen, können Sie durchaus gelegentlich auch andere Dinge essen, die Ihnen gut schmecken – ob es sich dabei nun um Schokolade oder um Schinken handelt. Die guten Bestandteile der *SuperFoods* werden die negativen Auswirkungen der weniger gesunden Lebensmittel mildern, wobei es dabei natürlich entscheidend auf die Menge ankommt.

Vor einiger Zeit nahm ich an einem Ärztekongress in Spanien teil, wo ich einen Vortrag über die Vorbeugung gegen den grauen Star durch die richtige Ernährung hielt. Als ich am nächsten Morgen gemeinsam mit einigen Kollegen frühstückte, fiel mir auf, dass sie nach mir bestellen wollten. Offenbar fürchteten sie, dass ich ihre Wahl missbilligen könnte. Ich bestellte Rührei mit frischer Salsa, eine Schale Beeren und ein Glas frisch gepressten Orangensaft. Meine Kollegen waren geschockt. Wahrscheinlich hatten sie erwartet, dass ich eine kleine Portion ungesüßtes Müsli und Mineralwasser frühstücken würde.

Essen macht Spaß. Wenn Sie sich an den Tisch setzen, sind Sie kein Patient, sondern einfach nur ein Mensch. Die Mahlzeiten sollten zu den schönen Seiten Ihres Lebens gehören. *SuperFood* will Ihnen dabei behilflich sein, dass es so ist.

SuperFood in Ihrer Küche

Ein Ernährungsplan kann nur dann funktionieren, wenn er sich problemlos in Ihren Alltag integrieren lässt. Ich bin davon überzeugt, dass *SuperFood* der einfachste und zugleich gesündeste Ernährungsplan von allen ist! Um es noch einfacher zu machen, habe ich einige Ernährungsberater und einen Küchenchef – die jeden Tag für eine Menge Leute kochen – um Tipps und Vorschläge gebeten, wie man die *SuperFoods* in einen hektischen Alltag integrieren kann.

Hier finden Sie einige praktische Ratschläge und grundsätzliche Informationen, die Ihnen bei dem Umstieg auf die *SuperFoods* behilflich sein werden.

SuperFood – Die Menge ist entscheidend

Die meisten Menschen essen viel zu große Portionen. Wenn ich meinen Patienten empfehle, fünf bis sieben Portionen Gemüse täglich zu essen, reagieren sie meist geschockt, weil sie glauben, eine so große Menge gar nicht schaffen zu können. Natürlich könnte niemand sieben Portionen Gemüse am Tag essen, wenn diese Portionen – wie in vielen Restaurants – doppelt so groß sind, wie sie sein sollten. Nach der FDA (*Food and Drug Administration*, die amerikanische Zulassungsbehörde für Arzneimittel, Lebensmittelzusätze und so weiter) wird beispielsweise bei Nudeln eine Tasse als Standardportion angesehen. In den meisten Restaurants bekommt man aber drei Tassen serviert, also ungefähr die dreifache Menge! Wenn wir uns an die Restaurantmengen halten würden, müssten wir Gemüse also gleich eimerweise essen. Ich glaube, dass viele Leute die Vorstellung haben, dass sie riesige Mengen zu sich nehmen müssen, wenn sie sich gesund ernähren wollen, und dass sie dadurch gewaltig zunehmen würden.

Eine Umfrage des *Amerikanischen Instituts für Krebsforschung* ergab, dass mehr als ein Viertel der befragten Amerikaner das Essen, das sie serviert bekommen, auch komplett verzehren.

Bei Obst und Gemüse ist es nicht schwer, die optimale Anzahl an täglichen Portionen festzulegen, wenn man sich klar macht, wie groß eine einzelne Portion sein sollte: eine halbe Tasse bei den meisten Obst- und Gemüsesorten.

Und so groß sollten Ihre *SuperFood*-Portionen bei den verschiedenen Nahrungsmitteln sein:

GEMÜSE

- 1/2 Tasse gegartes oder rohes Gemüse
- 1 Tasse rohes grünes Gemüse
- 1/2 Tasse Gemüsesaft

OBST

- 1/2 Tasse Fruchtstücke
- 1/2 Tasse Fruchtsaft
- 1 mittelgroßes Stück Obst
- 2 Teelöffel Rosinen, 3 Backpflaumen

PFLANZLICHES EIWEISS

1 Ei oder 2 Eiweiß
100 g Tofu oder Tempeh
$^{1}/_{2}$ Tasse gegarte Bohnen oder Linsen

NÜSSE

2 Teelöffel Erdnussbutter oder 30 g Nüsse und Kerne

FISCH UND FLEISCH

100 g gegartes mageres Fleisch, Geflügel oder Fisch

VOLLKORN

1 Scheibe Vollkornbrot
$^{1}/_{2}$ Tasse gegarte Körner oder Vollkornnudeln

KALZIUMHALTIGE LEBENSMITTEL

$^{1}/_{2}$ Tasse Magermilch-Hüttenkäse
250 g Magermilchjoghurt oder Magermilch

FETTE

30 g (24) Mandelkerne, 15 Walnusshälften
1 Teelöffel Öl
eine halbe kleine Avocado

Auf der nächsten Seite finden Sie einen allgemeinen Vorschlag, was Sie – bezogen auf eine Woche – essen sollten:

	Portionen pro Tag
Gemüse	5 bis 7, darunter täglich dunkelgrüne Blattgemüse
Obst	3 bis 5
Soja	1 bis 2
Tierisches Eiweiß	0 bis 3
Pflanzliches Eiweiß	3 bis 6
Gesunde Fette	1 bis 2
Vollkornprodukte	5 bis 7
Kalziumhaltige Lebensmittel	2 bis 3
	Portionen pro Woche
Nüsse und Kerne	5
Fisch	2 bis 4

Hier einige Tipps der *Amerikanischen Gesellschaft für Diätetik*, wie Sie die Größe einer geeigneten Portion feststellen können:

- Eine mittelgroße Kartoffel sollte ungefähr die Größe einer Computer-Maus haben.
- Ein Bagel sollte in etwa so groß wie ein Hockeypuck sein.
- Eine Portion Obst entspricht der Größe eines Baseballs.
- Eine Portion Salat besteht aus ungefähr vier Blättern.
- 100 g Fleisch sind ungefähr so groß wie eine Musikkassette.
- Ein Stück gegrillter Fisch von 100 g entspricht der Größe Ihres Scheckheftes.
- 30 g Käse entsprechen vier Würfeln.
- Ein Teelöffel Erdnussbutter entspricht einem Würfel.
- 30 g Snacks – zum Beispiel Salzstangen – sind ungefähr eine gute Hand voll.

Die einzelnen *SuperFoods* verstehen

14 Nahrungsmittel zählen zu den *SuperFoods*, was natürlich nicht bedeutet, dass Ihre Ernährung ausschließlich aus diesen bestehen sollte! Für die Gesundheit ist es sehr wichtig, Abwechslung in den Speiseplan zu bringen. Die 14 *SuperFoods* sind sozusagen die »Flaggschiffe« ihrer jeweiligen Kategorie und wurden wegen ihres hohen Nährstoffgehaltes oder auf Grund der Tatsache ausgewählt, dass sie Nährstoffe enthalten, die eher selten vorkommen. Zudem haben die meisten nur wenige Kalorien.

In den folgenden Kapiteln finden Sie unter jedem der 14 empfohlenen Nahrungsmittel eine Liste der enthaltenen Nährstoffe, die ihm zu der Auszeichnung »*SuperFood*« verholfen haben. Bitte beachten Sie jedoch, dass dort nicht sämtliche enthaltenen Nährstoffe aufgelistet sind, sondern nur diejenigen, deren gesundheitsfördernde Wirkung nachgewiesen wurde, und die in diesem Nahrungsmittel in ausreichender Menge vorkommen.

Für jedes der *SuperFood*-Nahrungsmittel werden Alternativen aufgeführt. Diese Nahrungsmittel gehören grundsätzlich zu derselben Kategorie wie das »Flaggschiff« und haben ein vergleichbares Nährstoffprofil. So sind zum Beispiel Mandeln, Sonnenblumenkerne oder Pekannüsse Alternativen zu dem *SuperFood* Walnüsse.

Am besten wechseln Sie die verschiedenen Nusssorten ab. So können Sie an einem Tag Walnüsse essen, an einem anderen eine andere Sorte, die Sie gern mögen, und dann wieder Sonnenblumenkerne. Zu einigen Nahrungsmitteln, wie zum Beispiel Soja, gibt es wenig Alternativen. Zwar gibt es eine Menge Lebensmittel, die aus Soja hergestellt werden – Sojamilch, Sojabohnen, Tofu und so weiter –, aber es ist eben nur Soja, das jene Nährstoffkombination aufweist, die es zu einem *SuperFood* macht.

Jedes der *SuperFood*-Kapitel beginnt mit der Empfehlung, in welchen Mengen und wie oft Sie das jeweilige Nahrungsmittel essen sollten. In einigen Fällen empfehle ich, das Lebensmittel täglich zu essen, bei anderen reicht es, wenn sie ein paar Mal pro Woche auf dem Tisch stehen.

Am Ende der *SuperFood*-Kapitel finden Sie jeweils ein oder zwei schnelle Rezepte, die meine Familie und ich immer wieder gern zubereiten. Den *SuperFood*-Salat kann ich zum Beispiel gar nicht oft genug essen und werde ihn niemals leid.

Ab Seite 295 finden Sie eine Zusammenstellung der verlockendsten Rezepte, die Chefkoch Michel Stroot vom weltberühmten Spa *Golden Door* speziell für dieses Buch entwickelt hat. Sie bauen auf den *SuperFood*-Nahrungsmitteln auf und enthalten ein Optimum an Nährstoffen.

Die Etiketten auf den verschiedenen Lebensmitteln in Ihrem Supermarkt geben Auskunft darüber, ob dieses Nahrungsmittel für Ihre Ernährung geeignet oder weniger geeignet ist.

Achten Sie zum Beispiel darauf, nur reine Fruchtsäfte – und nicht die häufig stark zuckerhaltigen Fruchtnektare und Fruchtsaftgetränke – zu kaufen. Auch enthalten manche Müslisorten mehr Vollkorngetreide und weniger Zucker als andere. Wenn Sie sich mit den *SuperFood*-Nahrungsmitteln auseinander setzen, werden Sie im Laufe der Zeit lernen, die Etiketten der Lebensmittel richtig zu lesen.

Die *SuperFood*-Rezepte

Michel Stroot ist Chefkoch in einem der besten Spas der Welt – dem *Golden Door* in Escondido, Kalifornien. Er weiß, was für eine große Herausforderung es ist, anspruchsvolle Stammgäste, die es gewohnt sind, in Fünf-Sterne-Restaurants zu speisen, nicht nur zufrieden zu stellen, sondern immer wieder aufs Neue zu begeistern. Für dieses Buch hat Michel fantastische, kreative Menüs für sieben Tage zusammengestellt, die allesamt auf den gesunden *SuperFoods* aufbauen.

Doch Sie müssen kein Chefkoch sein, um die Rezepte in Ihrer eigenen Küche nachzukochen. Sie sind aus Zutaten, die Sie in den meisten Supermärkten kaufen können, leicht herzustellen und gleichzeitig gesund.

SuperFood für jedermann

Nicht alle Menschen interessieren sich gleich stark für Ernährungsfragen. Einige befolgen die jüngsten Erkenntnisse der Wissenschaft und verlangen nach der wissenschaftlichen Erklärung für jede aufgestellte Behauptung.

Wenn diese Aussage auf Sie zutrifft, werden Sie an diesem Buch viel Spaß haben. Es basiert auf den allerneuesten, wissenschaftlich überprüften Forschungsergebnissen. Am Ende des Buches finden Sie eine Liste der zugrunde liegenden Publikationen. Wann immer es möglich war, habe ich für meine Arbeit Studien herangezogen, die am Menschen durchgeführt wurden. Nur wenn keine entsprechenden Forschungsergebnisse vorlagen, habe ich auf Ergebnisse aus Tierversuchen oder Laborstudien zurückgegriffen.

Doch vielleicht zählen Sie ja auch zu jener Art Leser, die keine Lust haben, sich durch seitenlange Texte zu kämpfen. Keine Sorge, das ist auch nicht nötig! Wenn Sie die Abschnitte über die Grundsätze der *SuperFood*-Idee gelesen haben, können Sie sich bereits auf die einzelnen Lebensmittel-Kapitel stürzen, sich die richtigen Rezepte heraussuchen, und schon haben Sie alles getan, um Ihre Ernährung und damit Ihre Lebensqualität zu verbessern.

Hier noch einmal das Wichtigste der *SuperFood*-Empfehlungen in Kürze:

- Essen Sie täglich mindestens acht Portionen Obst und Gemüse.
- Denken Sie an gesunde Fette: Versuchen Sie mehr Fisch, Nüsse und Kerne, Avocados, extra natives Olivenöl und Rapsöl zu essen.
- Knabbern Sie ungefähr 5-mal pro Woche eine Hand voll Nüsse.
- 2- bis 4-mal pro Woche sollte Fisch auf Ihrem Speiseplan stehen.
- Ersetzen Sie mehrmals wöchentlich tierisches Eiweiß durch Sojaprodukte. Versuchen Sie eine oder zwei Portionen Soja pro Tag zu essen.
- Kaufen Sie Vollkornbrot und -cerealien, die mindestens 3 Gramm Ballaststoffe pro Portion enthalten.
- Trinken Sie täglich schwarzen oder grünen Tee, heiß oder kalt zubereitet.
- Essen Sie täglich ein wenig Joghurt – zum Frühstück, zwischendurch oder als Dessert.
- Denken Sie daran, nur reine Fruchtsäfte zu trinken.
- Vermeiden Sie alle Arten von fertigen Snacks und Backwaren, die zu viel ungesundes Fett und Salz enthalten.
- Streichen Sie von Ihrer Einkaufsliste Softdrinks, gesüßte oder »Diät«-Getränke, die Sie nur in Ausnahmefällen trinken sollten.

TEIL II

Die *SuperFood*-Nahrungsmittel

Blaubeeren

Alternativen: rote Weintrauben, Preiselbeeren, Boysenbeeren, Himbeeren, Erdbeeren, Johannisbeeren, Brombeeren, Kirschen und alle anderen Sorten frischer, tiefgekühlter oder getrockneter Beeren

Empfohlene Menge: ein bis zwei Tassen täglich

Blaubeeren enthalten:

- Vielfältige Nährstoffe und Phytonährstoffe
- Polyphenole (Anthocyanoside, Ellagsäure, Quercetin, Katechine)
- Salicylsäure
- Carotinoide
- Ballaststoffe
- Folate
- Vitamin C
- Vitamin E
- Kalium
- Mangan
- Magnesium
- Eisen
- Riboflavin
- Niacin
- Phytoöstrogene
- Wenig Kalorien

Blaubeeren oder Heidelbeeren sind ein *SuperFood*, auf das Sie bauen können! Fast alle Menschen lieben Blaubeeren, und nur wenige Nahrungsmittel tun so viel für die Gesundheit, wie dieses köstliche Obst. Meinen Patienten erzählte ich oft, dass Blaubeeren neben Spinat und Lachs zu den drei wichtigsten *Super-Foods* gehören. Auch wenn es das Einzige ist, das Sie sich von diesem Buch merken – denken Sie daran, am besten täglich Blaubeeren und Spinat zu essen und zwei bis vier Mal pro Woche Lachs oder die entsprechenden Alternativen. Allein diese drei Nahrungsmittel werden sich positiv auf Ihr Leben und Ihre Gesundheit auswirken.

Als kleine, aber ungemein wirkungsvolle »Nährstoffbombe« enthält die Blaubeere mehr Krankheiten bekämpfende Antioxidantien als alle anderen Obst- oder Gemüsesorten. Als ein Artikel nach dem anderen die kleinen Beeren über alle Maßen lobte, gingen die Medien dazu über, sie »Gehirn«-Beeren oder »Jugend«-Beeren zu nennen. Und diese gute Presse haben die Blaubeeren tatsächlich verdient: Eine einzige Portion enthält genauso viele Antioxidantien wie fünf Portionen Möhren, Äpfel, Brokkoli oder Speisekürbis. Tatsächlich enthält eine Zweidritteltasse Blaubeeren dieselbe Menge Antioxidantien wie 1,733 IE Vitamin E und sogar mehr, als in 1,2 mg Vitamin C enthalten sind.

Zu den außergewöhnlichen gesundheitsfördernden und Alterserscheinungen vorbeugenden Eigenschaften der Blaubeeren zählt auch, dass sie das Risiko, an einer Herz-Kreislauf-Erkrankung oder sogar Krebs zu erkranken, verringern. Außerdem wirkt sich der Verzehr dieser Beeren äußerst positiv auf die Gesundheit der Haut aus und vermindern die ungeliebten Zeichen der Hautalterung. In einer kürzlich im *Journal of Clinical Nutrition* veröffentlichten Studie stellte sich heraus, dass Menschen, die täglich ungefähr eine Tasse Blaubeeren aßen, einen höheren Antioxidantienspiegel im Blut hatten. Antioxidantien spielen eine wichtige Rolle bei der Vorbeugung gegen Herzerkrankungen, Diabetes, Senilität, Krebserkrankungen und degenerativen Augenkrankheiten wie grauem Star oder der altersbedingten Makuladegeneration (vgl. S. 213). Es ist zudem bekannt, dass ein höherer Antioxidantienspiegel im Blut einen günstigen Einfluss auf das Vorkommen von Brustkrebs hat. (Die entsprechende Studie fand ich besonders interessant, da sie die Auswirkungen des Verzehrs von natürlichen Nahrungsmitteln untersuchte, und nicht auf Nahrungsergänzungsmitteln basierte.) Die vielleicht spannendste neue Nachricht im Zusammenhang mit Blaubeeren und Ihrer Gesundheit ist die Entdeckung, dass Blaubeeren offenbar die Auswirkungen von typischen Krankheiten des Alters, wie zum Beispiel Alzheimer-Krankheit und Demenz, verringern können.

Diese Erkenntnis beruht bisher auf den Ergebnissen von Tierversuchen, doch wenn die Studien an Testpersonen, die derzeit durchgeführt werden, nur halb so gute Ergebnisse bringen, bedeutet dies einen der wichtigsten Fortschritte der modernen Ernährungsforschung.

Die Blaubeere – ein amerikanischer »Ureinwohner«

Blaubeeren stammen ursprünglich aus Nordamerika. Sie spielten eine wichtige Rolle in der Ernährung der amerikanischen Ureinwohner, die die gesundheitlichen Vorteile beim Verzehr der kleinen Beeren schon lange kannten. Wegen des sternförmigen Blütenendes der Beeren ursprünglich »Sternfrucht« genannt, wurden sie – neben anderen Nahrungsmitteln – als eine Art Konservierungsmittel eingesetzt. So verdarb zum Beispiel getrocknetes Fleisch nicht so schnell, wenn es mit Blaubeeren eingerieben wurde, was der hohen Konzentration von Antioxidantien zuzuschreiben ist. Die ersten Siedler Amerikas lernten von den Indianern, wie sie die Blaubeeren für medizinische Zwecke einsetzen konnten: Ein Sud aus den Beeren und der ganzen Pflanze wurde als Arznei gegen Durchfall geschätzt. Auch erleichterte er den Frauen die Geburten.

Die in allen Beerenfrüchten enthaltenen Polyphenole stelle ich mir immer als eine Art Chorleiter vor, während die anderen Nährstoffe die Mitglieder des großen, stimmgewaltigen Chores bilden, der im Ganzen mehr Wirkung hat als die einzelnen Stimmen für sich. Denken Sie stets daran, dass jedes Polyphenol in jeder Beerensorte etwas Positives beizusteuern hat, beschränken Sie sich also nicht nur auf eine Sorte Beeren – essen Sie alle!

Die magischen Kräfte der Blaubeere beruhen in erster Linie auf dem unglaublichen hohen Gehalt an Antioxidantien – darunter insbesondere ein Mitglied der Flavonoid-Familie namens Anthocyanoside. Deren Pigmente verleihen den Blaubeeren ihre intensive blau-lila Farbe, und je dunkler eine Beere ist, desto mehr Anthocyanoside enthält sie. Mindestens fünf verschiedene Arten von Anthocyanosiden sind in Blaubeeren enthalten, insbesondere in den wild wachsenden Arten. Diese pflanzlichen Nährstoffe kommen vor allem in der Beerenschale vor, die – wie bei vielen anderen Obst- und Gemüsesorten – die Frucht vor der Sonne und von anderen schädlichen Umwelteinflüssen schützt. Gerade die hohe Konzentration von Antioxidantien macht aber die Schutzwirkung der Schale aus.

Anthocyanoside sind also pflanzliche Nährstoffe, die für die stark entzündungshemmende und antioxidative Wirkung der Blaubeeren verantwortlich sind. Bekanntermaßen schädigen so genannte freie Radikale die Membranen und die DNA unserer Körperzellen und sind damit letzten Endes schuld an vielen jener degenerativen Krankheiten, die uns im Alter plagen. Die Anthocyanoside spielen eine Schlüsselrolle bei der Aufgabe, die Schäden zu neutralisieren, die die freien Radikalen an Zellen und Gewebe anrichten, und die zu einer Vielzahl von chronischen Leiden führen können. Dabei ergänzen sich die Anthocyanoside in ihrer Wirkung mit dem Vitamin C und anderen wichtigen Antioxidantien. Gemeinsam stärken diese pflanzlichen Nährstoffe das Kapillarsystem, indem sie die Kollagenproduktion fördern – jenen Hauptbestandteil der Stützsubstanz des Körpergewebes. Die Anthocyanoside als wichtige Untergruppe der Flavonoide fördern zudem die Gefäßerweiterung und wirken – ähnlich wie Aspirin – der Thrombozytenaggregation, das heißt der Bildung von Blutgerinnseln entgegen.

Beeren, insbesondere Preiselbeeren, sind eine reiche Quelle des Flavonoids Quercetin, das nachgewiesenermaßen stark entzündungshemmende Eigenschaften besitzt. In einem kürzlich erschienenen Artikel über die Flavonoide (eine Gruppe von Polyphenolen, die in Beeren und Weintrauben enthalten ist) heißt es: »Obwohl wir noch eine Menge erforschen müssen, wird durch wissenschaftliche Versuche die Wirkung vieler jener Heilmittel der Volksmedizin bestätigt, die auf dem therapeutischen Nutzen von Weintrauben und Beerenfrüchten basieren.«

Die Vorteile der Beeren

Es ist wirklich beeindruckend, wie viel Blaubeeren für Ihre Gesundheit tun können. Viele Jahre lang schenkten die Forscher diesem Obst nur wenig Beachtung, da sie wussten, dass es im Vergleich zu anderen Obstsorten nur relativ wenig Vitamin C enthält. Zudem schienen die Blaubeeren keine anderen besonderen Vorteile zu bieten. Doch als nach und nach die Bedeutung der Antioxidantien und insbesondere der Flavonoide entdeckt wurde, erhielten auch die Blaubeeren mehr und mehr Beachtung.

Den Durchbruch brachte schließlich die Erkenntnis, dass Beeren offenbar das Voranschreiten vieler jener degenerativen Erkrankungen, die mit dem Altern des Gehirns in Zusammenhang stehen, verlangsamen, ja sogar erste degenerative Entstehungsprozesse rückgängig machen können. Dem Forschungsprojekt, das diese Tatsache zutage brachte, wurde in ganz Amerika Beachtung geschenkt. Angesichts der zunehmenden Überalterung unserer Gesellschaft – im Jahr 2050 werden bereits mehr als 30 Prozent aller Amerikaner älter als 65 Jahre sein – wird jede positive Nachricht im Zusammenhang mit der Vorbeugung gegen degenerative Erkrankungen wie der Alzheimer-Krankheit oder Demenz mit großer Begeisterung aufgenommen.

Jene spezielle Beeren/Gehirn-Forschung wurde vom *USDA Human Nutrition Research Center on Aging* an der Tufts Universität in Boston durchgeführt. Der Leiter der Studie, Dr. James Joseph, fügte der Ernährung von älteren Ratten (vergleichbar mit einem 65- bis 70-jährigen Menschen) Nährstoffe hinzu, die entweder einer halben bis einer Tasse Blaubeeren, einem knappen Pfund Erdbeeren oder einem großen Spinatsalat entsprachen. Die Gruppe mit den Blaubeer-Nährstoffen schnitt nicht nur bei den verschiedenen Gehirntests besser ab als die anderen beiden Gruppen, die Ratten dieser Gruppe wiesen darüber hinaus sogar eine Verbesserung ihrer Koordinationsfähigkeit und ihres Gleichgewichtssinns auf. Dies waren in der Tat beeindruckende Erkenntnisse, da man bis dahin die durch das Alter bedingten degenerativen Erscheinungen für praktisch unumkehrbar hielt. Im Rahmen seiner weiterführenden Forschungsarbeit konnte Dr. Joseph bestätigen, dass Blaubeeren eine antioxidative und entzündungshemmende Wirkung auf das Gehirn und auf Muskelgewebe ausüben.

Doch wie kam es, dass die Blaubeeren – in einer Menge, die bei einem Menschen der Portion von einer Tasse täglich entsprochen hätte – diese dramatische Verbesserung leisten konnten? Drei Dinge scheinen die mit Blaubeer-Nährstoffen gefütterten Ratten zu kennzeichnen: Ihre Gehirnzellen schienen besser miteinander zu kommunizieren als die der Vergleichsratten, ihre Gehirne enthielten weniger zerstörte Proteine als erwartet. Und schließlich – und das ist eigentlich die ermutigendste Erkenntnis – entstanden in ihren Gehirnen neue Gehirnzellen. Derzeit laufen mehrere Studien, mit denen herausgefunden werden soll, ob diese Ergebnisse bei Studien am Menschen wiederholt werden können. Erste Ergebnisse zeigten, dass Menschen, die täglich eine Tasse Blaubeeren verzehrten, bei Tests ihrer motorischen Fähigkeiten um fünf bis sechs Prozent besser abschnitten als eine Kontrollgruppe. Auch ist bekannt, dass der Verzehr von Blaubeeren auf Menschen mit Multipler Sklerose positive Auswirkungen hat. Dies ist nicht überraschend, wenn man sich vor Augen hält, dass die Nährstoffe der Blaubeeren eine Affinität zu denjenigen Teilen des Gehirns zeigen, die die Bewegungen kontrollieren.

Meine Kinder necken mich oft wegen der Menge Beerengelee, die ich mir gern auf Toast und Pfannkuchen häufe. Ich erzähle ihnen dann immer, dass die Wissenschaft davon ausgeht, dass der Verzehr von Gelee die Entstehung von Falten vermindert. So gesehen tue ich also in zweifacher Hinsicht etwas für mein Gesicht: Ich strahle, wenn ich in meinen Frühstückstoast beiße und werde obendrein später weniger Falten haben.

Obwohl die Hirnforschung die neuesten und positivsten Neuigkeiten über die Kraft der Blaubeeren zu vermelden hat, gibt es andere, nicht minder beeindruckende Daten über ihre weiteren gesundheitsfördernden Fähigkeiten. Neben den Anthocyanosiden, die die Gehirntätigkeit ankurbeln, versorgen uns Blaubeeren mit einem anderen Antioxidans namens Ellagsäure. Wissenschaftler vermuten, dass Ellagsäure jenen Teil des Stoffwechsels blockiert, der Krebs hervorrufen kann. Verschiedene Studien haben Folgendes gezeigt: Bei Menschen, die Obstsorten mit dem höchsten Gehalt an Ellagsäure verzehrten, war die Wahrscheinlichkeit, dass sie an Krebs erkrankten, um ein Dreifaches geringer als bei solchen, die nur wenig oder gar keine Ellagsäure über die Nahrung zu sich nahmen. Dieser pflanzliche Nährstoff ist auch in schwarzen und roten Himbeeren, in Boysenbeeren und Brombeeren enthalten und tritt in den Samen meist konzentriert auf (Beerensamen strotzen vor bioaktiven Inhaltsstoffen). Die genannten Beerensorten enthalten 3- bis 9-mal so viel Ellagsäure wie drei andere, als gute Quellen bekannte Nahrungsmittel – Walnüsse, Erdbeeren und Pekannüsse – und sogar 15-mal mehr als andere Obst- und Nusssorten.

Manche Säfte enthalten ziemlich viele Polyphenole, aber auch eine ganze Menge Kalorien, wobei frisch gepresster Fruchtsaft noch am wenigsten Kalorien aufweist. Sie sollten also nicht vor lauter Begeisterung über die Polyphenole den ganzen Tag lang Saft trinken und sich dadurch eine Überdosis Kalorien zuführen! Holen Sie sich Ihren Polyphenolschub durch reinen Fruchtsaft, den Sie zur Hälfte mit Wasser – mit oder ohne Kohlensäure – verdünnen.

Die Ureinwohner Amerikas hatten die positive Wirkung der Blaubeeren auf den Verdauungstrakt ganz richtig eingeschätzt: Durch ihren hohen Gehalt an Pektin – einem löslichen Ballaststoff – wirken Blaubeeren lindernd sowohl bei Durchfall als auch bei Verstopfung. Daneben wirkt nicht nur die in Blaubeeren enthaltene Gerbsäure gegen Entzündungen des Verdauungstraktes, sondern die Polyphenole weisen zudem antibakterielle Eigenschaften auf.

Preiselbeeren und Blaubeeren sind auch gut für den Harntrakt. Bestimmte Inhaltsstoffe der Blaubeeren hemmen die Fähigkeit von E. coli (jenes Bakteriums, das bei den meisten Harnwegsinfektionen beteiligt ist), sich in der Schleimhaut von Harnröhre und Blase festzusetzen.

Industriell hergestellte Beeren-, Trauben- und Granatapfelsäfte können sehr viele Anthocyanoside enthalten. So zeigt Granatapfelsaft eine dreimal höhere antioxidative Aktivität als Rotwein oder grüner Tee. Dies liegt daran, dass bei der Herstellung ein Teil der Gerbstoffe aus der Schale extrahiert wird. Die besten Säfte erkennen Sie daran, dass sich am Boden der Flasche ein Sediment abgesetzt hat – als Hinweis auf die Schalenrückstände, die die beste Quelle für die in Beeren, Trauben und Granatäpfeln enthaltenen Antioxidantien sind. Vor dem Trinken sollten Sie die Säfte unbedingt schütteln.

Das französische Paradoxon

Vielleicht haben Sie schon einmal etwas vom »französischen Paradoxon« gehört. Es bezieht sich auf den scheinbaren Widerspruch, dass in einigen Gegenden Frankreichs, wo die Menschen relativ viele fetthaltige Molkereiprodukte zu sich nehmen, die Rate an Herzerkrankungen eher niedrig ist. Zunächst wurde angenommen, dass der Alkohol, der in dem von den Franzosen konsumierten Wein enthalten ist, dabei half, das Risiko von Herzerkrankung zu senken. Doch im Laufe der Zeit stellte sich heraus, dass das Paradoxon nur zum Teil darauf zurückzuführen ist, dass Alkohol den HDL-Spiegel im Blut – also das »gute« Cholesterin – erhöht. In jüngster Zeit konzentrierte sich die wissenschaftliche Forschung auf die in Alkohol enthaltenen Flavonoide, die offenbar eine aktive Rolle dabei spielen, das Risiko einer koronaren Herzkrankheit zu senken. Der extrem hohe

Gehalt an Polyphenolen in Rotwein – er ist 20- bis 50-mal höher als in Weißwein – lässt sich darauf zurückführen, dass die Schalen der Trauben in den Fermentierungsprozess einbezogen werden. Es ist bekannt, dass die in den Weintraubenschalen enthaltenen Polyphenole die Oxidation des LDL-Cholesterins verhindern, einen Prozess, der bei der Entstehung von koronarer Herzkrankheit eine Rolle spielt. James Joseph von der Tufts Universität, der die erste Blaubeer-Studie durchführte, sagte einmal: »Was gut für Ihr Herz ist, ist auch gut für Ihr Gehirn«. Übrigens haben Forscher auch herausgefunden, dass der moderate Genuss von Rotwein mit einem verminderten Risiko einer altersbedingten Makuladegeneration (vgl. S. 213) einhergeht.

Ärzte sind mit der Empfehlung, Alkohol zu trinken, stets vorsichtig, da er als Risikofaktor für die Entstehung anderer Krankheiten bekannt ist. Dennoch wirkt sich bei Männern der Genuss von einem Glas Rotwein – bei Frauen von einem halben Glas – zum Essen positiv auf die Gesundheit aus.

Ich trinke jeden Tag Saft. Morgens beginne ich den Tag mit einem Schluck Saft, der viele Polyphenole enthält, am Vormittag trinke ich grünen Tee und zum Mittagessen Fruchtsaft. Am besten trinkt man zur Hauptmahlzeit Saft – achten Sie darauf, dass es reiner Fruchtsaft und kein zuckerhaltiges Fruchtsaftgetränk oder Nektar ist! –, da die im Saft enthaltenen Polyphenole dabei helfen, die nachteiligen Auswirkungen der oxidierten Öle und Fette in Nahrungsmitteln wie zum Beispiel die schwarze Kruste von Gegrilltem zu neutralisieren. Falls Ihnen reiner Fruchtsaft zu süß schmeckt, verdünnen Sie ihn mit Wasser – mit oder ohne Kohlensäure – und garnieren Sie das Ganze mit einer Zitronen- oder Limonenscheibe. Bedenken Sie, dass Fruchtsäfte oft eine ganze Menge Kalorien enthalten, die Sie am besten durch mehr Bewegung kompensieren oder an anderer Stelle in Ihrer Ernährung einsparen sollten.

Wenn Sie von den Vorteilen eines moderaten Rotweinkonsums profitieren wollen, aber keinen Alkohol mögen, greifen Sie stattdessen zu reinem Fruchtsaft aus roten Trauben, Kirschen, Granatäpfeln, Preiselbeeren oder Pflaumen oder zu alkoholfreiem Rotwein. Roter Traubensaft und Granatapfelsaft erhöhen nachweislich den Antioxidantienspiegel in Ihrem Körper. Nichts ist an einem heißen Sommertag erfrischender als ein Glas Mineralwasser mit einem Spritzer Trauben- oder Granatapfelsaft und einer Scheibe Zitrone!

Trockenobst

Trockenobst enthält viele gesundheitsfördernde Nährstoffe, da die in den frischen Früchten enthaltenen Inhaltsstoffe nicht nur erhalten bleiben, sondern sogar in höheren Konzentrationen darin enthalten sind. (Ausnahme: Trockenobst enthält etwas weniger Vitamin C als frisches Obst.) Außer den bekannten Rosinen, Datteln und Trockenpflaumen kann man heutzutage bereits getrocknete Blaubeeren, Preiselbeeren, Kirschen, Johannisbeeren, Aprikosen und Feigen kaufen. Bitte denken Sie daran, dass die Chemikalien, mit denen frisches Obst zur Vorbeugung gegen Schimmel und Schädlingsbefall besprüht wird, im Trockenobst ebenfalls in höherer Konzentration enthalten sind. Insbesondere Erdbeeren und Weintrauben (also Rosinen) werden häufig stark behandelt, weshalb ich biologisch-dynamisch angebaute Produkte, wie man sie zum Beispiel im Reformhaus erhält, stets bevorzuge.

Trockenobst scheint die Faltenbildung der Haut deutlich zu vermindern.

Beeren in der Küche

Da es Beeren frisch, getrocknet oder tiefgekühlt zu kaufen gibt, können Sie sie das ganze Jahr über genießen. Meine Frau und ich naschen gern ein paar frische Beeren zum ersten heißen Kaffee oder Tee am Morgen. Am liebsten mag ich Beeren folgendermaßen zubereitet: Ich gebe sie in eine Schüssel, füge eine Banane in Scheiben hinzu, gieße eine halbe bis eine Tasse Sojamilch dazu und träufele ein bis zwei Teelöffel Buchweizenhonig darüber. Dann zerdrücke ich das Ganze mit einer Gabel. Klingt irgendwie merkwürdig? Probieren Sie es aus, es wird Sie überzeugen!

Seit sich die Öffentlichkeit zunehmend für die gesundheitsfördernde Wirkung der Blaubeeren interessiert, kann man sie immer häufiger in den Tiefkühltruhen und Regalen der Supermärkte finden. Fast überall kann man heutzutage wilde Blaubeeren und Zuchtblaubeeren kaufen, und es ist auch kein Problem, biologisch-dynamisch angebaute Produkte zu finden. Auch findet man mehr und mehr reine Fruchtsäfte (zum Beispiel aus Blaubeeren, Kirschen, Granatäpfeln, Preiselbeeren und Trauben) in den Regalen.

Sorgen Sie dafür, dass Sie stets ein paar getrocknete Blaubeeren oder Preiselbeeren im Haus haben. Sie schmecken wunderbar zu Hafergrütze mit Rosinen, getrockneten Pflaumen und anderem Trockenobst. Geben Sie die getrockneten Beeren während der letzten ein oder zwei Minuten Kochzeit in den Topf.

In der Blaubeersaison erhalten Sie wilde Beeren und Zuchtblaubeeren. Während Sie frische Zuchtblaubeeren fast überall kaufen können, gedeihen die wilden Früchte eher in etwas kühlerem Klima und werden in den entsprechenden Gegenden häufig direkt vom Erzeuger – zum Beispiel an Ständen am Straßenrand – verkauft. Man findet sie allerdings auch als Tiefkühlware in den Truhen der Supermärkte. Zuchtblaubeeren sind dicker als die wild wachsenden Sorten und von hellerem Blau. Schütteln Sie das Schälchen leicht, bevor Sie es kaufen: Wenn sich die Beeren nicht frei bewegen können, sind einige vielleicht bereits verschimmelt oder zerdrückt. Die wilden Blaubeersorten schmecken intensiver als die Zuchtware – und versorgen Sie Gramm für Gramm mit mehr Antioxidantien. Wegen ihrer geringeren Größe weisen sie im Verhältnis eine größere Menge an Schale auf, und in der drängeln sich bekanntermaßen die meisten gesundheitsfördernden Inhaltsstoffe.

Bestäuben Sie frische Blaubeeren mit Mehl, bevor Sie sie einem Kuchenteig hinzufügen. So verhindern Sie, dass die Beeren auf den Boden der Backform sinken.

Frische Blaubeeren sind empfindlich und wollen behutsam behandelt werden. Spülen Sie sie erst kurz vor dem Verzehr mit kaltem Wasser ab. Wenn Sie die Beeren im Kühlschrank aufbewahren wollen, sollten Sie vorher alle angeschimmelten oder zerdrückten Früchte entfernen. In einem Behältnis, in dem die Luft zirkulieren kann, halten sie sich dann ein bis zwei Tage. Blaubeeren eignen sich auch gut zum Tiefkühlen. Streuen Sie die ungewaschenen Beeren zunächst auf ein Backblech und legen Sie es in die Tiefkühltruhe. Wenn die einzelnen Beeren durchgefroren sind, lassen sie sich gut in Gefrierbeutel füllen und einfrieren.

Tiefgekühlte Blaubeeren erweitern die Möglichkeiten Ihrer Küche um ein Vielfaches. Übrigens wurden auch sämtliche Tierversuche mit Blaubeeren und schwarzen Himbeeren mit gefriergetrockneten Früchten durchgeführt. Ich habe immer mindestens einen Beutel mit tiefgekühlten Blaubeeren in der Truhe, die ich jederzeit in meinen Joghurt rühren, unter Pfannkuchen- oder Muffinteig mengen oder als Nachtisch zubereiten kann.

Wie ich Blaubeeren am liebsten mag

Ich habe das Glück, frische Blaubeeren im eigenen Garten pflücken zu können, so dass ich in der Hauptsaison jederzeit frische Früchte zur Verfügung habe. Hier ein paar Tipps:

- Streuen Sie Weizenkeime und Blaubeeren über Ihren Naturjoghurt.
- Geben Sie einige tiefgekühlte Beeren in heiße Hafergrütze.
- Streuen Sie frische Blaubeeren auf Ihr Müsli.
- Bereiten Sie einen köstlichen Nachtisch aus Joghurt mit Beeren, Bananen, Eis und Soja- oder Magermilch zu.
- Geben Sie vor dem Wenden ein paar Blaubeeren auf Ihren Vollkornpfannkuchen.
- Genießen Sie eine Schale Blaubeeren in Sojamilch mit Buchweizenhonig.
- Naschen Sie aus einer großen Schüssel Blaubeeren, während Sie sich auf der Terrasse entspannen.

Frisches Preiselbeer-Orangen-Relish

ERGIBT 3 TASSEN

Genießen Sie statt Preiselbeersauce aus Gläsern dieses frisch hergestellte Relish, wenn Sie das nächste Mal Pute oder Hühnchen servieren.

(Sollten Sie beim Einkaufen frische Preiselbeeren entdecken, kaufen Sie gleich eine größere Menge ein und legen Sie sie in die Tiefkühltruhe. Verwenden Sie die Preiselbeeren für Muffins, Kürbisbrot oder Pfannkuchen oder streuen Sie sie über Ihre Hafergrütze.)

350 Gramm frische oder tiefgekühlte Preiselbeeren
1 ungeschälte (unbehandelte!) Orange,
entkernt und in Achtel geschnitten
¾ Tasse Zucker

Die Hälfte der Preiselbeeren und die Hälfte der Orangenstücke in einer Küchenmaschine oder mit dem Blitzhacker zerkleinern. Die Masse in eine Schüssel umfüllen und mit den restlichen Preiselbeeren und Orangenstücken ebenso verfahren. Zucker unter die Masse rühren und das Relish bis zum Servieren in den Kühlschrank oder die Tiefkühltruhe stellen.

Joghurteis mit Blaubeeren

ERGIBT 12 PORTIONEN

Für Kinder jeden Alters!

12 Muffinförmchen aus Pergament

Schale und Saft einer unbehandelten Zitrone
2 Tassen Magermilchjoghurt
$^1/_4$ bis $^1/_2$ Tasse Zucker
$^1/_2$ kg Blaubeeren

Pergamentförmchen in die Aushöhlungen eines Muffinbackblechs stellen. In einer Schüssel Zitronenschale, Zitronensaft, Joghurt und Zucker gut miteinander vermengen. Blaubeeren unterheben und die Masse auf die Muffinförmchen verteilen. Für ca. 1 $^1/_2$ Stunden in die Tiefkühltruhe stellen, bis die Masse beinahe fest ist. In jedes Förmchen einen Teelöffel als Eisstiel stecken und das Blech für ca. 2 Stunden erneut in die Tiefkühltruhe stellen, bis das Eis fest geworden ist. (Wenn das Eis länger in der Tiefkühltruhe aufbewahrt werden soll, mit Klarsichtfolie abdecken.) Zum Servieren die Eisportionen an den Löffeln aus den Förmchen nehmen und das Pergamentpapier entfernen. Ca. 4 bis 6 Minuten bei Zimmertemperatur stehen lassen, damit es etwas weicher und damit leichter zu essen ist.

Bohnen

Alternativen: Zu dieser Kategorie *SuperFood* zählen alle Arten von Bohnen, insbesondere aber die bekanntesten und am leichtesten erhältlichen Sorten wie weiße Bohnen, grüne Bohnen, Limabohnen, Kichererbsen, Linsen, grüne Erbsen, Zuckerschoten und Pintobohnen.

Empfohlene Menge: mindestens viermal eine halbe Tasse pro Woche

Bohnen enthalten:

- Fettarmes Eiweiß
- Ballaststoffe
- Vitamine der B-Gruppe
- Eisen
- Folate
- Kalium
- Magnesium
- Pflanzliche Nährstoffe

Aus verschiedenen Gründen haben viele Menschen die Bohnen in den hintersten Winkel der Speisekammer verbannt. Sie sind der Meinung, dass Bohnen – die für Vegetarier oder »Ökotypen« gut sein mögen – einem durchschnittlichen Esser, der auch ein Stück Fleisch nicht verschmäht, nichts bieten können. Zudem stehen Bohnen in dem Ruf, dass man sie ewig lange garen muss. Nun ja, und schließlich ist ja allgemein bekannt, dass jedes Böhnchen …

Tatsache ist jedoch, dass Bohnen sozusagen ein Wunder-Nahrungsmittel sind. Schon weil sie delikat schmecken und jede Menge Vitamine, wenig Fett und verschiedene Eiweiße bieten und obendrein preiswert sind, verdienen sie einen festen Platz auf unserem Speiseplan. Doch weil Bohnen zudem den Cholesterinspiegel senken, gegen Herzerkrankungen vorbeugen, den Blutzuckerspiegel stabilisieren, Fettleibigkeit reduzieren und gegen Verstopfung, Darmerkrankungen, Bluthochdruck und Diabetes Typ II wirken sowie das Risiko von Krebserkrankungen senken, ist dieses schon lange bekannte Nahrungsmittel eine außergewöhnliche und wichtige Bereicherung unserer Ernährung.

Zu den getrockneten Hülsenfrüchten zählen Erbsen, Bohnen, Limabohnen, Linsen, Kichererbsen, schwarze Bohnen sowie alle anderen getrockneten Bohnenarten.

Lassen Sie mich zunächst die praktischen Einwände aus dem Weg räumen. Zwar haben die meisten Bohnen in der Tat eine etwas längere Garzeit, doch man braucht in Wahrheit nicht viel *aktive* Kochzeit. Mit anderen Worten, Sie müssen nicht ständig um den Topf herumschleichen, in dem die Bohnen leise vor sich hin köcheln. Sie können übrigens ebenso gut Dosenbohnen verwenden, vielleicht ist das sogar die praktischste Methode, um dieses Nahrungsmittel in Ihren Speiseplan einzuführen. Öffnen Sie zum Beispiel einfach eine Dose Kichererbsen, weiße oder Kidneybohnen und mischen Sie sie unter Ihren Salat oder den Eintopf.

Allerdings haben die Dosenbohnen einen Nachteil: Die meisten Sorten enthalten zu viel Speisesalz. Halten Sie deshalb im Supermarkt oder im Reformhaus Ausschau nach salzarmen Sorten. Außerdem sollten Sie Dosenbohnen vor dem Weiterverwenden in ein Sieb geben und mit kaltem Wasser abspülen. Dadurch werden zirka 40 Prozent des Salzes entfernt.

Im Jahr 1992 aßen nur weniger als ein Drittel aller Amerikaner in einem Zeitraum von drei Tagen ein Gericht mit Bohnen. Offenbar wird der Verbrauch an Bohnen geringer, je höher das durchschnittliche Einkommen steigt.

Nun zu der Kritik, dass Bohnen Blähungen verursachen können. Dies ist in der Tat nicht von der Hand zu weisen, was daran liegt, dass die unverdaulichen Bestandteile der Bohnen im Darmtrakt von Bakterien zersetzt werden. Hier einige Tipps, wie man gegen das Unwohlsein vorbeugen kann, das mit dem Genuss von Bohnen in Verbindung gebracht wird:

- Bei manchen Menschen rufen Dosenbohnen oder pürierte Bohnen weniger Blähungen hervor.
- Wenn Sie regelmäßig kleinere Mengen Bohnen essen, wird sich Ihr Körper daran gewöhnen, und Sie werden kaum noch Verdauungsprobleme haben.
- Weichen Sie getrocknete Bohnen vor dem Kochen ein: Geben Sie die verlesenen und abgespülten Bohnen mit Wasser in einen Topf und lassen Sie sie für zwei bis drei Minuten kochen. Dann schalten Sie die Herdplatte aus und lassen die Bohnen in dem Kochwasser für ein paar Stunden einweichen. Schütten Sie das Einweichwasser weg und garen Sie die Bohnen in frischem Wasser. Durch diese Methode wird ein großer Anteil der in den Bohnen enthaltenen unverdaulichen Kohlehydrate gelöst, wodurch sie leichter verdaulich werden. Obwohl durch das Einweichen ein paar Vitamine zerstört werden, ist der Effekt doch insgesamt positiv, da er dazu führt, dass Sie Ihr Bohnengericht mehr genießen können.

- Manche Menschen sind davon überzeugt, dass Bohnen, die in einem Schnellkochtopf gegart wurden, weniger Blähungen hervorrufen. Zudem wird dadurch die Garzeit natürlich erheblich verkürzt.
- Probieren Sie Beano aus, ein Enzymprodukt, das Blähungen vermindert, die durch Nahrungsmittel wie Bohnen hervorgerufen werden. Träufeln Sie einige Tropfen auf die ersten Bissen, die Sie von dem Bohnengericht zu sich nehmen. Beano hilft dem Körper, jene Kohlenhydrate zu verdauen, die sonst die Blähungen hervorrufenden Bakterien im Darm gefüttert hätten.

Die Geschichte der Bohnen

Bohnen, Erbsen und Linsen sind uralte Nahrungsmittel. Ursprünglich aus Afrika, Asien und dem Mittleren Osten stammend, breiteten sie sich mit den Nomadenstämmen über den gesamten Erdball aus. Seit tausenden von Jahren werden Sie auf der ganzen Welt angebaut. Es gibt Hinweise darauf, dass viele Bohnensorten zuerst auf dem amerikanischen Kontinent gepflanzt wurden. Die meisten Arten von getrockneten Bohnen, die in Nordamerika verzehrt werden, sind Abkömmlinge von Bohnen, die bereits vor siebentausend Jahren in Mittel- und Südamerika kultiviert wurden. Die leicht zu lagernden, wohlschmeckenden, nährstoffreichen und haltbaren Bohnen passen sich jeder Landesküche an und kommen deshalb in den typischen Gerichten vieler Regionen der Erde vor. Im typisch indischen Gericht Dal, dem im Mittleren Osten beheimateten Hummus sowie in dem typischen lateinamerikanischen Reis- und Bohnengericht spielen die vielseitigen Bohnen eine wichtige Rolle.

Bohnen werden auch Hülsenfrüchte genannt. Diese große Pflanzenfamilie zeichnet sich durch die Samen tragenden Schoten aus. Von einigen Sorten, zum Beispiel den grünen Bohnen, isst man die komplette frische Schote. Andere, mit den Bohnen verwandte Hülsenfrüchte sind Linsen und Erbsen. (Sojabohnen sind ebenfalls Bohnen, wegen ihres typischen Nährstoffgehaltes habe ich ihnen ein eigenes Kapitel (s. Seite 191) gewidmet. Streng genommen zählen auch Erdnüsse zu den Hülsenfrüchten, da sie aber meistens für Nüsse gehalten werden, werden sie in dem Kapitel über Nüsse (s. Seite 253) behandelt. Die meisten Bohnensorten, die in diesem Kapitel erwähnt werden, werden als getrocknete Bohnen verwendet.

Denken Sie daran, dass Erbsen und grüne Bohnen ebenfalls zur Familie der Bohnen gehören. Sie sind überall erhältlich und werden in vielen Restaurants als beliebte Beilage serviert. Sicherlich können Sie mit ihrer Hilfe die wöchentliche Anzahl an Bohnengerichten erreichen.

Fettarmes Eiweiß

Bohnen sind nicht nur für Vegetarier wichtig. Während sie früher wegen ihres hohen Eiweißgehaltes als »Fleisch des armen Mannes« galten, büßten sie mehr und mehr an Berühmtheit ein, als die Menschen in Amerika sich auf tierisches Eiweiß stürzten. Doch je mehr Leiden – insbesondere Herzerkrankungen, bestimmte Krebsarten und Diabetes – mit dem übermäßigen Verzehr von tierischem Eiweiß in Verbindung gebracht werden, desto mehr beginnen kluge Verbraucher den Wert der schlichten Bohnen zu schätzen.

In den Ernährungsrichtlinien der Amerikanischen Krebsgesellschaft von 1996 heißt es: »Essen Sie Bohnen als Alternative zu Fleisch«. Dieser simple Rat basiert auf einem riesigen und beeindruckenden Forschungsapparat, der ein erhöhtes Risiko für eine Vielzahl von Erkrankungen mit dem Verzehr von tierischem Eiweiß in Verbindung bringt, während ein verringertes Risiko für diese Erkrankungen nachgewiesen wurde, wenn pflanzliche Eiweißquellen wie zum Beispiel Bohnen die Nahrungsmittel tierischen Ursprungs ersetzen.

Bohnen gehören zu den gesündesten Eiweißlieferanten. Eine Tasse Linsen bringt es zum Beispiel auf 17 Gramm Eiweiß bei nur 0,75 Gramm Fett. Ein 50 Gramm schweres, extramageres Lendensteak enthält dieselbe Menge Eiweiß, jedoch *sechs Mal* so viel Fett.

Vielen pflanzlichen Eiweißen fehlt es an der für den Menschen essentiellen Aminosäure Lysin, die jedoch in den meisten Bohnensorten in hoher Konzentration enthalten ist. Aus diesem Grund ist das Eiweiß der Bohnen eine ideale Ergänzung der meisten anderen pflanzlichen Eiweiße. Lysin ist eine der beiden Aminosäuren, die für die Carnitinsynthese wichtig sind, und Carnitin ist wiederum wichtig für eine effiziente Energieproduktion in den Mitochondrien – den so genannten »Kraftwerken« der Zellen.

In Hülsenfrüchten sind Polyphenole in relativ hoher Konzentration enthalten. Einen besonders hohen Gehalt an diesem wichtigen pflanzlichen Nährstoff weisen alle farbigen Bohnen, wie zum Beispiel schwarze, gelbe oder rote Bohnen auf. Hier die Bohnensorten mit der höchsten Konzentration an Antioxidantien (in absteigender Reihenfolge):

- **Dicke Bohnen oder Favabohnen**
- **Pintobohnen und schwarze Bohnen**
- **Linsen**

Der oft gehörte Einwand, dass das Eiweiß der Bohnen kein komplettes Eiweiß sei, ist ein wenig überholt. Tatsächlich fehlen den meisten Bohnen zwei Aminosäuren (eine Ausnahme bilden hier die Sojabohnen, die komplette Eiweiße beinhalten). Das Eiweiß der Bohnen wird jedoch von dem in anderen gebräuchlichen Nahrungsmitteln enthaltenen Eiweiß ergänzt, wie zum Beispiel Nüsse, Milchprodukte, Vollkornprodukte oder selbst tierisches Eiweiß. Tatsächlich schlagen viele bekannte Bohnengerichte – Reis und Bohnen, Couscous mit Kichererbsen, Linsen und Gerste – aus der Kombination verschiedener Eiweiße Kapital. Viele Menschen waren bisher der Meinung, dass es wichtig ist, Bohnen und die deren Eiweiß ergänzenden Nahrungsmittel gleichzeitig zu essen. Heute wissen wir, dass es genügt, wenn man die verschiedenen Nahrungsmittel am selben Tag verzehrt. Für die meisten Menschen, die sich abwechslungsreich ernähren – und insbesondere für diejenigen, die sich mit den *SuperFood*-Nahrungsmitteln ernähren – ist dies ohnehin kein Problem.

Die Diskussion um die dem Bohneneiweiß fehlenden Aminosäuren ist ein interessantes Beispiel dafür, dass wir uns viel zu oft Sorgen um ein relativ unbedeutendes Detail unserer Ernährung machen. Wenn wir uns mit Hamburgern und fettigen Pommes frites voll stopfen, aber Bohnen meiden, weil sie kein komplettes Eiweiß enthalten, kann man wohl nur konstatieren, dass wir den Wald vor lauter Bäumen nicht sehen.

Ich bin mir natürlich bewusst, dass die Sache ein bisschen komplizierter ist. Viele Menschen sind in dem Glauben erzogen worden, dass Fleisch ein wichtiger Bestandteil unserer Mahlzeiten ist. Doch vor dem Hintergrund der Studien, die zutage brachten, dass es uns ein langes und gesundes Leben beschert und vor etlichen chronischen Erkrankungen bewahrt, wenn wir auf unserem Speiseplan rotes Fleisch durch Bohnen ersetzen, sollte diese Frage auf jeden Fall überdacht werden. Es geht nicht nur darum, dass Sie die Nachteile einer Ernährung mit gesättigten Fetten vermeiden, wenn Sie häufiger Bohnen anstatt

Fleisch essen – Sie kommen obendrein in den Genuss etlicher Nährstoffe, wie zum Beispiel Ballaststoffe, Vitamine, Mineralstoffe und pflanzliche Nährstoffe, ohne zu viel Fett zu sich zu nehmen.

Bedenken Sie auch, dass Ihr Körper weniger Kalzium verliert, wenn Sie sich mehr von pflanzlichen als von tierischen Eiweißen ernähren – dies ist vor allem für diejenigen Menschen ein Gewinn, die anfällig für Osteoporose sind. Grundsätzlich kann man sagen, dass mit zunehmendem Verzehr von Eiweiß der Kalziumschwund in den Knochen zunimmt. Der durch den Verzehr von Fleisch entstehende Säuregrad sorgt für einen größeren Kalziumschwund verglichen mit dem beim Verzehr von pflanzlichem Eiweiß. Überdies liefern die pflanzlichen Eiweiße etliche Nährstoffe, Vitamine und Mineralstoffe, die für die Knochengesundheit wichtig sind.

Bohnen sind gute Lieferanten wasserlöslicher Vitamine, insbesondere von Thiamin, Riboflavin, Niacin und Folacin. Dosenbohnen enthalten oft weniger von diesen Vitaminen als getrocknete. Dies sollte kein Grund sein, Dosenbohnen zu meiden, da sie viele andere wichtige Nährstoffe enthalten.

Bohnen und Ihr Herz

Bohnen sind sehr gesund für das Herz. Eine über einen Zeitraum von 25 Jahren durchgeführte Studie untersuchte bei 16.000 Männern mittleren Alters aus verschiedenen Ländern, die sich jeweils landestypisch ernährten, das Risiko des Todes aufgrund von koronarer Herzerkrankung. Die Probanden kamen aus den Vereinigten Staaten, aus Finnland, den Niederlanden, Italien, dem früheren Jugoslawien, Griechenland und Japan. Typisch für die verschiedenen Ernährungsmuster war der höhere Verzehr von Milchprodukten in Nordeuropa, von Fleisch in den Vereinigten Staaten, von Gemüse, Hülsenfrüchten, Fisch und Wein in Südeuropa und der höhere Verzehr von Getreide, Sojaprodukten und Fisch in Japan. Als die Forscher die gewonnenen Daten vor dem Hintergrund der Frage nach einem erhöhten Risiko einer Herzerkrankung auswerteten, fanden sie heraus, dass der Verzehr von Hülsenfrüchten dieses Risiko offenbar erheblich senkte.

In einer anderen Studie, die sich über einen Zeitraum von neunzehn Jahren erstreckte, wurden insgesamt 9632 Männer und Frauen regelmäßig untersucht. Keine der Testpersonen litt zu Beginn der Studie unter einer Herzerkrankung. Während der darauf folgenden neunzehn Jahre wurde bei 1800 der Probanden eine koronare Herzkrankheit diagnostiziert. Eine weiterführende Auswertung der Daten ergab, dass diejenigen Männer und Frauen, die mindestens 4-mal wöchentlich Bohnen aßen, ein um 22 Prozent geringeres Risiko einer koronaren Herzkrankheit trugen, als diejenigen Probanden, die weniger als einmal pro Woche Bohnen aßen. Außerdem hatten die Testpersonen mit dem höheren Bohnenverzehr niedrigere Blutdruck- und Cholesterinwerte und erkrankten deutlich seltener an Diabetes.

Vorschlag für eine Verbraucheraktion

Schreiben Sie verschiedene Lebensmittelhersteller an und regen Sie an, dass diese mehr Dosenbohnen mit niedrigem Salzgehalt herstellen.

Der regelmäßige Verzehr von Bohnen wird auch mit einem niedrigen Cholesterinspiegel im Blut in Verbindung gebracht. Dies liegt nicht allein daran, dass das Eiweiß der Bohnen das tierische

Eiweiß in der Ernährung ersetzt, durch welches dem Körper ansonsten zusätzliches Cholesterin zugeführt würde. Bezüglich des Cholesterins herrscht in der Öffentlichkeit eine gewisse Verwirrung. Cholesterin ist eine fettähnliche Substanz, die im Körper hergestellt wird, aber auch in fetthaltigen Nahrungsmitteln vorkommt. Cholesterin ist *ausschließlich* in Nahrungsmitteln tierischen Ursprungs enthalten. Irrtümlicherweise glauben viele Menschen, dass der Cholesterinspiegel im Blut in dem Maße steigt, wie sie Cholesterin zu sich nehmen. Doch es ist vielmehr so, dass die Menschen auf höchst unterschiedliche Weise auf Cholesterin in der Nahrung reagieren, und einige sind in der Tat sehr empfänglich dafür. Andere hingegen kaum.

Das Fazit? Ganz einfach: Was wirklich zählt, ist die Zufuhr von gesättigten Fetten und Transfettsäuren. Das bedeutet nun aber nicht, dass Sie auf den Cholesteringehalt Ihrer Ernährung überhaupt nicht zu achten brauchen. Da Cholesterin nur in tierischen Fetten enthalten ist, sind Sie auf dem richtigen Weg zu einem niedrigen Cholesterinspiegel im Blut – und damit zu einer besseren Gesundheit –, wenn Sie sich bemühen, nicht zu viel gesättigte Fette und teilweise gehärtete Pflanzenfette zu essen und obendrein häufig Eiweiß pflanzlichen Ursprungs verzehren.

Auf jedem Fall dient es Ihrer Gesundheit, wenn Sie versuchen, den Cholesterinspiegel in Ihrem Blut möglichst niedrig zu halten. Sie fragen sich, wie Sie das erreichen können? Nun, essen Sie einfach täglich eine halbe Tasse Bohnen. Sicher haben Sie schon einmal davon gehört, dass auch Haferkleie den Cholesterinspiegel senkt. Es hat sich herausgestellt, dass Bohnen – und zwar bereits in geringeren Mengen verzehrt – diesbezüglich genauso effektiv sind.

Einer Studie zufolge sank der Cholesterinspiegel von Testpersonen, die täglich eineinhalb Tassen gegarte, getrocknete Bohnen aßen, in dem gleichen Maß wie bei denjenigen, die eine Tasse Haferkleie zu sich nahmen. Überdies stellte sich heraus, dass eine Kombination von Bohnen und Haferkleie zu ähnlich zufrieden stellenden Ergebnissen führte – mit einer niedrigeren Menge an Haferkleie, bei der es folglich realistischer ist, dass Sie sie verzehren können. In den Augen der meisten Leser war aber das wichtigste Ergebnis dieser Studie, dass selbst der Verzehr von nur einer halben Tasse Dosenbohnen täglich sich positiv sowohl auf den Cholesterin- als auch auf den Triglyceridspiegel im Blut auswirkt.

Bohnen sind überdies eine hervorragende Ballaststoffquelle. (Wohingegen tierisches Eiweiß übrigens gar keine Ballaststoffe enthält.) Die Ballaststoffe helfen, den Anteil an »schlechtem« Cholesterin niedrig zu halten und den Anteil an »gutem« Cholesterin zu erhöhen.

Die Ballaststoff-Stars unter den Bohnen

Die meisten Menschen nehmen mit der Nahrung nicht einmal annähernd genug Ballaststoffe zu sich. Schätzungen zufolge lag der durchschnittliche tägliche Ballaststoffverzehr pro Kopf bei 40 Gramm, 1980 waren es 26,7 Gramm und heute sind es nur noch 15 Gramm täglich.

Das ist zu wenig! Mit Bohnen können Sie Ihren Ballaststoffverzehr auf Vordermann bringen. Hier der Ballaststoffgehalt einiger Bohnensorten (bezogen auf eine Portion von einer halben Tasse):

• Linsen	8 Gramm
• Schwarze Bohnen	7,5 Gramm
• Pintobohnen	7,5 Gramm
• Kidneybohnen	5,5 Gramm
• Kidneybohnen (Dose)	4,5 Gramm
• Kichererbsen	4 Gramm

Doch nicht nur die Tatsache, dass Bohnen den Cholesterinspiegel im Blut senken können, ist eine gute Nachricht für Ihr Herz. Bohnen sind obendrein eine gute Quelle für B-Vitamin-Folate. Linsen enthalten besonders viel Folate und auch Ballaststoffe. Folate spielen bei der Kontrolle des Homocysteinspiegels eine wichtige Rolle, denn wenn dem Körper Folate fehlen, steigt der Homocysteinspiegel an. Da aber Homocystein schädlich für die Wände der Blutgefäße ist, bedeutet es, wenn es sich verstärkt in den Gefäßen ansammelt, ein erhöhtes Risiko einer Kreislauferkrankung. Zwischen 20 und 40 Prozent der Patienten mit koronarer Herzkrankheit weisen einen erhöhten Homocysteinspiegel im Blut auf. Schon eine Tasse gegarter Kichererbsen liefert 70,5 Prozent des täglichen Folate-Bedarfs. Außer Folate enthalten Bohnen gesunde Mengen an Kalium, Kalzium und Magnesium – eine Kombination aus Mineralstoffen und Elektrolyten, die ebenfalls mit einem verringerten Risiko für Herzerkrankungen und Bluthochdruck in Verbindung gebracht wird.

Bohnen und Blutzucker

Die in Bohnen reichlich enthaltenen löslichen Ballaststoffe sind ein Segen für Ihren Blutzuckerspiegel. Wenn Sie an Insulinresistenz, Hypoglykämie oder Diabetes leiden, kann der regelmäßige Verzehr von Bohnen dabei helfen, den Blutzuckerspiegel stabil zu halten, da die Bohnen Ihrem Körper gleichmäßig langsam verbrennende Energie zur Verfügung stellen. Die Ballaststoffe in den Bohnen verhindern, dass der Blutzuckerspiegel nach einer Mahlzeit zu rapide ansteigt. Forscher haben zwei verschiedene Gruppen von Testpersonen mit Diabetes Typ II miteinander verglichen, die Nahrungsmittel mit einem hohen Ballaststoffgehalt in unterschiedlichen Mengen zu sich nahmen. Die

Probanden der einen Gruppe verzehrten mit der Nahrung täglich 24 Gramm Ballaststoffe, die der anderen Gruppe 50 Gramm Ballaststoffe.

Die Ernährung mit dem höheren Ballaststoffgehalt führte zu niedrigeren Blutzucker- und Insulinspiegeln im Blut. Bei den Testpersonen, die die Diät mit dem höheren Ballaststoffgehalt erhalten hatten, verringerte sich zudem der Gesamtcholesterinspiegel im Blut um fast sieben Prozent, der Triglyceridspiegel um 10,2 Prozent und der VLDL-Spiegel (very low density lipoprotein, Lipoprotein von sehr geringer Dichte) um 12,5 Prozent.

Der regelmäßige Verzehr von Bohnen und Hafer ist – im Vergleich zu teuren Medikamenten – die preiswerteste Möglichkeit, den Gesamtcholesterin- und den LDL-Spiegel (vgl. S. 111) zu senken.

Bohnen und Fettleibigkeit

Auch bei der Gewichtskontrolle spielen Bohnen eine wichtige Rolle. Sie rufen schnell ein Sättigungsgefühl hervor, enthalten aber nur wenige Kalorien. Wenn Sie Ihren Speiseplan um Bohnen ergänzen, werden Sie wahrscheinlich schneller satt sein, als Sie zunehmen können. Zudem wirkt sich der hohe Ballaststoffgehalt der Bohnen positiv auf den Blutzuckerspiegel aus und hilft so, den Energielevel gleichmäßig und dadurch den Hunger in Zaum zu halten.

Bohnen und Krebs

Es gibt viel versprechende Hinweise darauf, dass Bohnen dabei helfen können, Krebserkrankungen vorzubeugen, insbesondere dem Bauchspeicheldrüsenkrebs sowie Darm-, Brust- und Prostatakrebs. In einer Studie wurden der Verzehr von Bohnen und die Krebsraten von fünfzehn verschiedenen Ländern miteinander verglichen. Die Auswertung der gewonnenen Daten zeigte, dass ein größerer Verzehr von Bohnen mit einem verringerten Risiko für Darm-, Brust- und Prostatakrebs einhergeht. Bohnen enthalten Phytoöstrogene namens »Lignine«, die ähnliche Eigenschaften wie Östrogene haben. Forscher vermuten, dass der reichliche Verzehr von Nahrungsmitteln, die viel Lignine enthalten, das Risiko für jene Krebserkrankungen verringern kann, die mit dem Östrogenspiegel in Verbindung gebracht werden, insbesondere für Brustkrebs. Lignine haben womöglich auch einen vorbeugenden Effekt auf Krebserkrankungen der männlichen Geschlechtsorgane. Andere Bestandteile der Bohnen – die so genannten »Phytate« – helfen vielleicht, verschiedenen Arten von Darmkrebs vorzubeugen. Epidemiologische Studien zeigten eine niedrigere Krebsrate bei Menschen, die größere Mengen von Bohnen verzehrten, und es wird vermutet, dass dies zum Teil den in den Bohnen enthaltenen Phytaten zuzuschreiben ist.

Bohnen in der Küche

Bestimmt werden Sie unter den vielen verschiedenen Bohnensorten eine oder mehrere entdecken, die Ihnen schmecken. Die meisten Menschen mögen grüne Bohnen, wobei sie häufig vergessen, dass diese eigentlich zur Familie der Hülsenfrüchte zählen. Viele Gartenfreunde pflanzen die süßen, absolut köstlich schmeckenden Zuckerschoten an. Man kann sie roh oder gegart genießen, und viele Kinder, die sonst gar kein Gemüse mögen, lieben rohe Zuckerschoten über alles.

Wenn Sie oder Ihre Familie keine getrockneten Bohnen mögen, beginnen Sie die Erforschung der Hülsenfruchtwelt mit Linsen. Wegen ihrer kurzen Garzeit sind sie ganz einfach zuzubereiten. Sie schmecken köstlich, sind sehr nährstoffreich und verursachen weniger Blähungen als andere Bohnensorten.

Achten Sie bei Dosenbohnen darauf, dass diese keinen Speck enthalten, sondern rein vegetarisch sind.

Hier eine Auswahl beliebter Bohnensorten, mit denen Sie Abwechslung in Ihren Speiseplan bringen:

- *Adzukibohnen* sind kleine, rotbraune Bohnen mit einer etwas dickeren Schale und einer dünnen weißen Linie auf dem Kamm. Sie schmecken süß und leicht nussig.
- *Schwarze Bohnen* sind, wie der Name schon sagt, von einem matten Schwarz. Das Fleisch ist cremefarben und schmeckt schwer und erdig.
- *Weiße Bohnen* sind nierenförmig und von cremig-weicher Beschaffenheit. Sie schmecken gut in Suppen und Salaten.
- *Kichererbsen* sind runde, cremefarbene Hülsenfrüchte und haben ein nussartiges Aroma. Sie sind im Mittelmeerraum, in Indien und im Mittleren Osten sehr beliebt und enthalten sehr viel Ballast- und Nährstoffe. Püriert als Hummus oder mit Zwiebelwürfeln und Olivenöl im Salat schmecken sie wunderbar.
- *Favabohnen* oder *dicke Bohnen* kann man im Ganzen, also mit Schote, oder geschält kaufen. Sie sind groß und hellbraun, schmecken leicht nussig und sind von leicht körniger Beschaffenheit.

- *Navy beans* sind kleine weiße Bohnen und heißen so, weil sie zum Standardvorrat an Bord der Schiffe der U.S. Navy gehören.
- *Pintobohnen* sind vielleicht die beliebtesten Bohnen Amerikas. Roh sind sie blassrosa mit braunen Streifen, beim Garen werden sie pink. Sie haben ein herzhaftes, fleischiges Aroma.

Bohnen einkaufen

Das Wichtigste beim Kauf von getrockneten Bohnen ist, dass Sie einen Supermarkt oder ein Reformhaus mit einem hohen Warenumschlag finden. Wenn Sie jemals einen Topf Bohnen stundenlang gekocht haben, um dann festzustellen, dass sie noch fast genauso hart wie zu Beginn der Kochzeit sind, können Sie bestätigen, dass man nur frische Ware kaufen sollte.

Auch wenn die Bohnen getrocknet sind, sollten sie nicht zu alt sein, denn dann werden sie beim Kochen nicht richtig weich. Das Problem ist, dass man nicht genau sagen kann, ob eine Bohne frisch oder alt ist, denn mit dem bloßen Auge kann man keinen Unterschied erkennen. Wenn Sie ein Paket Bohnen gekauft haben, sollten Sie sie bald aufbrauchen und nicht ganz hinten im Küchenschrank verstauen, um sie ein Jahr später zuzubereiten.

Wenn Sie die Bohnen in einem Geschäft kaufen, das lose Ware anbietet, überzeugen Sie sich davon, ob die Behältnisse sauber sind und einen Deckel haben. Prüfen Sie bei Bohnen in Beuteln, ob sich bereits eine Art Mehl gebildet hat: Dies ist ein Zeichen dafür, dass die Bohnen schon älter sind. Außerdem sollten die Bohnen immer unversehrt und nicht zerbrochen sein.

Bohnen kochen

Bevor Sie die Bohnen garen, sollten Sie sie auf ein Tablett schütten und verlesen. Entfernen Sie kleine Steinchen, Schmutz und versehrte Bohnen. Geben Sie die Bohnen dann in ein Sieb und spülen Sie sie unter fließendem kaltem Wasser ab. Am besten weichen Sie die Bohnen anschließend für eine Stunde oder sogar über Nacht ein. Normalerweise verkürzt sich die Garzeit umso mehr, je länger die Bohnen eingeweicht werden. Außerdem rufen Sie dann auch weniger Blähungen hervor. Frisch geerntete Bohnen benötigen in der Regel eine kürzere Einweich- und Garzeit. Auch das Garen im Schnellkochtopf, für das Bohnen gut geeignet sind, verkürzt die Kochzeit erheblich. Den meisten Schnellkochtöpfen liegt ein Kochbuch bei, dem Sie die beste Methode zum Garen der verschiedenen Lebensmittel entnehmen können.

Hier ein paar Serviervorschläge für Bohnen:

- *Hummus* ist leicht und schnell zuzubereiten: Pürieren Sie eine Dose Kichererbsen mit gehacktem Knoblauch und Olivenöl.
- Auch *Bohnensalate* sind schnell fertig. Vermengen Sie verschiedene Bohnensorten mit frischen Kräutern und Olivenöl, und Sie erhalten im Handumdrehen einen farbenfrohen Salat.
- *Baked beans* schmecken immer! Ganz gleich, ob Sie sie fertig kaufen oder selbst zubereiten – achten Sie darauf, dass sie nicht zu viel Salz und Zucker enthalten.
- *Limabohnen* und *grüne Erbsen* erhalten Sie das ganze Jahr über tiefgekühlt. Junge Limabohnen sind einfach köstlich!
- Bereiten Sie *Nudelgerichte mit Bohnen* zu.
- Einen gesunden *Brotbelag* erhalten Sie, wenn Sie gegarte Bohnen zerdrücken und mit gehacktem Knoblauch vermengen.

Brokkoli

ALTERNATIVEN: Rosenkohl, Weißkohl, Grünkohl, Steckrüben, Blumenkohl, Bok Choy, Senfblätter, Mangold
EMPFOHLENE MENGE: eine halbe bis eine Tasse täglich

BROKKOLI ENTHÄLT:

- Sulforaphan
- Indol
- Folate
- Ballaststoffe
- Kalzium
- Vitamin C
- Beta-Carotin
- Lutein/Zeaxanthin
- Vitamin K

Im Jahr 1992 wagte der damalige amerikanische Präsident George Bush eine kühne Äußerung: »Ich bin der Präsident der Vereinigten Staaten, und ich werde nie wieder Brokkoli essen.« Im ganzen Land keuchten die Ernährungswissenschaftler entsetzt auf, doch am Ende siegte die Erkenntnis, wie gesund Brokkoli ist.

Womöglich gerade wegen der unglückseligen Äußerung des Präsidenten setzte sich die Presse für dieses Gemüse ein, und bekehrte nach und nach jeden, der zunächst an seiner Kraft gezweifelt hatte.

Dabei war das Timing für den Brokkoli perfekt: Im selben Jahr verkündete ein Forscher der Johns Hopkins Universität, dass er einen Inhaltsstoff des Brokkolis entdeckt hatte, der nicht nur die Entwicklung von Tumoren in der untersuchten Gruppe um 60 Prozent senkte, sondern zudem die Größe entstandener Tumore um 75 Prozent verringerte. Heutzutage ist Brokkoli eine der am meisten verkauften Gemüsesorten in den Vereinigten Staaten.

Und tatsächlich gehören der Brokkoli und seine oben genannten Alternativen zu den stärksten Waffen, die unsere Ernährung gegen Krebserkrankungen bereithält. Schon allein deshalb würde ihm ein Platz in der Liste der *SuperFoods* gebühren, doch damit nicht genug: Brokkoli kurbelt obendrein das Immunsystem an, verringert das Vorkommen von grauem Star, unterstützt die Gesundheit des Herz-Kreislauf-Systems, stärkt die Knochen und beugt Geburtsfehlern vor. Er zählt zu den Gemüsesorten mit dem höchsten Nährstoffgehalt, und weist diesen hohen Nährwert bei einer nur sehr geringen Kalorienzahl auf.

Wenn man die zehn am häufigsten konsumierten Gemüsesorten in den Vereinigten Staaten miteinander vergleicht, geht der Brokkoli in Bezug auf den Polyphenolgehalt als klarer Sieger hervor – in ihm sind mehr Polyphenole enthalten, als in allen anderen beliebten Gemüsearten, und nur rote Bete und rote Zwiebeln enthalten überhaupt mehr Polyphenole je Portion.

Brokkoli ist ein exzellenter Lieferant von pflanzlichem Eisen.

Der Brokkoli gehört zur Familie der Kreuzblütler, »Kreuz« deshalb, weil die Blütenblätter dieser Pflanzen kreuzförmig angeordnet sind. Der Name »Brokkoli« kommt von dem lateinischen

Wort *brachium*, was so viel bedeutet wie Arm oder Zweig und deshalb die Stängel des Brokkoli mit den einzelnen Blüten am Ende sehr gut beschreibt. Bevor der Brokkoli von den Römern kultiviert wurde, wuchs er wild an den Küsten des Mittelmeeres. Später bauten ihn die Italiener mit großer Begeisterung an, und mittlerweile ist er auf der ganzen Welt erhältlich. Es waren italienische Einwanderer, die den Brokkoli mit nach Amerika brachten. Dieses beliebte Gemüse wird nicht nur wegen seines delikaten Geschmacks, sondern auch wegen der vielseitigen Beschaffenheit der blütenartigen Röschen und zarten Stängel geschätzt. Der meiste in den Vereinigten Staaten verkaufte Brokkoli stammt aus Kalifornien. Die Tatsache, dass sich der Brokkoliverzehr in der letzten Dekade des zwanzigsten Jahrhunderts verdoppelt hat – nachdem bekannt wurde, dass er krebsbekämpfende Eigenschaften besitzt –, ist ermutigend. Und in den vergangenen Jahren rissen die beeindruckenden Nachrichten über die gesundheitsfördernden Eigenschaften des Brokkolis nicht mehr ab.

Roh oder gegart?

Die Pflanzen aus der Familie der Kreuzblütler weisen je nachdem, ob sie roh oder gegart verzehrt werden, verschiedene pflanzliche Nährstoffe auf. Rohes Gemüse enthält mehr Vitamin C, aber durch das Garen können die enthaltenen Carotinoide vom Körper besser verwertet werden.

Um Krebserkrankungen optimal vorzubeugen und um in den Genuss sämtlicher gesundheitsfördernder Eigenschaften zu kommen, sollten Sie diese Gemüsesorten also sowohl roh als auch gekocht verzehren. Rohe Brokkoliröschen schmecken zum Beispiel ganz hervorragend mit einem fettarmen Dip oder zusammen mit feinen Rotkohlstreifen und Spinat als Salat.

Brokkoli und Krebs

Die Entstehung von Krebs im menschlichen Körper erstreckt sich über einen langen Zeitraum und beginnt mit der Entartung einer Zelle, wobei in den meisten Fällen erst zehn oder zwanzig Jahre später die Diagnose Krebs gestellt wird. Während die Forschung auf Hochtouren nach Wegen sucht, diese tödliche Krankheit zu heilen - in Amerika ist sie Todesursache Nummer zwei nach dem Herzinfarkt -, sind die Wissenschaftler inzwischen zu der Erkenntnis gelangt, dass man gegen den Krebs womöglich besser vorbeugen als ihn heilen kann.

Dabei ist die Ernährung die beste Waffe, mit der wir uns vor der Entstehung von Krebserkrankungen schützen können. Heute weiß man, dass die typische Ernährung der westlichen Welt eine wichtige Rolle bei der Entstehung von Krebs spielt, und es wird vermutet, dass mindestens 30 Prozent aller Krebserkrankungen im Zusammenhang mit der Ernährung zu sehen sind. Es waren Bevölkerungsstudien, die als erste zu der Annahme führten, dass Brokkoli und andere Gemüsesorten aus der Familie der Kreuzblütler bei der Vorbeugung gegen Krebs eine Rolle spielen könnten. Eine über zehn Jahre dauernde Studie an 47.909 Männern, die von der *Harvard School of Public Health* veröffentlicht wurde, zeigte ein umgekehrtes Verhältnis zwischen dem Verzehr von Gemüse aus der Familie der Kreuzblütler und der Entstehung von Blasenkrebs, wobei Brokkoli und Kohl die größte Schutzwirkung zu besitzen schienen. Zahlreiche Studien bestätigten später diese Ergebnisse. Bereits im Jahr 1982 berichtete das *Committee on Diet, Nutrition, and Cancer* des Nationalen Wissenschaftsrates der USA: »Es liegen ausreichende epidemiologische Beweise dafür vor, dass der Verzehr von Gemüse aus der Familie der Kreuzblütler mit einer Verringerung der Krebsrate einhergeht.«

Eine kürzlich durchgeführte Meta-Analyse, bei der die Ergebnisse von 87 fallkontrollierten Studien überprüft wurden, bestätigte erneut, dass Brokkoli und andere Gemüse aus der Familie der Kreuzblütler das Krebsrisiko verringern. Bereits die winzige Menge von zehn Gramm dieser Gemüsesorten täglich (das entspricht weniger als einer Achteltasse rohe Rotkohl- oder Brokkolistückchen) kann das Risiko, an Krebs zu erkranken, deutlich senken. Der Verzehr von Brokkoli – oder den oben genannten Alternativen – ist also sozusagen eine Art natürliche Prävention. Eine andere Studie ergab, dass der Verzehr von zwei Portionen Kreuzblütler-Gemüse pro Tag das Risiko, bestimmte Krebsarten zu entwickeln, bereits um 50 Prozent verringern kann.

Obwohl offenbar alle Gemüsesorten aus der Familie der Kreuzblütler krebsbekämpfende Eigenschaften haben, scheinen diese bei Kohl, Brokkoli und Rosenkohl am stärksten ausgeprägt zu sein. Bereits eine halbe Tasse Brokkoli täglich schützt vor einigen Krebsarten, insbesondere vor Lungen-, Magen- und Darmkrebs. Wen wundert es da noch, dass der Brokkoli auf der vom Nationalen Krebsinstitut herausgegebenen Liste der Ernährungs-Stars auf Platz eins steht?

Brokkoli wird von allen Gemüsesorten am stärksten mit der Vermeidung von Darmkrebs in Verbindung gebracht, insbesondere bei Menschen, die jünger als 65 sind und früher Raucher waren. Also: Wenn Sie jemals geraucht haben – essen Sie Brokkoli!

Einer der Hauptgründe für die krankheitsvorbeugende Wirkung der Kreuzblütler-Gemüsesorten sind die darin enthaltenen Schwefelbestandteile, die auch für das typische Aroma von Brokkoli, Kohl und der verwandten Gemüsesorten verantwortlich sind. Der strenge, manchmal fast bittere Geruch und Geschmack des Gemüses schützt die Pflanzen vor Schädlingsbefall und schreckt Tiere ab.

Zu den speziellen Inhaltsstoffen des Brokkolis, die so effektiv gegen Krebs wirken, zählen die Phytochemikalien Sulforaphan und die Indole.

Sulforaphan ist ein leistungsfähiger Bestandteil, der den Krebs sozusagen an mehreren Fronten bekämpft. Es fördert nicht nur jene Enzyme, die dabei helfen, den Körper von Karzinogenen zu befreien, sondern tötet sogar anormale Zellen ab und hilft dem Körper, die zellulären Oxidationsprozesse zu begrenzen – jene Prozesse, die für die Entstehung vieler chronischer Erkrankungen verantwortlich sind.

Die Indole hingegen wirken durch ihren Effekt auf das Östrogen der Entstehung von Krebs entgegen. Sie blockieren die Östrogenrezeptoren in Brustkrebszellen und hemmen dadurch das Wachstum von östrogenabhängigen Brustkrebsarten. Von dem wichtigsten in Brokkoli enthaltenen Indol – es heißt Indol-3-Carbinol – vermutet man, dass es gegen die Entstehung von Brustkrebs besonders aktiv vorbeugt.

Für eine Studie des *Institute for Hormone Research* in New York wurden 60 Frauen in drei Gruppen eingeteilt. Die Frauen der ersten Gruppe erhielten eine Ernährung, die insgesamt 400 Milligramm Indol-3-Carbinol täglich enthielt, die Frauen der zweiten Gruppe eine ballaststoffreiche und die der dritten (Kontroll-)Gruppe eine Placebo-Ernährung.

Diejenigen Frauen, die die Indol-3-Carbinol-reiche Ernährung zu sich genommen hatten, wiesen einen signifikant höheren Spiegel einer krebsvorbeugenden Form von Östrogen im Blut auf. Die Frauen der anderen beiden Gruppen zeigten keine Zunahme dieser speziellen Substanz.

Übrigens kann man Indol-3-Carbinol mittlerweile als Nahrungsergänzungsmittel kaufen. Da dieses bisher noch nicht ausreichend getestet wurde, empfehle ich Ihnen – wie immer – sich auf eine natürliche Quelle zu verlassen: Essen Sie öfter Brokkoli.

Sprossen = Super-Brokkoli

Forscher vermuten, dass Brokkolisprossen gegenüber dem Brokkoli eine um zehn- bis hundertfach stärkere Wirkung hinsichtlich der Neutralisierung von Karzinogenen haben. Eine Hand voll Brokkolisprossen in Ihrem Salat oder auf dem Sandwich kann also womöglich mehr für Ihre Gesundheit tun als ein paar Brokkoliröschen. Dies sind gute Nachrichten für diejenigen Menschen – insbesondere Kinder –, die nicht gern Brokkoli essen. Mehr über dieses nährstoffreiche Gemüse und wo Sie es kaufen können erfahren Sie im Internet unter www.broccosprouts.com.

Doch der Brokkoli hat noch mehr Inhaltsstoffe zu bieten, die ihn zu einem wahren Antikrebs-Star machen. So weiß man zum Beispiel, dass auch Vitamin C eine Rolle bei der Vorbeugung gegen Krebserkrankungen spielt, und Brokkoli enthält – so wie viele andere Gemüsesorten aus der Familie der Kreuzblütler – besonders viel von diesem außerordentlich antioxidativ wirkenden Vitamin. Eine Tasse gegarter Brokkoli enthält zudem mehr als 100 Prozent der für erwachsene Männer und Frauen empfohlenen RDA (recommended daily allowance – vom *Food and Nutrition Board* der amerikanischen nationalen Wissenschaftsakademie empfohlene Tagesmenge eines bestimmten Nährstoffes) und 27 Prozent der von mir empfohlenen Tagesmenge an Beta-Carotin. Außerdem stecken in Brokkoli viele Ballaststoffe, die ebenfalls eine wichtige Rolle bei der Reduzierung des Krebsrisikos spielen.

Das in Brokkoli enthaltene Sulforaphan wirkt nachweislich gegen *Helicobacter pylori*, ein Bakterium, das häufig die Ursache für Magengeschwüre oder Magenkrebs ist.

Mit Brokkoli geht alles besser

Wenn der Brokkoli uns allein gegen Krebs schützen würde, wäre das schon viel, doch dieses wundervolle Gemüse kämpft auch noch an anderen Fronten für unsere Gesundheit.

Brokkoli und die verwandten Gemüsesorten aus der Familie der Kreuzblütler enthalten viele Folate, ein B-Vitamin, das eine wichtige Rolle bei der Vorbeugung gegen Geburtsfehler spielt. Fehlbildungen des Rückenmarks wie *Spina bifida* – die angeborene Wirbelsäulenspaltbildung – werden mit einem Mangel von Folinsäure in der Schwangerschaft in Verbindung gebracht. Eine einzige Tasse roher Brokkolistückchen liefert mehr als 50 Milligramm Folate (die pflanzliche Form der Folinsäure). Folate helfen zudem beim Abbau von Homocystein im Körper, wobei ein hoher Homocysteinspiegel mit der Entstehung von Herzerkrankungen in Verbindung gebracht wird. Doch auch bei der Vorbeugung gegen Krebserkrankungen spielen Folate eine Rolle. Übrigens ist womöglich der Folsäuremangel der weltweit am weitesten verbreitete Vitaminmangel.

Jeder weiß, wie viele ältere Menschen unter dem so genannten grauen Star leiden. Brokkoli ist die Rettung! Dieses fantastische Gemüse enthält reichlich Lutein und Zeaxanthin – zwei Antioxidantien, die zur Familie der Carotinoide gehören – sowie Vitamin C. Die beiden Carotinoide kommen in Linse und Netzhaut des Auges in hoher Konzentration vor. Eine einzige Tasse roher Brokkolistückchen liefert eineinhalb Milligramm Lutein und Zeaxanthin – und damit acht Prozent des *SuperFood*-Zieles von zwölf Milligramm täglich. Eine wissenschaftliche Studie ergab, dass Menschen, die mehr als zweimal wöchentlich Brokkoli aßen, im Vergleich zu anderen, die dies seltener als einmal pro Monat taten, ein um 23 Prozent verringertes Risiko für die Entwicklung eines grauen Stars trugen. Lutein, Zeaxanthin und Vitamin C schützen das Auge zudem vor den Schäden durch freie Radikale, die durch ultraviolettes Licht hervorgerufen werden.

Brokkoli und die anderen Kreuzblütler-Gemüse sind auch gut für die Knochen. Eine Tasse roher Brokkoli enthält 42 Milligramm Kalzium und 79 Milligramm Vitamin C, das die Kalziumaufnahme im Körper fördert. Obwohl das nicht eine Riesenmenge an Kalzium ist, muss man sie im Zusammenhang mit den Vorteilen der vielen anderen in Brokkoli enthaltenen Nährstoffe sehen – und mit der geringen Kalorienzahl! Vollmilch und andere fetthaltige Molkereiprodukte, die lange Zeit als beste Kalziumquellen gepriesen wurden, enthalten oft zu viele gesättigte Fette und auf jeden Fall mehr als die 25 Kalorien, auf die es eine Tasse rohe Brokkolistückchen bringt. Außerdem liefert Brokkoli eine ordentliche Portion Vitamin K, das wichtig für die Blutgerinnung ist und zudem einen Beitrag zur Gesundheit der Knochen leistet.

Brokkoli ist zudem eine gute Quelle für Flavonoide, Carotinoide, Vitamin C, Folate sowie Kalium, die dabei helfen, Herzerkrankungen vorzubeugen. Darüber hinaus enthält er reichliche Mengen an Ballaststoffen, Vitamin E und Vitamin B_6, die das Herz-Kreislauf-System gesund erhalten. Außerdem zählt Brokkoli – so wie Spinat – zu den wenigen Gemüsesorten, die relativ viel Coenzym Q_{10} (Co-Q_{10}) enthalten – jenes fettlösliche Antioxidans, das einen wichtigen Beitrag bei der Energieproduktion unseres Körpers spielt. Zumindest für Menschen, bei denen bereits eine Herzerkrankung diagnostiziert wurde, kann Co-Q_{10} eine herzstärkende Rolle spielen.

Mindestens ein Viertel aller Menschen weisen eine ererbte Aversion gegen den leicht bitteren Geschmack der zu den Kreuzblütlern zählenden Gemüsesorten auf. Wenn dies auch auf Sie zutrifft, fügen Sie dem Gemüse ausreichend Salz hinzu, dadurch schmeckt es etwas milder. Bereiten Sie Gemüsepfannen mit salzarmer Sojasauce zu oder »verstecken« Sie das Gemüse in Eintöpfen oder Lasagne.

Brokkoli in der Küche

Die gute Nachricht über Brokkoli ist die, dass es eine der beliebtesten Gemüsesorten ist – die schlechte, dass wir nicht genug davon essen. Bei einer wissenschaftlichen Studie kam heraus, dass nur drei Prozent der befragten Amerikaner in den 24 Stunden vor der Befragung Brokkoli gegessen hatten. Doch welche Gemüse- und Obstsorten werden in den USA denn eigentlich verzehrt? Nun, am meisten Eisbergsalat, Tomaten, Pommes frites, Bananen und Orangen. Das ist nicht gut! Zwar sind Tomaten, Orangen und Bananen förderlich für die Gesundheit, doch viele Amerikaner greifen fast ausschließlich zu Eisbergsalat und weißen Kartoffeln – häufig als Pommes frites zubereitet –, wenn es um Gemüse geht. Wir brauchen eine Veränderung hinsichtlich unseres Gemüsekonsums, die einem Erdbeben gleichkommt. Im Folgenden finden Sie einige Anregungen, wie Sie Ihren Speiseplan um Brokkoli und die anderen Kreuzblütler-Gemüsesorten bereichern können.

Einer der größten Vorteile des Brokkolis ist, dass Sie ihn das ganze Jahr über kaufen können. In der Hauptsaison erhalten Sie frischen Brokkoli auf dem Markt oder an der Gemüsetheke im Supermarkt, doch auch tiefgekühlt ist er noch eine äußerst nährstoffreiche Angelegenheit. Achten Sie bei frischem Brokkoli darauf, dass er noch jung ist – andernfalls kann er zu fest sein und zudem einen recht strengen Geschmack haben. Die Farbe des Brokkolis variiert von einem hellen Salbeigrün bis hin zu einem tiefdunklen Flaschengrün, doch es gibt sogar einige rötliche Sorten. Probieren Sie auch einmal die anderer Mitglieder der Brokkolifamilie wie Brokkolini oder Spargelbrokkoli und Romanesco.

Wenn Sie frischen Brokkoli kaufen, wählen Sie feste, dunkelgrüne Exemplare mit dichten Röschen. (Je dunkler das Grün, desto mehr pflanzliche Nährstoffe sind enthalten!) In der Regel ist der Geschmack umso besser, je kleiner die Pflanze ist. Gelbliche Verfärbungen der Röschen sind ein Zeichen dafür, dass der Brokkoli

Tiefgekühlter Brokkoli enthält meist mehr Röschen als Stiele. Da die Carotinoide – wie auch die anderen Nährstoffe – in den Röschen in der höchsten Konzentration vorkommen, beinhaltet eine Portion tiefgekühlter Brokkoli unter Umständen um bis zu 35 Prozent mehr Nährstoffe als die gleiche Menge frischer Brokkoli. Die Blätter der Pflanze enthalten übrigens noch mehr Carotinoide als die Röschen.

nicht mehr frisch ist. Wenn sich an den Stielen noch Blätter befinden, sollten diese fest und frisch aussehen, denn auch welke Blätter weisen darauf hin, dass das Gemüse zu alt ist. In einer Frischhaltedose aufbewahrt, hält sich Brokkoli im Kühlschrank für fünf bis sieben Tage. Waschen Sie das Gemüse niemals vor dem Lagern. Durch die Feuchtigkeit könnte sich Schimmel entwickeln.

Vor dem Zubereiten sollten Sie den Brokkoli gründlich waschen. Wenn sich zwischen den Röschen Sand oder Schmutz befindet, weichen Sie sie in kaltem Wasser ein. Entfernen Sie die Blätter nicht, sie enthalten eine Menge Nährstoffe! Schneiden Sie das holzige untere Ende der Stiele ab und ritzen Sie die verbleibenden Stiele ein. Dadurch verkürzt sich die Garzeit, und die Stiele sind gleichzeitig mit den Röschen gar. Am besten dämpfen sie den Brokkoli in ganz wenig Wasser, denn beim Kochen geht unter Umständen mehr als die Hälfte des enthaltenen Vitamin C verloren.

Hier ein paar Tipps, wie Sie jederzeit die gesunden Kreuzblütler-Gemüsesorten auf den Tisch bringen können:

- Sorgen Sie dafür, dass Sie immer ein wenig frischen oder tiefgekühlten Brokkoli im Haus haben, den Sie Ihren Gemüsepfannen hinzufügen können.
- Für eine köstliche und schnell zubereitete Suppe pürieren Sie gegarte Brokkolireste mit gedünsteten Zwiebeln, vermengen

das Ganze mit fettarmer Milch oder Sojamilch und würzen mit ein wenig Muskatnuss.

- Bereiten Sie einen Kohlsalat aus geraspeltem rohen Brokkoli, Rotkohl und roten Zwiebeln mit einer selbst gemachten Vinaigrette und eventuell ein paar Mohnsamen zu.
- Gegarte Brokkolireste esse ich direkt aus dem Kühlschrank als Zwischenmahlzeit. Besonders gut schmecken sie mit ein wenig Salatdressing und gerösteten Sesamkörnern.
- Garen Sie Rosenkohl mit Olivenöl und ein wenig gehacktem Knoblauch in einer Pfanne. Fügen Sie einige grob gehackte, geröstete Walnuss- oder Pinienkerne hinzu und beträufeln Sie das Ganze mit einem Spritzer Zitronensaft. Die Rosenkohlpfanne schmeckt wunderbar zu Nudeln oder als Beilage.
- In einem Teelöffel Sesamöl gegarte Weißkohlstreifen schmecken köstlich als Beilage zu asiatischen Gerichten.
- Geben Sie Brokkoli- oder Blumenkohlstückchen in eine feuerfeste Form, fügen Sie ein wenig Olivenöl und Salz hinzu und überbacken Sie das Ganze bei 200 Grad im Backofen. Das Gemüse bekommt ein intensives und leicht süßliches Aroma.
- Servieren Sie rohe Brokkoliröschen mit Hummus.
- Fügen Sie allen Salaten, die Sie zu Hause zubereiten, ein paar Rotkohlstreifen hinzu. Sie brauchen gar nicht viel zu nehmen, schon ein paar Streifen liefern Ihnen eine Menge wichtiger Nährstoffe.

Der Verzehr von einer zu großen Menge Brokkoli oder verwandter Gemüsesorten kann einen nachteiligen Effekt haben: Kreuzblütler-Gemüse enthält so genannte strumigene Substanzen, die die Schilddrüsenfunktion beeinflussen können. Dennoch können Sie ohne Bedenken täglich zwei Tassen gegarten Brokkoli oder Rosenkohl essen. Fazit: In vernünftigen Mengen verzehrt, haben diese Gemüsesorten jede Menge gesundheitsfördernder Eigenschaften.

Hafer

Hervorragende Alternativen: Weizenkeime und Leinsamenschrot

Alternativen: Naturreis, Gerste, Weizen, Buchweizen, Roggen, Amaranth, Quinoa, Triticale, Kamut, gelber Mais, Wildreis, Dinkel, Couscous

Empfohlene Menge: fünf bis sieben Portionen täglich

Hafer enthält:

- Viele Ballaststoffe
- Wenig Kalorien
- Eiweiß
- Magnesium
- Kalium
- Zink
- Kupfer
- Mangan
- Selen
- Thiamin

Im Jahr 1997 schrieb eine bescheidene Getreidesorte namens Hafer Ernährungsgeschichte. Damals gestattete die FDA (*Food and Drug Administration*, die amerikanische Zulassungsbehörde für Arzneimittel, Lebensmittelzusätze etc.), dass auf der Verpackung von Haferprodukten auf den Zusammenhang zwischen dem Verzehr von Hafergrütze, Haferkleie oder Hafermehl und einem verminderten Herzerkrankungsrisiko hingewiesen werden darf – jene Krankheit, die in Amerika an erster Stelle der Todesursachen steht. Die Zulassungsbehörde war zu dem Schluss gekommen, dass Hafer den Cholesterinspiegel im Blut – insbesondere den des »schlechten« LDL-Cholesterins (low-density lipoprotein) – senken kann. Diese interessante positive Wirkung des Hafers wurde einem löslichen Ballaststoff mit dem Namen Betaglucan zugeschrieben. Die Presse stürzte sich auf diese Neuigkeit und pries den Hafer – insbesondere Haferkleie – als neue Wunderwaffe gegen einen erhöhten Cholesterinspiegel. Spätere Forschungen zeigten, dass die cholesterinsenkende Wirkung von Haferkleie weniger spektakulär war als ursprünglich angenommen, und die Angelegenheit geriet allmählich wieder in Vergessenheit.

Doch es ist höchste Zeit, das Interesse an diesem Getreide neu zu erwecken. Jüngste Forschungsergebnisse zeigten in Verbindung mit den seit vielen Jahren bekannten Fakten, dass die gesundheitsfördernde Wirkung des Hafers wirklich beeindruckend ist. Er enthält nur wenig Kalorien, aber reichlich Ballaststoffe und Eiweiß und ist zudem eine gute Quelle für Magnesium, Kalium, Zink, Kupfer, Mangan, Selen, Thiamin und Pantothensäure. Daneben enthält Hafer pflanzliche Nährstoffe wie Polyphenole, Phytoöstrogene, Lignin, Proteasenhemmer und Vitamin E (genau gesagt enthält Hafer Tocotrienole und verschiedene Tocopherole – wichtige Mitglieder der Vitamin-E-Familie). Das Zusammenspiel der verschiedenen Nährstoffe des Hafers macht ihn zu einem wirklich außergewöhnlichen *SuperFood.* Tatsächlich ist die Schutzwirkung eines vollständigen Haferkorns und anderer Getreidekörner gegen bestimmte Krankheiten größer als die der einzelnen Inhaltsstoffe für sich genommen. Doch außer der krankheitsvorbeugenden und gesundheitsfördernden Wirkung sprechen auch ganz praktische Gründe dafür, warum Hafer sozusagen das Flaggschiff der *SuperFoods* darstellt: Er ist preiswert, das ganze Jahr über erhältlich und lässt sich problemlos in den täglichen Speiseplan einbauen. In jeder amerikanischen

Gaststätte, in der man frühstücken kann, wird auch Hafergrütze serviert, und wenn Sie daran denken, regelmäßig einen Teller davon zu essen, sind Sie bereits auf dem richtigen Weg zu einer besseren Gesundheit.

Hafer ist zudem eine exzellente Quelle jener komplexen Kohlehydrate, die Ihr Körper braucht, um seinen Energiehaushalt aufrechtzuerhalten. Er enthält doppelt so viel Eiweiß wie Naturreis, ist zudem ein guter Lieferant für Thiamin, Eisen und Selen und enthält andere pflanzliche Nährstoffe, die Anlass zu der berechtigten Hoffnung geben, dass sie die Entstehung von Herzerkrankungen und einiger Krebsarten verringern.

Doch die cholesterinsenkende Wirkung war es, die vor einigen Jahren bereits die Aufmerksamkeit auf den bescheidenen Hafer lenkte. Wie schon gesagt, ist für diese segensreiche Eigenschaft der lösliche Ballaststoff Betaglucan verantwortlich. Studie um Studie belegte, dass Menschen mit einem hohen Cholesterinspiegel im Blut (über 220 mg/dl), die nur drei Gramm lösliche Hafer-Ballaststoffe täglich zu sich nahmen (das entspricht ungefähr der in einer Schale Hafergrütze enthaltenen Menge), ihren Cholesterinwert um acht bis 23 Prozent senken konnten. Wenn man sich vor Augen hält, dass ein um nur einen Prozentpunkt niedrigerer Cholesterinspiegel das Risiko, eine Herzerkrankung zu erleiden, um zwei Prozent senkt, ist dies eine wirklich bedeutende Eigenschaft des Hafers.

Hafer und Blutzucker

Bereits im Jahr 1913 wurde zum ersten Mal über den positiven Effekt berichtet, den Hafer auf den Blutzuckerspiegel ausübt. In den letzten Jahren entdeckten Forscher einige der dafür verantwortlichen Mechanismen, die den Hafer so effektiv machen. Offenbar hat derselbe lösliche Ballaststoff, der auch den Cholesterinspiegel im Blut senkt – das Betaglucan – auch bei Menschen, die unter Diabetes Typ II leiden, einen positiven Effekt. Der Blutzuckerspiegel von Diabetikern scheint weniger Spitzenwerte aufzuweisen, wenn sie häufiger Hafergrütze oder Haferkleie essen als zum Beispiel polierten Reis oder Weißbrot. Die löslichen Ballaststoffe des Hafers verlangsamen das Tempo, mit dem der Nahrungsbrei den Magen verlässt, und verzögern dadurch die Aufnahme von Glukose nach einer Mahlzeit. Da jeder Diabetiker auf einen möglichst stabilen Blutzuckerspiegel achten muss, ist diese Wirkung des Hafers für ihn von extremer Wichtigkeit.

Einer jüngst im *Journal of the American Medical Association* veröffentlichen Studie zufolge steht ein geringer Verzehr von

Wie viel ist eine Portion?

Die empfohlene Menge von fünf bis sieben Portionen Getreide klingt wie eine riesige Menge. Doch die vom amerikanischen Landwirtschaftsministerium empfohlene Portionsgröße ist relativ klein, sodass es Ihnen nicht allzu schwer fallen sollte, täglich eine ausreichende Menge Getreide zu verzehren. Achten Sie darauf, dass Sie Vollkornprodukte wählen, die mehr Ballaststoffe enthalten. Hier ein paar typische Portionsgrößen:

- eine Scheibe Brot, ein Muffin
- eine halbe Tasse gegarte Getreideprodukte, Reis oder Nudeln
- fünf oder sechs kleine Cracker
- ein Pitabrot (zehn Zentimeter Durchmesser)
- eine kleine Tortilla
- ein halbes Hamburgerbrötchen oder Bagel
- eine Portion Frühstückscerealien (Menge je nach Sorte, folgen Sie den Empfehlungen auf der Packung)

Ballaststoffen aus Getreide im umgekehrten Zusammenhang mit dem Risiko, an Diabetes Typ II zu erkranken. Die Autoren der Studie kamen zu dem Schluss: »Diese Ergebnisse deuten darauf hin, dass Getreidekörner in einer möglichst unbehandelten Form verzehrt werden sollten, um die Zahl der Diabeteserkrankungen zu verringern.«

Dieselbe Studie widmete sich auch der Rolle verschiedener anderer Nahrungsmittel in Bezug auf den Diabetes. Die Ergebnisse waren kaum überraschend: Kalt verzehrte Frühstückscerealien und Joghurt verringern das Risiko für Diabetes, wohingegen Cola-Getränke, Weißbrot, Reis, Pommes frites und gegarte Kartoffeln das Risiko erhöhen. Je mehr Sie also von Letzterem zu sich nehmen, desto größer ist das Risiko, dass Sie eines Tages an Diabetes erkranken.

Die mächtigen Phytochemikalien im Hafer

In Ergänzung zu den bekannten Vorteilen der im Hafer enthaltenen Ballaststoffe gewannen Forscher zudem Erkenntnisse über die anderen in Getreidekörnern vorkommenden pflanzlichen Nährstoffe und wie sie dabei helfen, verschiedenen Krankheiten vorzubeugen. Haferkeime und -kleie enthalten eine große Menge an pflanzlichen Nährstoffen, unter anderem Kaffeesäure und Ferulasäure.

Letztere stand im Mittelpunkt neuerer Forschungsprojekte, die viel versprechende Hinweise erbrachten, dass diese Säure bei Tieren und anderen Forschungsobjekten gegen die Entwicklung von Darmkrebs vorbeugen kann. Es stellte sich heraus, dass Ferulasäure ein starkes Antioxidans ist, das freie Radikalen fängt und so die Körperzellen vor Oxidationsschäden schützt. Sie scheint obendrein die Bildung bestimmter krebsfördernder Stoffe zu hemmen.

Mais, eine der beliebtesten Gemüsesorten in Amerika, ist eigentlich ein Getreide, und zwar ein einzigartiges, denn es wartet mit fünf Carotinoiden auf: Beta-Carotin, Alpha-Carotin, Beta-Kryptoxanthin und Lutein/Zeaxanthin.

Aber nur in gelbem, nicht in weißem Mais sind bedeutende Mengen dieser gesunden Carotinoide enthalten.

Auch wenn Hafer das Flaggschiff dieses Kapitels ist, so spielen doch alle Getreidekörner in der *SuperFood*-Ernährung eine wichtige Rolle.

Hervorzuheben ist, dass es zum Hafer zwei »hervorragende Alternativen« gibt: Leinsamenschrot und Weizenkeime. Diese beiden Nahrungsmittel bilden eine eigene Kategorie, da sie besonders viele Nährstoffe enthalten. Schon wenn Sie je zwei Teelöffel geschroteten Leinsamen und Weizenkeime über Ihr tägliches Müsli streuen, tun Sie eine ganze Menge für Ihre Gesundheit.

Leinsamen

Leinsamen ist eine wunderbare Alternative zu Hafer und verdient besondere Beachtung, weil er der beste pflanzliche Lieferant für Omega-3-Fettsäuren ist. Der Verzehr von Leinsamen ist der schnellste und einfachste Weg, wie Sie diesen wichtigen Nährstoff in Ihre Ernährung integrieren können. (Lesen Sie im Kapitel über den Lachs (s. S. 272) mehr über diesen entscheidenden, aber oft vernachlässigten Bestandteil unserer Nahrung.) Außerdem ist Leinsamen ein guter Lieferant für Ballaststoffe, Eiweiß, Magnesium, Eisen und Kalium – mit anderen Worten: Er ist ein wahrer Nährstoffschatz. Auch Lignine – das sind pflanzliche oder Phytoöstrogene – sind in Leinsamen besonders reich-

Ein gesundes *SuperFood*-Frühstück

gönnen Sie sich, wenn Sie je zwei Teelöffel Leinsamenschrot und geröstete Weizenkeime über eine Schale Haferbrei mit Rosinen oder getrockneten Preisel- oder Blaubeeren streuen. Besser können Sie nicht in den Tag starten! Im Winter ist dies mein tägliches Frühstück; im Sommer streue ich Leinsamenschrot und Weizenkeime auf Joghurt mit frischen Beeren.

lich enthalten. Lignine beeinflussen den Östrogenspiegel im Körper und steigern so den Schutz gegen Brustkrebs.

Leinsamen sind etwas größer als Sesamkörner, von dunklerer Farbe – sie variiert von dunkelrot bis braun – und auffällig glänzend. Man kann sie als Leinsamenschrot oder als ganze Samen kaufen und dann in der Kaffeemühle oder mit der Küchenmaschine selbst schroten. Die Samen müssen auf jeden Fall geschrotet werden, da der Körper die Nährstoffe sonst nur schwer absorbieren kann. Da das in Leinsamen enthaltene Öl schnell verdirbt, schroten Sie die Samen am besten erst kurz vor dem Verzehr. Manche Menschen verwenden eine spezielle Mühle ausschließlich für Leinsamen, den sie darin in kleinen Mengen mahlen und anschließend in einem Glas im Kühlschrank aufbewahren. Ich selbst kaufe fertiges Leinsamenschrot im Reformhaus oder Bioladen und bewahre es in einer Plastikdose im Kühlschrank auf. So kann ich jeden Tag zwei Teelöffel davon über Hafergrütze, Müsli oder Joghurt streuen oder unter Desserts, Pfannkuchen- oder Muffinteig mengen. Schon mit zwei Teelöffeln Leinsamenschrot pro Tag nehmen Sie mehr als die vom *Institute of Medicine* empfohlene Tagesmenge an Alpha-Linolensäure (ALA oder pflanzliche Omega-3-Fettsäure) zu sich. Im Hinblick auf eine optimale Nährstoffzufuhr sind zwei Teelöffel eine sichere Dosis, und es gibt keinerlei Hinweise darauf, dass diese Menge Leinsamen beziehungsweise Alpha-Linolensäure einen gesundheitsschädlichen Nebeneffekt hat.

Weizenkeime

Weizen wurde schon vor sechstausend Jahren angebaut und ist damit eine der ältesten Getreidesorten der Welt. Die Keime des Weizenkorns stecken voller gesunder Nährstoffe. Zwei Teelöffel Weizenkeime enthalten nur 52 Kalorien, aber vier Gramm Eiweiß, zwei Gramm Ballaststoffe, 41 Mikrogramm Folate, ein Drittel der RDA (recommended daily allowance – vom *Food and Nutrition Board* der amerikanischen nationalen Wissenschaftsakademie empfohlene Tagesmenge eines bestimmten Nährstoffes) an Vitamin E, große Mengen Thiamin, Mangan, Selen, Vitamin B_6 und Kalium sowie recht viel Eisen und Zink. Außerdem zählen Weizenkeime – so wie Leinsamen – zu den wenigen pflanzlichen Lieferanten von Omega-3-Fettsäuren. Die empfohlene Portionsgröße von zwei Teelöffeln geröstete Weizenkeime enthalten bereits 100 Milligramm der gesunden Omega-3-Fettsäuren.

Weizenkeime enthalten zudem Phytosterine, die eine Rolle bei der verminderten Cholesterinaufnahme spielen. Eine kürzlich durchgeführte klinische Studie ergab, dass der Verzehr von etwas weniger als sechs Teelöffeln Weizenkeime täglich bei den freiwilligen Testpersonen eine um 42,8 Prozent verminderte Cholesterinaufnahme im Körper bewirkte.

Streuen Sie Weizenkeime über Joghurt, Frühstückscerealien oder Haferbrei oder mengen Sie sie unter Pfannkuchen- oder Muffinteig. Wenn Sie sich klar machen, dass schon zwei Teelöffel Weizenkeime einen wichtigen Beitrag zu der täglichen Nährstoffzufuhr leisten, werden Sie in Zukunft bestimmt immer ein Glas davon auf Vorrat haben.

Verwirrende Vollkornvielfalt

Bevor ich mich den wirklich beeindruckenden gesundheitsfördernden Eigenschaften von Getreidekörnern widme, will ich einige Punkte klarstellen, die Sie bisher womöglich davon abgehalten haben, Vollkornprodukte zu verzehren. Vielleicht haben Sie auch ohne es zu wissen unechte »Vollkornprodukte« gekauft, die von nur geringem Nährwert sind.

Nur wenige Bestandteile der Ernährung werden so kontrovers diskutiert wie die Kohlehydrate, und insbesondere die kohlehydratarme Ernährung hat die allgemeine Verwirrung im Zusammenhang mit diesem Thema noch gesteigert: Sie lenkten die Aufmerksamkeit auf die Kohlehydrate, ließen dabei aber die Frage nach dem Eiweiß außer Acht. Viele Leute glauben, dass Kohlehydrate dick machen und deshalb vermieden werden müssen. Aus diesem Grund werden auf Lebensmittelverpackungen Hinweise wie »kohlehydratfrei« oder »enthält keine Kohlehydrate« gedruckt. Menschen, die abnehmen wollen, bekommen immer wieder zu hören, wie wichtig es sei, Kohlehydrate möglichst zu meiden. Was dabei häufig vergessen wird, ist die Tatsache, dass nicht alle Kohlehydrate gleich sind – so wie auch nicht alle Fette und Eiweiße gleich sind.

Eine breite Palette von Nahrungsmitteln – vom Zucker über Gemüse und Bohnen bis hin zu Getreidekörnern – enthält Kohlehydrate; sie kommen also in einem Teelöffel weißem Zucker genauso vor, wie in einer Scheibe Vollkornbrot. Ohne zu wissen warum, ahnen Sie vermutlich bereits, welches dieser beiden Nahrungsmittel das gesündere ist. In diesem Kapitel – in dem der Hafer der eigentliche Star ist – werde ich versuchen, Sie davon zu überzeugen, dass Kohlehydrate – und zwar die in *Vollkornprodukten* enthaltenen Kohlehydrate – nicht nur gut für Sie sind, sondern dass sie sogar einen entscheidenden Beitrag dazu leisten, dass Sie ein langes und gesundes Leben führen können.

Lebensmitteletiketten auf Brot und Getreideprodukten richtig lesen

Auf diese beiden Hinweise sollten Sie achten, um sicherzugehen, dass Sie ein gesundes Produkt kaufen:

1. Die Liste der Inhaltsstoffe sollte mit dem Wort »Vollkorn« beginnen, und zwar bei allen Getreideprodukten wie Brot, Crackern, Cerealien und so weiter.
2. Prüfen Sie die Liste der Nährstoffe. Brot und Cerealien sollten pro Portion mindestens drei Gramm Ballaststoffe enthalten. Sind es weniger, stellen Sie den Artikel zurück ins Regal.

Der Verzehr von Vollkornprodukten verringert das Risiko von Herzkrankheiten, Schlaganfall, Diabetes, Fettleibigkeit, Bluthochdruck, Divertikulose (einer Darmerkrankung), einigen Krebsarten sowie Osteoporose. Und ganz gleich, was man Ihnen auch erzählen mag: Vollkornprodukte machen nicht dick. (Es sei denn, Sie essen viel zu viel davon, aber das müssen Sie erst einmal schaffen!) Viele Amerikaner glauben, dass Kohlehydrate dick machen, weil sie meistens raffinierte Kohlehydrate verzehren, wie sie in Keksen, Donuts, Weißbrot und Kuchen enthalten sind, die vor Fett und Zucker nur so strotzen. Doch zwischen dieser Art von Kohlehydraten und den in Vollkornprodukten enthaltenen, komplexen Kohlehydraten liegen Welten. Dabei ist vielen Menschen der Unterschied zwischen Vollkorn- und raffinierten Getreideprodukten gar nicht bewusst. Während Vollkornprodukte die Gesundheit fördern, werden raffinierte Getreideprodukte – also helle Nudeln, Weißmehl, Weißbrot und polierter Reis – mit einer Vielzahl von gesundheitsschädlichen Effekten wie zum Beispiel einem erhöhten Risiko von Darm-, Bauchspeicheldrüsen- oder Magenkrebs in Verbindung gebracht.

Glauben Sie mir, wenn Sie sich von Vollkornprodukten ernähren, werden Sie satt sein, bevor Sie auch nur ein Gramm zugenommen haben. (Haben Sie schon einmal ausprobiert, wie viel Naturreis Sie auf einmal essen können?) Und ganz nebenbei verlängern Sie dadurch die Zeit, die Sie beschwerdefrei leben können – und womöglich sogar Ihr Leben.

Erst im Jahr 1880 kam das erste Weißmehl auf den Markt. 1943 begann man dann, dem weißen Mehl einige der während der Herstellung entzogenen Nährstoffe – wie zum Beispiel einige B-Vitamine und Eisen – wieder hinzuzufügen. Seit 1998 wird dem Weißmehl auch die Folsäure zurückgegeben. Doch die verschiedenen Arten des Vitamin E und andere pflanzliche Nährstoffe werden wegen ihrer komplexen Zusammensetzung dem Weißmehl wahrscheinlich nie mehr hinzugefügt werden können. Holen Sie sich alles, was den raffinierten Produkten fehlt: Essen Sie Vollkornprodukte!

Würden sich die echten Vollkornprodukte bitte erheben?

Vielleicht gehören auch Sie zu den Menschen, die keine Vollkornprodukte essen, weil man Ihnen glauben gemacht hat, dass sie wegen der darin enthaltenen Kohlehydrate dick machen. Nun, ich hoffe, dass Sie am Ende dieses Kapitels zu den eingefleischten Vollkornfans zählen werden!

Viele Amerikaner glauben, dass sie sich von gesunden Vollkornprodukten ernähren, weil es auf den Lebensmitteletiketten zu lesen steht. Doch nur fünf Prozent der typisch amerikanischen Getreideprodukte bestehen aus Vollkorn. Wo verstecken sich also die restlichen 95 Prozent raffinierter Körner? Manche der Nahrungsmittel, die Sie vielleicht für vollwertig und gesund halten, sind es mitnichten. Die blumigen Bezeichnungen auf den Lebensmittelpackungen sagen nichts darüber aus, wie viele Nährstoffe tatsächlich in dem Produkt enthalten sind und wie gesund es in Wahrheit ist.

Doch die Lebensmittelkonzerne beginnen allmählich umzudenken. Prüfen Sie immer mal wieder die Brotsorten im Supermarktregal oder fragen Sie in der Bäckerei nach; vielleicht entdecken Sie ein paar neue Sorten, die gesünder sind als andere. Manche enthalten mehr Ballaststoffe als üblich, andere sind mit Sojamehl hergestellt oder reine Vollkornbrote. Sie tun eine Menge für Ihren täglichen Vollkornbedarf und damit für Ihre Gesundheit, wenn Sie eine dieser gesunden Brotsorten auswählen.

Was ist eigentlich Vollkorn?

Vollkorn – ganz gleich, ob es sich nun um Hafer, Gerste, Weizen, Bulgur oder anderes Getreide handelt – enthält alle Teile des ganzen Korns. Dieses besteht aus den folgenden drei Teilen:

- Schale: Die ballaststoffreiche äußere Schicht des Getreidekorns enthält B-Vitamine, Mineralstoffe, Eiweiß und andere Nährstoffe.
- Mehlkörper: Die Hauptmasse des Korns enthält Kohlehydrate, Eiweiß und eine geringe Menge an B-Vitaminen.
- Keimling: Dieser nährstoffreichste Teil des Korns macht ungefähr drei Prozent seiner Masse aus und enthält B-Vitamine, Vitamin E und andere Nährstoffe.

Das Zusammenwirken der in diesen drei Teilen enthaltenen Nährstoffe macht Getreidekörner zu einem lebenswichtigen

Nahrungsmittel. Bei der Herstellung von Weißmehlprodukten oder poliertem Reis werden Schale und Keimling entfernt und den Körnern dadurch die gesunden Inhaltsstoffe weitestgehend entzogen. Zurück bleibt eine stärkehaltige Substanz, die von dem vollen Korn so weit entfernt ist, wie Limonade von reinem Fruchtsaft. Man kann zwar Brot daraus herstellen, aber es ist noch lange nicht gesund!

Beispiele für Ballaststoffmengen in Vollkornprodukten:

½ Tasse Hafer	9 Gramm
2 Teelöffel Leinsamen	7 Gramm
¼ Tasse Haferkleie (nicht geröstet)	4 Gramm
2 Teelöffel Weizenkeime (nicht geröstet)	2 Gramm
½ Tasse gegarter Naturreis	2 Gramm
½ Tasse gegarter Mais	2 Gramm

Vollkornprodukte sind gesund

Getreidekörner sind für die Gesundheit von großer Bedeutung. Sie enthalten Ballaststoffe, Vitamine, Mineralstoffe und andere Nährstoffe, die in dieser Zusammensetzung in keinem anderen Nahrungsmittel vorkommen. Das ist der Grund, weshalb alle gesunden Ernährungspläne auf Vollkornprodukten aufbauen. Doch obwohl sie eigentlich ein Hauptbestandteil unserer Ernährung sein sollten, essen die meisten Amerikaner nicht einmal eine Portion Vollkornprodukte am Tag! Dabei tragen Männer und Frauen, die sich von Vollkornprodukten ernähren, ein geringeres

Risiko, sage und schreibe zwanzig verschiedene Arten von Krebs zu entwickeln. Dies ergab eine im Jahr 1998 durchgeführte und im Journal *Nutrition and Cancer* veröffentlichte Überprüfung von insgesamt 40 Beobachtungsstudien.

Doch Vollkornprodukte sind auch gut für das Herz, wie eine Analyse der bei der *Iowa Women's Health Study* gewonnenen Daten ergab. Bei dieser Studie wurden insgesamt 34.000 Frauen, die die Wechseljahre bereits hinter sich gelassen hatten, über einen Zeitraum von neun Jahren beobachtet. Unter Einbeziehung aller anderen Faktoren stellte sich heraus, dass die Sterblichkeitsrate derjenigen Frauen, die täglich mindestens eine Portion Vollkornprodukte aßen, um 14 bis 19 Prozent niedriger lag, als bei denjenigen Frauen, die dies so gut wie nie taten. Vor dem Hintergrund solcher Ergebnisse ist es wirklich eine Tragödie, dass viele Menschen kaum Vollkornprodukte, sondern stattdessen Weißmehl und polierten Reis essen. Wenn man dieses Verhältnis ändern könnte, würde sich der allgemeine Gesundheitszustand der amerikanischen Gesellschaft mit Sicherheit deutlich verbessern. Weiter oben in diesem Kapitel habe ich bereits dargestellt, dass Hafer den Cholesterinspiegel im Blut senken und den Blutzuckerspiegel stabil halten kann. Die komplette Liste der gesundheitsfördernden Eigenschaften von Getreidekörnern ist allerdings noch viel länger.

Die Aufnahme von Vitamin E über die Nahrung – also nicht in Form eines Nahrungsergänzungsmittels – wird mit einem verringerten Schlaganfallrisiko in Verbindung gebracht. Vollkornprodukte und Nüsse sind die beiden Hauptlieferanten für Vitamin E.

Der Verzehr von Vollkornprodukten wird im Zusammenhang mit einem verringerten Schlaganfallrisiko gesehen. Für die Gruppe der Frauen aus der *Nurses' Health Study*, die niemals geraucht hatten, wurde der Verzehr von täglich 2,7 Portionen Vollkornprodukte mit einem um 50 Prozent verringerten Schlaganfallrisiko in Verbindung gebracht.

In Anbetracht der Tatsache, dass weniger als acht Prozent der erwachsenen Amerikaner täglich mehr als drei Portionen Vollkornprodukte verzehren, wird klar, dass wir dadurch eine wichtige Chance verpassen, die allgemeine Gesundheit der Bevölkerung zu verbessern. Wenn Sie sich zudem vor Augen halten, dass der Schlaganfall in den Vereinigten Staaten zu den häufigsten Todesursachen gehört, werden Sie sicher verstehen, dass es jede Mühe wert ist, die Menschen davon zu überzeugen, regelmäßig mehr Hafer und andere Vollkornprodukte zu essen.

Eine im *Journal of the American Medical Association* veröffentlichte Studie untersuchte junge Erwachsene, wobei sich herausstellte, dass diejenigen, die am meisten Ballaststoffe verzehrten, die niedrigsten diastolischen Blutdruckwerte aufwiesen. Bluthochdruck ist aber stets der größte Risikofaktor für einen Schlaganfall. Forscher schätzen, dass eine Senkung des diastolischen Blutdruckwertes um zwei mmHg bereits zu einer um 17 Prozent verringerten Verbreitung von Bluthochdruck und einer Verringerung des Schlaganfallrisikos um 15 Prozent führen würde.

Dementsprechend sind Vollkornprodukte ein wichtiger Bestandteil der DASH-Diät (Dietary Approaches to Stop Hypertension), einer Ernährung, die nachweislich zu niedrigeren Blutdruckwerten führt.

Vollkornprodukte helfen auch, einer koronaren Herzkrankheit vorzubeugen. Bei der oben bereits erwähnten *Nurses' Health Study* stellte sich heraus, dass Frauen, die täglich ungefähr zweieinhalb Portionen Vollkornprodukte aßen, ein um mehr als 30 Prozent verringertes Risiko trugen, an koronarer Herzkrankheit zu erkranken.

Vollkornprodukte enthalten Folate, die dabei helfen, den Homocysteinspiegel im Blut zu senken – ein hoher Homocysteinspiegel ist ein weiterer Risikofaktor für Schlaganfall und Herz-Kreislauf-Erkrankungen.

Willkommen in der Welt der Körner

Hafer ist das beste *SuperFood* aus der Vollkornfamilie. Die Gründe dafür liegen auf der Hand: Er hat bemerkenswerte gesundheitsfördernde Eigenschaften, ist immer und überall erhältlich

Ballaststoffgehalt einer Portion von einer Vierteltasse

Triticale	8,7 Gramm
Gerste	8,0 Gramm
Amaranth	7,4 Gramm
Weizenkleie (nicht geröstet)	6,5 Gramm
Roggen	6,2 Gramm
Buchweizen	4,3 Gramm
Weizenkeime (nicht geröstet)	3,8 Gramm
Quinoa	2,5 Gramm
Wildreis	1,5 Gramm
Hirse	1,5 Gramm
Naturreis	0,9 Gramm
Angereicherter polierter Reis	0,2 Gramm

und lässt sich prima in die tägliche Ernährung einbauen. Doch es gibt noch viele andere Getreidekörner, die Sie zur Abwechslung genießen können. Auf Seite 125 habe ich Ihnen eine kleine Auswahl von Körnern aufgelistet, die Sie vielleicht einmal probieren möchten.

Denken Sie stets daran, dass erst das Zusammenwirken der Bestandteile der verschiedenen Körner für eine optimale Nährstoffversorgung sorgt.

Einkauf und Verarbeitung von Vollkornprodukten

Da Getreidekörner immer beliebter werden, kann man sie in immer mehr Geschäften kaufen.

Wenn Sie Körner aus offenen Behältern erstehen, vergewissern Sie sich vorher, dass der Laden einen hohen Warenumschlag hat, sodass das Getreide frisch ist. Kaufen Sie Ihr Getreide nur aus sauberen Behältern mit Deckel.

Zu Hause sollten Sie das Getreide in luftdicht verschlossenen Gefäßen an einem kühlen Ort aufbewahren, am besten im Kühlschrank. Hafer enthält zum Beispiel eine ganze Menge natürliches Öl und wird ranzig, wenn er zu warm gelagert wird.

Die Garzeit von Körnern verkürzt sich, wenn Sie sie vor dem Kochen einweichen.

Viele Getreidesorten schmecken besser, wenn man sie vor dem Garen röstet. Rösten Sie die Körner in einer beschichteten Pfanne auf kleiner Hitze, bis sie leicht bräunen und gut duften. Achtung, sie brennen schnell an!

Gegartes Getreide hält sich im Kühlschrank zwei oder drei Tage. Es lässt sich auch gut einfrieren. So können Sie zum Beispiel Getreide mit einer langen Garzeit gut in größeren Mengen garen und dann in kleineren Portionen in die Tiefkühltruhe legen. Auf diese Art haben Sie stets eine passende Menge gegartes Getreide für Suppen, Eintöpfe oder Salate parat.

Hier ein paar Tipps, wie Sie den Anteil an Vollkornprodukten in Ihrer Ernährung erhöhen können, ohne dass es einen großen Aufwand bedeutet:

- Kaufen Sie nur noch Vollkornbrot.
- Ersetzen Sie polierten Reis durch Naturreis.
- Knabbern Sie Vollkorn-Cracker als Snacks.
- Lesen Sie die Zutatenlisten auf den Packungen Ihrer Frühstückscerealien und trennen Sie sich von den stark zuckerhaltigen Sorten, die kaum oder gar kein Vollkorngetreide enthalten.
- Bereiten Sie Ihre Sandwiches und Wraps mit Vollkornbrötchen und -tortillas zu.
- Mengen Sie Haferflocken unter Füllungen und Frikadellenteig.
- Probieren Sie die etwas »exotischeren« Getreidesorten wie Gerste oder Quinoa als Beilage.
- Versuchen Sie, japanische Buchweizennudeln (Soba) zu finden. Sie schmecken gut in Suppen oder kalt mit Sesamdressing.

Apfel-Hafer-Knusperauflauf

ERGIBT 8 BIS 10 PORTIONEN

8 große Kochäpfel, entkernt und in Spalten
(Äpfel nicht schälen)
1 $^{1}/_{2}$ Tassen Haferflocken
$^{1}/_{2}$ Tasse brauner Zucker
$^{3}/_{4}$ Tasse Walnüsse, gehackt
1 TL Zucker
2 TL Margarine
3 TL Sojamilch

Apfelspalten in einer ausreichend großen, gläsernen Auflaufform verteilen. In einer Rührschüssel alle trockenen Zutaten mit einer Gabel oder einem Teiglöffel vermengen. Margarine dazugeben und Sojamilch darüber träufeln. Alles zu einer krümeligen Masse vermischen und diese auf den Apfelspalten verteilen. Auflaufform mit Alufolie abdecken und in den auf 170 Grad vorgeheizten Backofen schieben. Nach 45 Minuten Backzeit die Alufolie entfernen und den Auflauf weitergaren, bis die Äpfel auf dem Boden der Form zu köcheln scheinen. Knusperauflauf nach Geschmack mit einem Klecks Naturjoghurt garniert servieren.

Joghurt

Alternativen: Kefir
Empfohlene Menge: zwei Tassen täglich

Joghurt enthält:

- Lebende Kulturen
- vollständiges Eiweiß
- Kalzium
- Vitamin B_2 (Riboflavin)
- Vitamin B_{12}
- Kalium
- Magnesium
- Zink

Vor einiger Zeit gab es in Amerika eine TV-Werbung, in der ältere Menschen aus dem Kaukasus davon erzählten, dass sie ihr extrem langes Leben dem Joghurt verdankten. Diese Werbung stammt noch aus der Zeit, als man annahm, dass niemand Joghurt essen würde, wenn man ihm nicht irgendetwas Bemerkenswertes andichtete.

Doch die Zeiten haben sich geändert – heute kann man Joghurt in einer unglaublichen Vielfalt an Zubereitungsarten kaufen und isst ihn, weil er schmeckt. Dabei ist vielen Menschen gar nicht bewusst, wie gesund Joghurt ist – eine Tatsache, die in den Zeiten jener TV-Werbung noch unentdeckt oder zumindest unbewiesen war.

Deshalb sollten wir uns einigen Fakten widmen, um uns die gesundheitlichen Vorteile dieses *SuperFood* zu vergegenwärtigen.

Das Zusammenspiel von Pre- und Probiotika

In Joghurt wirken zwei gesundheitsfördernde Substanzen zusammen: Prebiotika und Probiotica.

Prebiotika sind unverdauliche Nahrungsbestandteile, die sich positiv auf den Verdauungstrakt auswirken, indem sie das Wachstum und/oder die Aktivität einer oder mehrerer der guten Darmbakterienarten anregen und so die Gesundheit fördern. Fructooligosaccharide (FOS) zählen zu den vielen verschiedenen Arten von prebiotischen Stoffen und sind in Hülsenfrüchten, Gemüse und Getreide genauso enthalten wie in Joghurt. Diese Fasern werden vom Körper nicht aufgenommen, hemmen potenziell krank machende Organismen und fördern zugleich die Aufnahme von Mineralstoffen wie Kalzium, Magnesium, Eisen und Zink.

Probiotika sind lebende Mikroorganismen, die sich positiv auf unsere Gesundheit auswirken, wenn sie in angemessenen Mengen aufgenommen werden. Fast jeden Monat werden neue Forschungsergebnisse veröffentlicht, die bestätigen, dass Pre- und Probiotika eine Rolle bei der Erhaltung der Gesundheit und der Vorbeugung gegen Krankheiten spielen.

Diese Erkenntnisse stützen sich mittlerweile auf etliche placebokontrollierte Doppelblindstudien am Menschen. Joghurt ist gesund – was einst zum Volkswissen gehörte, ist also mittlerweile zur wissenschaftlichen Tatsache geworden. Bereits im Jahr 76 vor Christus empfahl der römische Historiker Plinius fermentierte Milchprodukte (Joghurt) für die Behandlung von Magen-Darm-Beschwerden. Und in einer persischen Version des

Alten Testaments (Genesis 18,8) heißt es: »Abraham verdankte sein langes Leben dem Verzehr von saurer Milch.«

Doch widmen wir uns einen Moment lang jener Zeit vor ungefähr 100 Jahren, als Louis Pasteur entdeckte, dass viele Krankheiten durch Keime verursacht werden. Pasteur war einer der Ersten, die postulierten, dass unsere Gesundheit mit jenen nützlichen lebenden Mikroorganismen zusammenhängt, die auf unserer Haut und in unserem Körper zu finden sind. Joghurt ist das am meisten verzehrte Nahrungsmittel, das zur Ausgewogenheit dieser Mikroorganismen in unserem Körper beiträgt. Durch bahnbrechende moderne Forschungsarbeit ist traditionelles Wissen zu einer wissenschaftlichen Tatsache geworden: Joghurt ist tatsächlich ein *SuperFood*.

Wie bei allen anderen *SuperFoods* wirken auch beim Joghurt die verschiedenen Nährstoffe zusammen – lebende Kulturen, Eiweiß, Kalzium und B-Vitamine, fördern so unsere Gesundheit und bekämpfen Krankheiten. Dabei scheint der größte Vorteil des Joghurts auf den ersten Blick nicht mit den Trends der modernen Medizin im Einklang zu stehen, denn mit dem Durchbruch der Antibiotika kurz nach dem Zweiten Weltkrieg waren Ärzte und auch die Öffentlichkeit zu der Einstellung gelangt, das Mikroorganismen schlimme Krankheitserreger sind, die ausgerottet werden müssen. Tatsächlich ist der Schlüssel zur Gesundheit jedoch die *Ausgewogenheit*: Es darf nicht das Ziel sein, sämtliche Mikroorganismen im Körper abzutöten, sondern es geht darum, die gesunden Mikroorganismen zu erhalten. Dabei spielt der Joghurt eine wichtige Rolle, indem er das Wachstum der »guten« Bakterien fördert und die Vermehrung der »schlechten« Bakterien hemmt.

Unser Magen-Darm-Trakt wird von mehr als 500 verschiedenen Bakterienarten bewohnt, von denen einige der Gesundheit dienen, andere eher schädlich sind. Einige wichtige Körperfunktionen werden durch diese nützlichen mikrobischen »Partner« unterstützt, darunter der Kohlehydratstoffwechsel, die

Joghurt hat eine vielfältige immunstimulierende Wirkung, sowohl innerhalb als auch außerhalb des Magen-Darm-Traktes. Eine interessante Studie ergab, dass man das Vorkommen eines bekannten krank machenden Bakteriums – ***Staphylococcus aureus*** – im Nasenraum verringern kann, wenn man Joghurt mit lebenden Kulturen verzehrt. Dies ist ein deutlicher Beweis dafür, dass Joghurt das Immunsystem stimuliert, wobei das Immunsystem im Magen-Darm-Trakt und das der oberen Luftwege miteinander in Verbindung stehen.

Aminosäurensynthese, die Vitamin-K-Synthese und die Verarbeitung verschiedener Nährstoffe.

Die positive Wirkung, die die in Joghurt enthaltenen nützlichen Bakterien auf unsere Körpersysteme ausüben, ist nicht auf den Verdauungstrakt beschränkt. Zwar wird dem Joghurt eine ganze Reihe von gesundheitsfördernden Eigenschaften zugeschrieben, doch am meisten Aufmerksamkeit erlangt haben seine krebsbekämpfende Wirkung, seine Fähigkeit, den Cholesterinspiegel zu senken sowie die Tatsache, dass er schädliche Bakterien hemmt.

Einer der größten Vorteile, die die im Joghurt enthaltenen Probiotika bieten, ist die Fähigkeit, das Immunsystem zu stärken, wodurch sie dem Körper dabei helfen, sich vor Infektionen zu schützen. In den heutigen Zeiten antibiotikaresistenter Bak-

Einige Joghurtsorten enthalten den Ballaststoff Inulin, der nachweislich die Aufnahme von Kalzium im Körper erhöht. So hat der Verzehr von acht Gramm Inulin täglich die Kalziumabsorption bei Mädchen im Teenageralter um durchschnittlich 20 Prozent erhöht.

terienstämme und der Bedrohung durch scheinbar neue Infektionskrankheiten wie SARS oder das West-Nil-Virus kann der Wert der Tatsache, dass Joghurt das Immunsystem ankurbelt, gar nicht hoch genug eingeschätzt werden.

Lebende Kulturen

Bevor wir uns den gesundheitsfördernden Eigenschaften des Joghurts widmen, möchte ich darauf hinweisen, dass diese nur auf Joghurt zutreffen, *der lebende Kulturen enthält.* Achten Sie also darauf, dass Sie nur Produkte kaufen, die entsprechend gekennzeichnet (»enthält lebende Kulturen«) und nicht wärmebehandelt sind.

Einfach ausgedrückt handelt es sich bei Joghurt um geronnene Milch. Bei der Joghurtherstellung wird pasteurisierte, homogenisierte Milch mit Bakterienkulturen geimpft und dann in einem Inkubator warm gehalten, sodass sich die Laktose – der Milchzucker –in Milchsäure verwandeln kann. Durch diesen Vorgang wird der Joghurt dick und erhält seinen charakteristischen herb-würzigen Geschmack. Dieser Prozess ähnelt denen bei der Bier-, Wein- oder Käseherstellung, wo das ursprüngliche Nahrungsmittel ebenfalls durch nützliche Organismen fermentiert wird.

Der grundsätzliche Ablauf ist bei der Joghurtherstellung immer gleich, doch wenden die verschiedenen Molkereien dabei unterschiedliche Techniken an. So werden manche Joghurtsorten erst nach dem Fermentierungsprozess pasteurisiert, was man an der Aufschrift »wärmebehandelt« erkennen kann. Allerdings werden dabei alle nützlichen Bakterien abgetötet, sodass die gesundheitlichen Vorteile des Joghurts – auch wenn er gut schmeckt – nicht an die der Sorten mit lebenden Kulturen heranreichen.

Joghurt sollte:

- fettarm oder Magermilchjoghurt sein
- keine künstlichen Farbstoffe enthalten
- ganz frisch sein (prüfen Sie das Haltbarkeitsdatum!)
- Molkeeiweiß enthalten (erhöht – wie auch Inulin – die Lebensfähigkeit probiotischer Bakterien)
- reichlich lebende Kulturen enthalten (prüfen Sie, ob verschiedene Joghurtkulturen enthalten sind, je mehr desto besser)

Abhängig von der Milch, aus der er hergestellt wird, gibt es vier verschiedene Joghurtgrundtypen: Sahnejoghurt (enthält mindestens zehn Prozent Fett), Vollmilchjoghurt (3,5 bis vier Prozent Fett), Joghurt aus fettarmer Milch (1,5 bis 1,8 Prozent Fett) und Joghurt aus Magermilch (maximal 0,3 Prozent Fett). Ich persönlich bevorzuge Magermilchjoghurt.

Vorschlag für eine Verbraucheraktion

Schreiben Sie Joghurthersteller an und regen Sie an, dass diese mit Vitamin D angereicherten Joghurt auf den Markt bringen. Vitamin D spielt eine wichtige Rolle beim Kalzium-Stoffwechsel.

Eine beliebte Joghurtsorte ist »Joghurt auf Frucht«, bei der die Fruchtzubereitung am Boden des Bechers bei der Herstellung nicht mit dem Naturjoghurt verrührt wurde. Einige dieser Sorten enthalten zwar lebende Kulturen, doch in der Regel auch eine Menge Zucker. Manche Fruchtjoghurtsorten enthalten allerdings sogar bis zu sieben Teelöffel Zucker pro Tasse! Ich selbst mag den Geschmack von Naturjoghurt nicht so gern und kaufe deshalb meistens »Joghurt auf Frucht«-Sorten. Die Fruchtzubereitung esse ich dann nicht mit, aber der Joghurt schmeckt trotzdem noch ein wenig nach der jeweiligen Obstsorte. Am besten kaufen Sie fettarmen Joghurt oder Magermilchjoghurt mit lebenden Kulturen. Idealerweise sollte auch die Art der Kultur auf dem Becher ausgewiesen sein. Die am weitesten verbreiteten Joghurtkulturen sind *L. acidophilus* und *S. thermophilus.* Aber Naturjoghurt kann auch andere nützliche Bakterienkulturen enthalten, wie zum Beispiel *L. bulgaricus*, *B. bifidus*, *L. casei* oder *L. reuteri.* Lesen Sie die Aufschrift auf dem Joghurtbecher - grundsätzlich gilt, je mehr verschiedene Kulturen enthalten sind, desto besser. Wenn Sie gern Joghurt mit Früchten essen (wer tut das nicht?), rühren Sie frisches Obst oder Trockenfrüchte in Naturjoghurt. Ich streue immer noch ein wenig Weizenkeime oder geschroteten Leinsamen über meinen Joghurt, um ihn noch nährstoffreicher zu machen.

Nützliche Probiotika

Letzten Endes ist es die Wirkung des Joghurts auf den Magen-Darm-Trakt, die am meisten dafür spricht, ihn zum *SuperFood* zu küren. Ein gesundes Verdauungssystem ist von entscheidender Bedeutung für die allgemeine Gesundheit. So können die in unseren Mahlzeiten enthaltenen Nährstoffe nur von einem gesunden Magen-Darm-Trakt optimal aufgenommen werden. Wenn die Verdauung nicht einwandfrei funktioniert, können wir von dem Nutzen der gesündesten Nahrungsmittel nicht profitieren. Mit dem Älterwerden nimmt die Verdauungstätigkeit häufig ab, was erst recht dafür spricht, regelmäßig Joghurt zu essen, um die Gesundheit des Darmtraktes zu fördern und zu erhalten.

Probiotika bekämpfen Krankheiten

Die Liste der gesundheitsfördernden Eigenschaften der Probiotika ist lang. Einige von ihnen wurden absolut schlüssig bewiesen, während andere noch weiter erforscht werden müssen. Hier eine Aufstellung der Krankheiten, die man durch den Verzehr von Joghurt beeinflussen kann:

Krebs: Probiotika absorbieren Mutagene, die Krebs, insbesondere Darmkrebs, hervorrufen können. Zudem gibt es Hinweise darauf, dass Probiotika auch Brustkrebs wirkungsvoll bekämpfen. Sie stimulieren das Immunsystem - zum Teil, indem sie die Immunglobulinproduktion anregen - und helfen das Krebsrisiko zu senken, indem sie Entzündungen lindern und das Wachstum von krebserregender Mikroflora im Darm hemmen.

Allergien: Probiotika helfen, atopische Ekzeme und Milchallergien zu lindern. Sie fördern die Gesundheit der Haut ebenso wie die des Verdauungstraktes. Tatsächlich wirken Probiotika auf alle Oberflächen des Körpers, die mit der »äußeren Welt« Kontakt haben, also Haut, Nasenschleimhaut, Magen-Darm-Trakt und so weiter. Es gibt Hinweise darauf, dass Babys eine größere Chance haben, im späteren Leben nicht an Allergien zu erkranken, wenn sie mit Probiotika in Berührung kommen (ab dem dritten Lebensmonat).

Laktoseunverträglichkeit: Einige Menschen vertragen keine Milch, weil ihnen das Enzym fehlt, das den Milchzucker (Laktose) aufspaltet. Tatsächlich kann weltweit nur ein Viertel aller Erwachsenen Milch verdauen, wodurch diesen Menschen eine wichtige Quelle vom Körper hervorragend verwertbaren Kalziums unzugänglich bleibt. Die in Joghurt enthaltenen Probiotika verdauen die Laktose für Sie und lösen so das Kalziumproblem. Joghurt ist ein kalzium- und vitaminreiches Nahrungsmittel, das auch von Menschen verdaut werden kann, die unter Laktoseunverträglichkeit leiden, weshalb er eine wichtige Ergänzung ihrer Ernährung darstellt.

Entzündliche Darmerkrankung: Probiotika helfen, die Reaktion des Körpers auf entzündliche Prozesse zu regulieren, wodurch die Symptome dieser Erkrankung gelindert werden. Der Verzehr von Joghurt wurde wegen der darin enthaltenen Probiotika als Therapie anerkannt, die die Phase der Remission (d. h. des Rückgangs von Krankheitserscheinungen) bei Menschen, die unter entzündlicher Darmerkrankung leiden, verlängern kann. So kamen Wissenschaftler bei einer im Jahr 2003 durchgeführten Überprüfung mehrerer Studien zu folgendem Schluss: »Probiotika sind natürlich kein Allheilmittel bei entzündlicher Darmerkrankung, doch sie sind eine hoffnungsvolle Ergänzung der Therapie, insbesondere um eine Remission zu erhalten.«

Besonders ältere Menschen können von Joghurt profitieren. Im Rahmen einer wissenschaftlichen Studie wurden 162 sehr alte Menschen über fünf Jahre beobachtet. Diejenigen unter ihnen, die mehr als dreimal pro Woche Joghurt und Milch verzehrten, hatten ein um 38 Prozent verringertes Sterberisiko als andere, die diese Nahrungsmittel seltener als einmal wöchentlich aßen. Joghurt hilft bei der Absorption von Nährstoffen, bekämpft Infektionen und Entzündungen und liefert ausreichend Eiweiß – lauter Aspekte, die im Alter wichtiger werden.

Chronischer Reizdarm: Probiotika verändern sowohl die Populationen als auch die Aktivitäten der in unserem Magen-Darm-Trakt vorkommenden Mikroflora und lindern möglicherweise die Symptome des chronischen Reizdarms, wobei sie womöglich eher präventiv als heilend wirken.

Bluthochdruck: Probiotika stimulieren die Produktion arzneimittelähnlicher Substanzen, die im Körper wie blutdrucksenkende Medikamente wirken.

Senkung des Cholesterins: Vor mehr als 30 Jahren waren Wissenschaftler von der Entdeckung fasziniert, dass die Männer des afrikanischen Stammes der Masai sowohl einen niedrigen Cholesterinspiegel im Blut als auch eine geringe Rate an koronarer Herzkrankheit aufwiesen, obwohl ihre Ernährung extrem viel Fleisch enthielt. Neben dem hohen Fleischverzehr war das typische an ihrer Ernährung, dass sie besonders viel – bis zu fünf Litern täglich – fermentierte Milch (oder Joghurt) verzehrten. Mittlerweile haben Forschungen bestätigt, das Joghurt bei der Senkung des Cholesterinwertes behilflich ist. Die im Joghurt enthaltenen Probiotika reduzieren die Gallensäuren, die wiederum für eine verringerte Absorption von Cholesterin im Magen-Darm-Trakt verantwortlich ist. Dieser Effekt scheint bei Menschen, die bereit einen erhöhten Cholesterinspiegel aufweisen, am verlässlichsten einzutreten.

Magengeschwüre: Probiotika helfen, den krank machenden Keim *Helicobacter pylori* abzutöten, ein Bakterium, das eine weit verbreitete Ursachen für Magengeschwüre ist und auch Magenkrebs verursachen kann.

Durchfall: Joghurt wirkt sich positiv auf dieses Leiden aus, von dem Millionen von Menschen auf der ganzen Welt betroffen sind. Er bekämpft den Durchfall, indem er das Immunsystem anregt, ungünstige, im Darm vorkommende Keime verdrängt und das Wachstum von nützlichen Bakterien anregt. Die im Joghurt enthaltenen Probiotika sind auch hilfreich bei der Behandlung eines durch die Einnahme von Antibiotika verursachten Durchfalls.

Vorschlag für eine Verbraucheraktion – Wir brauchen mehr Kultur!

Viele Joghurtsorten werden mit lebenden Kulturen hergestellt, wobei die meisten von ihnen *L. acidophilus* und *S. thermophilus* enthalten. Doch einige Sorten enthalten darüber hinaus andere Kulturen, wie zum Beispiel *L. bulgaricus, B. bifidus, L. casei* und *L. reuteri.* Halten Sie Ausschau nach Naturjoghurt, der die größte Anzahl an lebenden Kulturen enthält. Da sich bestimmte probiotische Kulturen positiv auf die Gesundheit auswirken, sollten Sie die Hersteller auffordern, mehr Joghurtsorten herzustellen, die möglichst viele Kulturen enthalten.

Scheiden- und Harnwegsinfektionen: Auch in diesen Fällen bekämpfen die in Joghurt enthaltenen Probiotika krank machende Keime, indem sie die »schlechte« Mikroflora verdrängen und das Wachstum nützlicher Bakterien stimulieren. Eine Studie kam zu dem Schluss, dass bei Frauen, die täglich 240 Gramm mit *L. acidophilus* hergestellten Joghurt aßen, die Besiedlung der Schleimhaut mit Hefepilzen sowie Infektion im Vergleich zu Kontrollgruppen um das Dreifache verringert war.

Joghurt – Klassenbester bei den Milchprodukten

Die meisten Menschen sind überrascht, wenn sie hören, dass in den Vereinigten Staaten neun von zehn Frauen und sieben von zehn Männern jeden Tag weniger Kalzium als die empfohlene Tagesdosis aufnehmen. Noch gravierender und auch beunruhigender ist die Nachricht, dass fast 90 Prozent der Mädchen und

70 Prozent der Jungen im Teenageralter ihre empfohlene tägliche Kalziummenge nicht erreichen. So trinken die meisten zum Essen Mineralwasser anstatt ein Glas Milch.

Diese Tatsache lässt für die Zukunft schlimme Auswirkungen auf die Gesundheit vieler Betroffener befürchten. Eine einzige Tasse Joghurt liefert bereits 414 Milligramm Kalzium – erstaunliche 40 Prozent des täglichen Kalziumbedarfs bei gerade einmal 100 Kalorien. Vergleichbar wenige Kalorien hat Magermilch, wobei eine Tasse aber nur 300 Milligramm Kalzium liefert. Der hohe Kaliumgehalt von Joghurt spielt in Verbindung mit dem Kalzium eine Rolle bei der Normalisierung des Blutdrucks.

Joghurt ist auch ein besserer Lieferant von B-Vitaminen (einschließlich Folate), Phosphor und Kalium als Milch. Zudem hilft das in ihm enthaltene Kalzium bei Frauen und Männern, der Osteoporose vorzubeugen. Doch der hohe Kalziumgehalt ist nicht alles; obendrein hilft der Milchzucker des Joghurts dem Körper, das Kalzium zu absorbieren. Außerdem enthalten Milchprodukte IGF-I, einen Wachstumsfaktor, der die Knochenbildung fördert.

Das beste und schnellste *SuperFood*-Frühstück aller Zeiten

Eine meiner Lieblingsspeisen beim Frühstück könnte nicht einfacher zuzubereiten sein. Ich gebe einen Becher Magermilch-Naturjoghurt in eine Schale und füge ein paar Blaubeeren (und/oder Himbeeren, Kirschen oder irgendwelche anderen Früchte der Saison) und ein paar Scheiben Banane dazu. Dann rühre ich eine Hand voll gehackter Walnüsse sowie einen Teelöffel Weizenkeime oder Leinsamenschrot unter. Schmeckt köstlich und ist absolut nahrhaft!

Joghurt – hervorragender Lieferant leicht verdaulichen Eiweißes

Joghurt liefert jede Menge leicht verdaulicher Eiweiße und enthält sogar doppelt so viel Eiweiß wie Milch, wenn er mit Milcheiweiß zusätzlich angedickt wird. Einige Menschen, insbesondere ältere, nehmen nicht genug Eiweiß oder Kalzium zu sich. Studien ergaben einen positiven Zusammenhang zwischen der Eiweißzufuhr und der Knochendichte älterer Frauen und Männer, wenn diese zusätzliches Kalzium erhielten. Daraus lässt sich ableiten, dass die Knochengesundheit und die Vorbeugung gegen Osteoporose nicht nur vom Kalziumverzehr allein, sondern auch von einer ausreichenden Eiweißaufnahme abhängen. Joghurt bietet mit seinem leicht verdaulichen Eiweiß und dem hohen Kalziumgehalt beides.

Selbst gemachter Joghurt-Käse

Geben Sie eine Filtertüte in ein Sieb, schütten Sie Naturjoghurt zum Abtropfen hinein und stellen Sie das Ganze in den Kühlschrank – je länger der Joghurt abtropft, desto dicker wird er. Die aufgefangene Flüssigkeit können Sie für Pfannkuchen- oder Kuchenteig an Stelle von Milch nutzen. Ersetzen Sie die Hälfte der Majonäse durch Joghurt-Käse, um den Fettgehalt zu reduzieren und den Eiweißgehalt zu erhöhen. Sie können den Joghurt-Käse auch als Grundlage für Dips verwenden oder zu Obst essen.

Blaubeer-Joghurt-Shake

ERGIBT 2 PORTIONEN

1 Tasse Magermilch-Naturjoghurt
1/4 Tasse frisch gepresster Orangensaft
1/2 Tasse frische oder tiefgekühlte Blaubeeren
1/2 sehr reife Banane

Alle Zutaten im Mixer oder mit dem Handrührgerät vermengen und auf mittlerer Stufe weiterrühren, bis die Masse weich und schaumig ist. In zwei Gläser gießen und servieren.

Kürbis

Alternativen: Möhren, Butternut-Kürbis, Süßkartoffeln, orangefarbene Gemüsepaprika
Empfohlene Menge: eine halbe Tasse fast täglich

Kürbis enthält

- Alpha-Carotin
- Beta-Carotin
- Viele Ballaststoffe
- Wenig Kalorien
- Vitamine C und E
- Kalium
- Magnesium
- Pantothensäure

»Kürbis? Warum soll ausgerechnet Kürbis so gesund sein?«, werde ich häufig gefragt. Die meisten Menschen halten Kürbis für das schwarze Schaf unter den *SuperFoods*, und viele nehmen ihn nicht einmal als Nahrungsmittel ernst. Man kauft Kürbis zu Halloween, um ihn auszuhöhlen, ein gruseliges Gesicht hineinzuschnitzen und eine Kerze hineinzustellen, und wenn der Spaß vorbei ist, wird der Kürbis einfach weggeworfen. Die meisten Amerikaner essen bestenfalls einmal im Jahr Kürbis – als Zutat im Thanksgiving-Pie –, und viele betrachten ihn eher als Ziergegenstand statt als ein überaus nährstoffreiches und deshalb sehr gesundes Nahrungsmittel.

Das ist schade, denn Speisekürbis zählt zu den Nahrungsmitteln mit dem wertvollsten Nährstoffgehalt. (Übrigens: Kürbis ist kein Gemüse, sondern eine Frucht. Wie unter anderem auch Melonen, Gurken und Zucchini gehört er zur Familie der Kürbisgewächse.) Außerdem ist der ballaststoffreiche und kalorienarme Kürbis preiswert, in Dosen und Gläsern das ganze Jahr über erhältlich und lässt sich hervorragend zu köstlichen Mahlzeiten zubereiten. Kurzum, der Kürbis ist ein wahrer Superstar unter den Nahrungsmitteln.

Bereits die amerikanischen Ureinwohner schätzten den Kürbis, dessen geröstetes oder getrocknetes Fleisch ein Hauptbestandteil ihrer Ernährung war, und setzten Kürbissamen als Heilmittel ein.

Im Laufe der Zeit wurde der Kürbis eine der Hauptattraktionen des jährlichen Thanksgiving-Festes. Bereits die ersten Siedler stellten eine Art Kürbispudding her, der an eines meiner Lieblingsrezepte – Sie finden es am Ende dieses Kapitels –erinnert. Sie füllten einen Kürbis mit Milch, Gewürzen und Honig und garten ihn in heißer Asche. Die entstandene Süßspeise muss so ähnlich geschmeckt haben, wie Pattys Kürbispudding (siehe Seite 156 f.), obwohl ich bezweifle, dass sie ebenso köstlich schmeckte.

Der Speisekürbis enthält wirklich erstklassige Nährstoffe. Äußerst ballaststoffhaltig und kalorienarm, stecken in ihm krankheitsbekämpfende Inhaltsstoffe in Hülle und Fülle, wie Kalium, Pantothensäure, Magnesium sowie die Vitamine C und E. Doch eine Schlüsselrolle spielt die im Kürbis enthaltene Kombination verschiedener Carotinoide, die ihn auf die Liste der 14 *SuperFoods* katapultiert hat.

In kaum einer anderen Frucht sind so viele Carotinoide enthalten wie im Kürbis. Bereits eine halbe Tasse Kürbis versorgt Sie mit mehr als der doppelten Menge der von mir empfohlenen Tagesdosis an Alpha-Carotin und 100 Prozent der von mir empfohlenen Tagesmenge an Beta-Carotin. Wenn Sie den großen

Empfohlene Tagesmenge an Carotinoiden

Das ***Food and Nutrition Board*** des ***Institute of Medicine*** der amerikanischen nationalen Wissenschaftsakademie hat unter anderem die Aufgabe, die empfohlenen Tagesdosen verschiedener Nährstoffe festzulegen. Obwohl man erkannt hat, dass »höhere Serumspiegel von Beta-Carotin und anderen Carotinoiden aus Nahrungsmitteln das Risiko verschiedener chronischer Erkrankungen zu senken scheinen«, war man bisher nicht in der Lage, eine wünschenswerte tägliche Tagesdosis an Carotinoiden festzulegen. Inzwischen habe ich eigene Empfehlungen entwickelt, die auf sämtlicher verfügbaren Peer-review-Literatur basieren, und von denen ich glaube, dass sie Ihnen die optimale Menge dieser Nährstoffe bieten werden.

Alpha-Carotin: 2,4 Milligramm oder mehr aus Nahrungsmitteln
Beta-Carotin: 6 Milligramm oder mehr aus Nahrungsmitteln
Lycopin: 22 Milligramm oder mehr aus Nahrungsmitteln
Lutein/Zeaxanthin: 12 Milligramm oder mehr aus Nahrungsmitteln
Beta-Kryptoxanthin: 1 Milligramm oder mehr aus Nahrungsmitteln

Nährwert dieses Nahrungsmittels erst erkannt haben, werden Sie begreifen, warum auch der Kürbis im Hinblick auf die Nährstoffe als Superstar bezeichnet werden muss.

Carotinoide sind dunkel orangefarbene, gelbe oder rote fettlösliche Stoffe, die in verschiedenen Pflanzenarten vorkommen. Sie schützen die Pflanzen vor dem schädlichen Einfluss der Sonnenstrahlen und verleihen ihnen zudem eine attraktive Farbe, die Vögel und Insekten anlockt, die wiederum für die Bestäubung wichtig sind. Bis heute haben Wissenschaftler rund sechshundert verschiedene Carotinoide identifiziert, von denen mehr als fünfzig in unserer täglichen Nahrung enthalten sind. Doch nicht alle in den Nahrungsmitteln enthaltenen Carotinoide werden vom Körper gut aufgenommen, sodass bisher nur vierunddreißig Carotinoide im menschlichen Blut und in der Muttermilch gefunden wurden.

Die sechs am häufigsten in menschlichem Gewebe vorkommenden Carotinoide sind Beta-Carotin, Lycopin, Lutein, Zeaxanthin, Alpha-Carotin und Beta-Kryptoxanthin. Alpha-Carotin, Beta-Carotin und Beta-Kryptoxanthin zählen zu den Provitaminen A, was bedeutet, dass unser Körper sie in Vitamin A umwandeln kann.

Im Unterschied zu tierischen Vitamin-A-Quellen ist eine toxische Überdosierung des Vitamins bei pflanzlichen Lieferanten ausgeschlossen. (Wenn Sie zum Beispiel eine zu große Menge Eisbärleber äßen, könnten Sie an einer Vitamin-A-Überdosis sterben.) In unserem Körper kommen die Carotinoide in vielen verschiedenen Geweben vor, wo sie uns vor freien Radikalen schützen, unsere Immunabwehr stärken, die Kommunikation zwischen den Zellen fördern und vielleicht die Produktion natürlich vorkommender, entgiftend wirkender Enzyme anregen. Daneben spielen Carotinoide eine wichtige Rolle für Haut und Augen, indem sie sie vor den schädigenden Einflüssen der ultravioletten Strahlen schützen.

Nahrungsmittel mit einem hohen Carotinoidgehalt werden mit einer Unmenge gesundheitsfördernder und Krankheiten bekämpfender Eigenschaften in Verbindung gebracht. Es wurde nachgewiesen, dass sie das Risiko bestimmter Krebsarten senken, darunter Lungen-, Darm-, Blasen-, Gebärmutterhals-, Brust- und Hautkrebs.

In der bedeutenden *Nurses' Health Study* wiesen diejenigen Frauen, die am meisten Carotinoide über die Nahrung zu sich nahmen, die geringste Brustkrebsrate auf.

Carotinoid-Kick auf die Schnelle

Um Ihre tägliche Dosis an Carotinoiden zu erreichen, genießen Sie eine rohe Paprikaschote (orange oder rot), geschälte junge Möhren (gedämpft oder roh gegessen), eine Hand voll frischer oder getrockneter Aprikosen oder Pflaumen, eine Scheibe Netz- oder Wassermelone, ein Stück Mango oder eine Dattelpflaume. Ein anderer beliebter Carotinoid-Kick: Mangosorbet.

Zudem liegen viel versprechende Hinweise dafür vor, dass Carotinoide die Herzerkrankungsrate senken können. Bei einer über dreizehn Jahre dauernden Studie stellten Wissenschaftler einen engen Zusammenhang zwischen einem niedrigen Carotinoidspiegel im Blut und einer erhöhten Herzerkrankungsrate fest. Wie übrigens immer wieder bestätigt wird, wurde der Zusammenhang zwischen dem vermehrten Carotinoidverzehr und dem niedrigeren Herzerkrankungsrisiko nur unter Berücksichtigung *aller* Carotinoide, nicht nur des Beta-Carotins, festgestellt.

Der Verzehr von Carotinoiden senkt auch das Risiko für grauen Star und Makuladegeneration.

Die beiden im Kürbis in großen Mengen enthaltenen Carotinoide – Alpha-Carotin und Beta-Carotin – zählen zu den besonders leistungsfähigen pflanzlichen Nährstoffen.

Beta-Carotin, dem man zum ersten Mal in den 1980er Jahren Beachtung schenkte, zählt zu denjenigen Antioxidantien, mit denen die meisten wissenschaftlichen Studien durchgeführt wurden. Der Name »Carotinoid« – abgeleitet von »Karotte« – bezieht sich auf die typische Farbe dieser Nährstoffe, die zunächst nur mit Möhren in Verbindung gebracht wurde. Und tatsächlich enthalten Möhren (so wie auch Süßkartoffeln) große Mengen an Beta-Carotin. Seit langem ist bekannt, dass das in Nahrungsmitteln enthaltene Beta-Carotin bei der Vorbeugung gegen viele Krankheiten, einschließlich Krebs, helfen kann. Die Vermutung, dass es einen Zusammenhang zwischen Beta-Carotin und der Vorbeugung gegen Lungenkrebs gibt, zog eine Menge faszinierender wissenschaftlicher Studien nach sich. Diese bahnbrechenden Studien zu Beta-Carotin lieferten mit die ersten Hinweise darauf, dass Nahrungsergänzungsmittel nicht der Weisheit letzter Schluss sind, wenn es um die Vorbeugung gegen Krankheiten geht. Und diese Erkenntnis ist sozusagen der Kern des *SuperFood*-Konzeptes: Entscheidend für die Vorbeugung gegen Krankheiten und eine gute Gesundheit ist der Verzehr von natürlichen Nahrungsmitteln.

Aus der Erkenntnis, dass das in Nahrungsmitteln enthaltene Beta-Carotin dabei hilft, Lungenkrebs vorzubeugen, folgerten die Wissenschaftler, dass ein Beta-Carotin-haltiges Nahrungsergänzungsmittel dieselbe Wirkung zeigen müsste. Doch leider wurde durch zwei wichtige Studien nachgewiesen, dass im Gegenteil Raucher, die ein Beta-Carotin-Nahrungsergänzungsmittel einnahmen, eine erhöhte Lungenkrebsrate aufwiesen.

Vielleicht erinnern Sie sich ja sogar an diese beiden Studien, die vor ein paar Jahren weltweit Schlagzeilen machten:

- Eine im Jahr 1996 in Finnland mit 29.000 männlichen Rauchern durchgeführte Studie, die im *New England Journal of Medicine* veröffentlicht wurde, zeigte, dass diejenigen Männer, die rauchten und ein Beta-Carotin-Ergänzungsmittel einnahmen um 18 Prozent *wahrscheinlicher* Lungenkrebs bekamen als diejenigen, die kein solches Mittel einnahmen.

- Eine in den Vereinigten Staaten durchgeführte und im *Journal of the National Cancer Institute* veröffentlichte Studie – sie hieß *Carotene and Retinal Efficacy Trial (CARET)* –, wurde zwei Jahre vor dem geplanten Abschluss gestoppt, da sich herausstellte, dass die Einnahme eines Ergänzungsmittels mit

Beta-Carotin und Vitamin A negative Auswirkungen auf Raucher hatte, verglichen mit anderen Testpersonen, die ein Placebo einnahmen.

Diese überraschenden Neuigkeiten verschlugen den Anhängern gängiger Gesundheitstrends die Sprache. Immerhin war man daran gewöhnt, ständig neue Kenntnisse über die krankheitsvorbeugende Wirkung bestimmter Mikronährstoffe zu erhalten. Was war passiert? Nun, einfach ausgedrückt, hat das in Nahrungsmitteln vorkommende Beta-Carotin im Zusammenspiel mit den anderen darin enthaltenen Nährstoffen eine völlig andere Wirkung auf den Körper als der einzelne Nährstoff, der von seinen Partnern isoliert wurde. Wie so viele andere Nährstoffe, arbeiten die Carotinoide am besten im Team zusammen, und wenn man das Team auseinander reißt, kann dies unabsehbare Folgen haben.

Außerdem weicht die Dosis eines Nährstoffes, den Sie in Form eines Ergänzungsmittels einnehmen, von der Dosis ab, die Sie über die Ernährung aufnehmen würden. So weiß man zum Beispiel, dass der tägliche Verzehr von zehn Milligramm Beta-Carotin in Form von Möhren gut für die Gesundheit ist und hilft, Krankheiten vorzubeugen. Doch wenn Sie einem Menschen zwanzig Milligramm Beta-Carotin in Form einer Pille verabreichen, wirkt diese Dosis womöglich mehr wie ein Arzneimittel als wie ein Nährstoff, was unerwartete und unter Umständen gesundheitsschädliche Nebenwirkungen haben könnte. Dies liegt daran, dass von dem in rohen Möhren enthaltenen Beta-Carotin nur ungefähr zehn Prozent vom Körper aufgenommen werden. Gart man die Möhren, erhöht sich die Absorptionsrate des Beta-Carotins auf ungefähr 29 Prozent. Mit anderen Worten, wenn Sie das Beta-Carotin über die Nahrung, in diesem Fall durch den Verzehr von Möhren aufnehmen, nimmt Ihr Körper nur einen kleinen Teil davon auf. Und kein Mensch kann so viele Möhren auf einmal essen, dass es eine toxische Dosis Beta-

Carotin bedeuten würde. Zu einer Überdosierung von Beta-Carotin kann es beim Verzehr von Möhren, Kürbis oder anderen Obst- und Gemüsesorten einfach nicht kommen. Der einzige (harmlose) Nebeneffekt, der sich gelegentlich dabei einstellen kann, ist eine leicht orangefarbene (durch Beta-Carotin verursachte) oder leicht rötliche (durch Lycopin verursachte) Tönung der Haut. Wenn Sie aber stattdessen Beta-Carotin als Ergänzungsmittel einnehmen, ist Ihr Körper in der Lage, einen viel höheren Prozentteil dieses Nährstoffs aufzunehmen. So wirkt der Nährstoff plötzlich wie ein starkes Arzneimittel. Außerdem bringt er in dieser Menge auch das fein austarierte Zusammenspiel der anderen Nährstoffe in Ihrem Körper aus dem Gleichgewicht.

Die aus Nahrungsmitteln wie zum Beispiel Kürbis stammenden Carotinoide spielen im Kampf gegen den Krebs eine wichtige Rolle. Höhere Beta-Carotin- und Alpha-Carotin-Spiegel im Serum werden mit einer geringeren Rate an bestimmten chronischen Erkrankungen in Verbindung gebracht. In Laborstudien hat sich gezeigt, dass Beta-Carotin stark antioxidative und entzündungshemmende Eigenschaften besitzt – so hatte es zum Beispiel die Oxidation von Cholesterin verhindert. Vor dem Hintergrund, dass sich oxidiertes Cholesterin an den Wänden der Blutgefäße ablagert und dadurch zum Herzinfarkt- und Schlaganfallrisiko beiträgt, kann also eine vermehrte Beta-Carotin-Aufnahme über die Ernährung womöglich gegen die Entstehung von Atherosklerose und Herzerkrankungen vorbeugen.

Zusammen mit anderen Carotinoiden wirkt das Beta-Carotin möglicherweise auch vorbeugend gegen durch freie Radikale verursachte Komplikationen des Langzeitdiabetes sowie das erhöhte Herzerkrankungsrisiko, das mit dieser weit verbreiteten Krankheit einhergeht.

Studien haben zudem gezeigt, dass eine ausreichende Zufuhr von Beta-Carotin dabei helfen kann, das Darmkrebsrisiko zu senken. Möglicherweise geschieht dies dadurch, dass das Beta-

Carotin die Darmzellen vor den schädlichen Auswirkungen von krebserregenden Stoffen schützt.

Während das Beta-Carotin schon lange für seine gesundheitsfördernde Wirkung bekannt ist, ist es das reichliche Vorkommen von Alpha-Carotin, das den Speisekürbis zu einem wirklich außergewöhnlichen Nahrungsmittel macht. Die Neuigkeit, dass Alpha-Carotin zusammen mit einigen anderen speziellen Nährstoffen im Körper den biologischen Prozess des Alterns verlangsamen kann, ist wirklich aufregend. Mit anderen Worten: Je mehr Alpha-Carotin Sie über die Nahrung zu sich nehmen, desto weniger Alterserscheinungen zeigt Ihr Körper. Doch Alpha-Carotin kann nicht nur den Alterungsprozess verlangsamen, es schützt den Körper auch vor verschiedenen Krebsarten und grauem Star. Überdies bietet die in Kürbis enthaltene Kombination aus Carotinoiden, Kalium, Magnesium und Folaten Schutz gegen Herzerkrankungen.

Kürbis enthält darüber hinaus jede Menge Ballaststoffe. Die meisten Menschen sind sich des Ballaststoffgehaltes von Kürbispüree aus der Dose gar nicht bewusst, da es so eine cremige Konsistenz hat. Doch bereits eine halbe Tasse liefert fünf Gramm Ballaststoffe – mehr, als die entsprechende Menge der meisten Frühstückscerealien.

Alpha-Carotin-Stars

Kürbis (gegart, 1 Tasse)	11,7 mg
Möhren (gegart, 1 Tasse)	6,6 mg
Butternut-Kürbis (gegart, 1 Tasse)	2,3 mg
Gemüsepaprika, orange (1 Tasse)	0,3 mg
Grünkohl (gegart, 1 Tasse)	0,2 mg

Beta-Carotin-Stars

Süßkartoffeln (gegart, 1 Tasse)	23 mg
Kürbis (gegart, 1 Tasse)	17 mg
Möhren (gegart, 1 Tasse)	13 mg
Spinat (gegart, 1 Tasse)	11,3 mg
Butternut-Kürbis (gegart, 1 Tasse)	9,4 mg

Zubereitung von Kürbis

Nun sagen Sie vielleicht: Schön und gut, Kürbis ist eine wahre Nährstoffbombe – aber soll ich etwa jedes Mal, wenn ich ihn essen möchte, eines von diesen riesigen Dingern in die Küche schleppen?

Normalerweise kann man im Herbst frischen Speisekürbis auf dem Markt kaufen, während es im restlichen Jahr etwas schwierig sein dürfte, welchen zu finden. Doch glücklicherweise zeichnet sich der Kürbis auch dadurch aus, dass man ihn – preiswert in Dosen eingemacht – das ganze Jahr über kaufen kann. Bei uns zu Hause gibt es sommers wie winters den köstlichen Kürbispudding nach dem Rezept meiner Frau Patty. Unsere Kinder lieben ihn, und selbst ihre Freunde, die »gesundem« Essen manchmal ein wenig skeptisch gegenüberstehen, langen kräftig zu, wenn Pattys Kürbispudding auf dem Tisch steht.

Dosenkürbis straft all diejenigen Lügen, die behaupten, dass frische Lebensmittel auf jeden Fall die besten sind. Nicht nur, dass frischer Kürbis manchmal kaum oder gar nicht aufzutreiben ist – Dosenkürbis enthält sogar noch *mehr* Nährstoffe (eine

Ausnahme bilden die Kürbiskerne, siehe grauer Kasten auf Seite 155. Kürbispüree in Dosen (nicht zu verwechseln mit »Kürbispie-Füllung«, der Zucker und Gewürze enthält) wird bei der Herstellung eingekocht, um den Wassergehalt des frischen Kürbis zu reduzieren. Bei nur 83 Kalorien pro Tasse liefert der Kürbis mehr als 400 Prozent der von mir empfohlenen Tagesdosis für Alpha-Carotin, fast 300 Prozent der von mir empfohlenen Tagesdosis für Beta-Carotin und fast die Hälfte der für erwachsene Männer und Frauen nach den Wechseljahren empfohlenen Eisenmenge.

Andere Kürbisarten

Gelber Zentner – der »Halloween-Kürbis« – ist nicht der einzige essbare Winterkürbis, der voller gesunder Carotinoide steckt. Es gibt noch eine ganze Reihe anderer Sorten, die man viele Monate im Jahr auf dem Markt kaufen kann, und die dem gelben Zentner im Hinblick auf die Nährstoffe nahe kommen. Und glauben Sie bloß nicht, dass alle Kürbissorten gleich schmecken – weit gefehlt!

Probieren Sie einfach einmal verschiedene Sorten aus. In Amerika ist der Acorn-Kürbis recht bekannt, aber er schmeckt häufig ein wenig fade. Versuchen Sie auch einmal Butternut-Kürbis (dieser birnenförmige Speisekürbis ist sehr nährstoffreich und ergibt eine wunderbare Suppe), Hokkaido (ein hervorragender Speisekürbis, aus dem sich Suppen, aber auch Kuchen und Marmelade herstellen lassen), Roter Zentner oder Bischofsmütze (er hat ein festes, eher trockenes Fleisch und ist sehr lange haltbar).

Zwischen einem wässrigen Acorn, der seine besten Zeiten bereits hinter sich hat, und einem frischen, reifen Exemplar liegt ein himmelweiter Unterschied. Kaufen Sie Kürbisse am besten auf dem Wochenmarkt, wo Sie frische Produkte erhalten, die von den Bauern in der Region angebaut werden. Im Folgenden finden Sie einige Tipps, woran Sie die köstlichsten und nährstoffreichsten Kürbisse erkennen:

- Ein Winterkürbis sollte steinhart sein. Wenn er sich weich anfühlt, ist er entweder zu jung oder zu alt. Prüfen Sie die Schale: Wenn man sie leicht einkerben kann, ist der Kürbis wahrscheinlich zu jung.
- Kaufen Sie nur Kürbisse, bei denen noch der Stiel vorhanden ist. Wenn er fehlt, können bereits Bakterien in den Kürbis gelangt sein.
- Die Schale sollte leicht matt aussehen. Ein glänzender Kürbis ist entweder zu jung oder wurde mit Wachs behandelt.
- Normalerweise weist eine kräftige, dunkle Farbe auf einen reifen Kürbis hin. Bei dunkelgrünen Sorten kann man meistens noch die Fläche erkennen, die vor dem Ernten den Boden berührt hat. Diese Stelle sollte von einem reifen, nicht zu blassen Grün sein.
- Die farbenprächtigsten Exemplare findet man zur Erntezeit der Kürbisse – normalerweise im Spätsommer oder Herbst. Später im Jahr, nach einer gewissen Lagerzeit, haben Kürbisse meist einen süßeren und konzentrierteren Geschmack.
- Kürbisse, die in einem etwas kühleren Klima gereift sind, haben oft mehr Geschmack und Süße als solche, die aus einer wärmeren Region stammen. Fragen Sie im Zweifelsfall nach, woher der Kürbis stammt.

Vermengen Sie Kürbispüree aus der Dose mit Magermilch- oder fettarmem Naturjoghurt und verteilen Sie etwas Buchweizenhonig und paar Rosinen darauf. Kürbispüree eignet sich auch wunderbar für Suppen, selbst gebackenes Brot und Muffins.

Alternativen zu Kürbis

Zwar ist der Kürbis das Flaggschiff seiner Kategorie, doch es gibt einige gute Alternativen, die ebenfalls jede Menge Carotinoide und andere wichtige Nährstoffe enthalten. Möhren sind wahrscheinlich die bekanntesten unter ihnen. Übrigens kann der Körper die Nährstoffe der Möhren besser verarbeiten, wenn sie gegart wurden. Es spricht zwar nichts dagegen, rohe Möhren zu essen, doch in den Genuss eines höheren Nährstoffgehaltes kommen Sie bei gegarten Gerichten.

Kürbiskerne

Kürbiskerne kann man fertig abgepackt kaufen oder aus einem frischen Kürbis lösen und selbst rösten. Sie enthalten viel Vitamin E, Eisen, Magnesium, Kalium und Zink. Außerdem sind sie ein wunderbarer pflanzlicher Lieferant von Omega-6- und Omega-3-Fettsäuren. Wenn Sie die Kerne selbst aus dem Kürbis lösen, entfernen Sie alle Rückstände des Fruchtfleisches und spülen Sie die Kerne unter klarem Wasser ab. Träufeln Sie anschließend ein wenig Olivenöl und eine Prise Salz über die ausgebreiteten Kerne und lassen Sie sie – am besten über Nacht – an der Luft trocknen. Auf einem Backblech verteilt rösten Sie die Kürbiskerne 15 bis 20 Minuten bei 170 Grad im Backofen. Nach Geschmack können Sie vorher ein wenig Curry- oder Chili-Pulver darüber streuen. Nach dem Rösten lassen Sie die Kerne komplett abkühlen. Lagern Sie sie dann in einem luftdicht verschlossenen Behälter im Kühlschrank.

Auch Süßkartoffeln – die übrigens nicht mit unseren Speisekartoffeln verwandt sind – schmecken köstlich und enthalten eine Menge gesunder Carotinoide. Wenn Sie keine Zeit haben, die

Süßkartoffeln im Ofen zu backen, können Sie sie auch ringsum mit einer Gabel einstechen und anschließend ungefähr fünf Minuten in der Mikrowelle garen. Im Ofen gebackene Süßkartoffeln beginnen beim Garen zu karamellisieren. Sie schmecken auch ganz ohne Butter – streuen Sie vor dem Essen nur ein wenig Salz und Pfeffer darüber. Ich nehme oft ein paar gebackene Süßkartoffeln als Zwischenmahlzeit mit zur Arbeit. Sie schmecken auch bei Zimmertemperatur, falls man im Büro keine Mikrowelle zur Verfügung hat, um sie zu erhitzen.

Hier noch ein Tipp für die Zubereitung von Süßkartoffeln: Hobeln Sie ein paar Süßkartoffeln in dünne Scheiben und verteilen Sie sie auf einem Backblech. Geben Sie ein wenig Olivenöl und grobes Salz darüber und schieben Sie das Ganze für ungefähr 20 Minuten bei 180 Grad in den Backofen. Während des Garens sollten Sie die Süßkartoffeln ein paarmal wenden. Denken Sie daran, dass die Scheiben umso schneller gar sind, je dünner Sie sie schneiden, und geben Sie Acht, dass sie nicht verbrennen.

Pattys Kürbispudding

½ Tasse Zucker
1 TL Zimt
½ TL Salz
¼ TL gemahlener Ingwer (nach Geschmack)
¼ TL gemahlene Nelken (nach Geschmack)
2 große Eier
1 Dose Kürbispüree (450 Gramm)
350 ml magere Kondensmilch

Zucker, Zimt, Salz, Ingwer und Nelken in einer kleinen Schüssel mischen. In einer großen Schüssel die Eier verschlagen. Anschließend Kürbis und Zucker-Gewürz-Mischung dazugeben und vermengen. Die Kondensmilch nach und nach unterrühren. In eine flache, ofenfeste Auflaufform füllen und im vorgeheizten Backofen bei 175 Grad ca. 40 Minuten backen. Nicht zu lange im Ofen lassen: Der Pudding sollte in der Mitte noch weich sein. Abkühlen lassen und bei Zimmertemperatur genießen oder bis zum Servieren in den Kühlschrank stellen.

Gerösteter Butternut-Kürbis mit Honigglasur

ERGIBT 2 PORTIONEN

Schmeckt wunderbar zu einem Puten- oder Lachsgericht.

Rapsöl
1 mittelgroßer Butternut-Kürbis (der Länge nach durchschneiden und Fäden und Kerne entfernen)
1 TL Butter
2 TL Buchweizenhonig
Salz
Frisch gemahlener schwarzer Pfeffer

Backofen auf 180 Grad vorheizen. Ein Backblech leicht mit Rapsöl einfetten und die Kürbishälften mit den Schnittflächen nach unten darauf legen. Ca. 45 bis 55 Minuten backen. Der Kürbis ist gar, wenn man mit einem Fleischspieß leicht hineinstechen kann. In der Zwischenzeit die Butter schmelzen, Honig hinzufügen und mit Salz und Pfeffer abschmecken. Die gegarten Kürbishälften wenden und mit den Schnittflächen nach oben auf das Backblech legen. Mit der Butter-Honig-Mischung bestreichen und erneut für fünf Minuten in den Ofen schieben. Zum Servieren die Kürbishälften in Stücke schneiden.

Vier Teelöffel Buchweizenhonig enthalten ungefähr zehn Milligramm Polyphenole. Das mag nicht nach besonders viel klingen, doch eine Studie, die mit 25 gesunden Männern durchgeführt wurde, ergab, dass die antioxidativen Eigenschaften ihres Blutserums um sieben Prozent zunahmen, nachdem die Männer ein Glas warmes Wasser getrunken hatten, in dem vier Teelöffel Buchweizenhonig aufgelöst waren.

Orangen

Alternativen: Zitronen, gelbe und rosa Grapefruit, Kumquats, Mandarinen, Clementinen, Limonen
Empfohlene Menge: eine Portion täglich

Orangen enthalten:

- Vitamin C
- Ballaststoffe
- Folate
- Limonen
- Kalium
- Polyphenole
- Pektin

Orangen könnten Amerikas erste »Gesundheitskost« gewesen sein. Schon lange sind sie als gute Lieferanten für Vitamin C bekannt und werden von den meisten für wohlschmeckend, saftig und vielleicht allzu vertraut gehalten. Wohl kaum jemandem entlockt es einen Freudenschrei, wenn er eine Orange in seinem Proviant entdeckt – obwohl es eigentlich Gründe genug gibt, dass es so sein könnte. Die Erkenntnisse darüber, wie gesund Orangen sind, und dass sie dabei helfen, Erkrankungen wie Krebs, Schlaganfall, Diabetes und vielen anderen chronischen Krankheiten vorzubeugen, sollten dieses Obst und die anderen Zitrusfrüchte als entscheidenden Beitrag zu einer gesunden Ernährung wieder in den Mittelpunkt des Interesses rücken.

Ursprünglich stammen Orangen aus Asien, wo sie bereits vor tausenden von Jahren angebaut wurden, bevor sie eine der beliebtesten Obstsorten der Welt wurden. Im späten fünfzehnten Jahrhundert brachte Christopher Kolumbus Orangensamen auf die Karibischen Inseln; im darauf folgenden Jahrhundert gelangten die Orangen durch die spanischen Eroberer nach Florida. Ungefähr 200 Jahre später, im achtzehnten Jahrhundert, brachten spanische Missionare die Orange schließlich nach Kalifornien. Noch heute sind Florida und Kalifornien die beiden Staaten der USA, in denen die meisten Orangen angebaut werden.

Der Lebensretter Ihrer Majestät

Die Geschichte, wie die Limonen, beziehungsweise das in ihnen enthaltene Vitamin C, die Seefahrer der britischen Königin retteten, ist vielen vertraut. Es ist ein spannendes Märchen über die bedeutende Rolle einer gesunden Ernährung, das zeigt, wie wichtig es ist, eine breite Palette an gesundheitsfördernden Nährstoffen über die Nahrung aufzunehmen. Im fünfzehnten und sechzehnten Jahrhundert starben viele Seeleute während der damals noch endlos langen Seeüberfahrten an Skorbut, obwohl man glaubte, dass sie genug Nahrung erhielten. Als der portugiesische Entdecker Vasco da Gama im letzten Jahrzehnt des fünfzehnten Jahrhunderts zum ersten Mal das Kap der Guten Hoffnung umsegelte, verlor er fast die Hälfte seiner Männer an die Skorbut. Erst 200 Jahre später entdeckte James Lind, ein englischer Marinechirurg, dass eine tägliche Ration an Zitrusfrüchten wie Zitronen, Limonen oder Orangen die Seeleute gesund erhielt. So wurde das Leben der englischen Seemänner –

oder »limeys«, wie die Engländer im amerikanischen Slang abschätzig genannt wurden – gerettet.

Dies wären sicher nicht viel mehr als ein paar angestaubte Geschichten, wenn man nicht nachgewiesen hätte, dass zwanzig bis dreißig Prozent der erwachsenen Amerikaner einen viel zu geringen Vitamin-C-Spiegel im Blut haben und 16 Prozent sogar einen echten Mangel an diesem Vitamin leiden. Der Körper des Menschen (und übrigens auch des Meerschweinchens) kann Vitamin C nicht selbst herstellen. Zudem ist es wasserlöslich und wird im Körper nicht gespeichert, weshalb es ihm über die Nahrung stetig zugeführt werden muss, um den Vitamin-C-Spiegel in Blut und Zellen in ausreichender Höhe zu halten. Vor diesem Hintergrund ist es geradezu alarmierend, dass viele Kinder nur minimale Mengen an Vitamin C zu sich nehmen. Die RDA (recommended daily allowance – vom *Food and Nutrition Board* der amerikanischen nationalen Wissenschaftsakademie empfohlene Tagesmenge eines bestimmten Nährstoffes) liegt bei 90 Milligramm pro Tag für erwachsene Männer und 75 Milligramm pro Tag für erwachsene Frauen. Meiner Meinung nach ist diese Empfehlung ziemlich niedrig. Ich denke, die optimale tägliche Zufuhr von Vitamin C über die Nahrung liegt bei 350 Milligramm oder mehr. Doch bis zu einem Drittel aller Amerikaner nehmen *weniger* als 60 Gramm Vitamin C täglich zu sich!

Gerade vor dem Hintergrund des Überangebotes an Nahrungsmitteln in den heutigen Zeiten ist es geradezu erschreckend, dass es derart vielen Menschen an einem Vitamin mangelt, das von so entscheidender Wichtigkeit für die Gesundheit ist. Zwar gibt es heutzutage keine Skorbutepidemien mehr, doch es gibt wahre Epidemien von Herzerkrankungen, Bluthochdruck und Krebs. Das in Zitrusfrüchten enthaltene Vitamin C kann in Verbindung mit anderen wertvollen Nährstoffen eine wichtige Rolle bei der Verringerung dieser hohen Rate an chronischen Erkrankungen spielen.

Denken Sie daran, dass Vitamin C vom Körper schnell wieder ausgeschieden wird. Eine ausreichende tägliche Zufuhr ist aber von entscheidender Wichtigkeit für eine optimale Gesundheit.

Im Laufe der vergangenen zwanzig Jahre stellte sich heraus, dass der durchschnittliche Vitamin-C-Spiegel im Blut des Menschen aus unbekannten Gründen immer weiter sank. Ein möglicher Grund ist die Tatsache, dass viele Verbraucher keinen reinen Orangensaft mehr trinken, sondern aus Konzentrat hergestellten Nektar oder stark zuckerhaltige Fruchtsaftgetränke. Da Orangensaft in unserer Ernährung der wichtigste Lieferant für Vitamin C ist und reiner Saft bedeutend mehr Vitamin C enthält als die Nektare und Fruchtsaftgetränke, könnte dieses geänderte Verhalten dramatische Auswirkungen auf unsere Gesundheit haben.

Wie auch immer, die meisten Menschen nehmen nicht genug Vitamin C über die Nahrung auf, und Orangen und Orangensaft sind die wichtigsten Lieferanten dieses wertvollen Nährstoffes. Frische Orangen enthalten verschiedene wichtige Bestandteile, die sie zu wahren Stars im Kampf gegen Alterserscheinungen und Krankheiten machen. Ich empfehle all meinen Patienten, mehr Zitrusfrüchte zu essen und ihren Saft zu trinken. Es ist ganz einfach: Ein zu geringer Vitamin-C-Spiegel wird mit der Zunahme etlicher Todesursachen, insbesondere Krebs und Herzerkrankungen in Verbindung gebracht. Eine einzige Orange – die übrigens nur 64 Kalorien hat – liefert 24 Prozent der von mir empfohlenen Tagesmenge von 350 Milligramm Vitamin C. (Dieselbe Orange liefert übrigens 92 Prozent der RDA für männliche Erwachsene und 110 Prozent der RDA für weibliche Erwachsene.) Nur wenige Obst- und Gemüsesorten enthalten mehr Vitamin C:

Gemüse	*Milligramm Vitamin C*
1 große gelbe Paprika	341
1 große rote Paprika	312
1 große orangefarbene Paprika	238
1 große grüne Paprika	132
1 Tasse rohe Brokkolistückchen	79

Obst	*Milligramm Vitamin C*
1 Tasse frische Erdbeeren in Stücken	97
1 Tasse Papayawürfel	87
1 Navel-Orange	83
1 mittelgroße Kiwi	70
1 Tasse Netzmelonenwürfel	59

Saft	*Milligramm Vitamin C*
1 Tasse frisch gepresster Orangensaft	124
1 Tasse Orangensaft aus Konzentrat	97

Im Grunde ist Orangensaft das einzige Nahrungsmittel mit hohem Vitamin-C-Gehalt, das in den Vereinigten Staaten regelmäßig verzehrt wird.

Die Kraft der Flavonoide

Flavonoide sind eine Gruppe von Polyphenolen, die in Obst, Gemüse, Hülsenfrüchten, Nüssen, Samen, Körnern, Tee und Wein vorkommen. In der wissenschaftlichen Literatur werden mehr als fünftausend verschiedene identifizierte Flavonoide beschrieben, und täglich erfahren wir etwas Neues darüber. Zitrusflavonoide, die in Fruchtfleisch, -saft und -schale enthalten sind, sind übrigens einer der Gründe dafür, warum Zitrusfrüchte so gesund sind – und warum die ganze Frucht so viel gesünder ist als ihr Saft. Zwei der in Zitrusfrüchten enthaltenen Flavonoiden – Naringin in Grapefruits und Hesperidin in Orangen – kommen in anderen Pflanzen nur selten vor und sind deshalb etwas Besonderes an den Zitrusfrüchten. Die Kraft der Zitrusflavonoide ist geradezu verblüffend. Sie haben antioxidative und antimutagene Eigenschaften. Letztere bezeichnen die Fähigkeit dieser Flavonoide, die Zellen vor Mutationen und so vor dem ersten Schritt in Richtung einer Krebserkrankung oder einer anderen chronischen Erkrankung zu bewahren. Offenbar sind sie in der Lage, ultraviolettes Licht zu absorbieren, die DNA der Zellen schützen und auf Karzinogene einzuwirken. Es wurde nachgewiesen, dass Zitrusflavonoide Krebszellen am Wachsen hindern, Kapillargefäße stärken, entzündungshemmend wirken und zudem eine antiallergische und antimikrobische Wirkung haben. Eine vermehrte Aufnahme von Flavonoiden wird mit einer Verringerung der Herzinfarkt- und Schlaganfallraten und einer Menge anderer Leiden in Verbindung gebracht.

Rutin, ein in Zitrusfrüchten (und in schwarzen Johannisbeeren) vorkommendes Flavonoid, hat entzündungshemmende Eigenschaften, zeigt antivirale Aktivität und hilft dabei, die Kapillargefäße vor dem altersbedingten »Zusammenbruch« zu schützen.

Orangen und die Gesundheit des Herzens

Es gilt als erwiesen, dass eine Orange täglich die Gesundheit des Herz-Kreislauf-Systems fördert. Bei der *Framingham Nurses' Health Study* stellte sich heraus, dass der Verzehr von nur einem Glas Orangensaft täglich das Schlaganfallrisiko um 25 Prozent senkte. Zahllose andere Studien bestätigten einen vergleichbaren Nutzen eines regelmäßigen Verzehrs von Zitrusfrüchten.

Orangen enthalten viel Vitamin C. Sie enthalten aber auch viele Flavonoide, wie beispielsweise Hesperidin, die das Vitamin wiederbeleben, nachdem es einen freien Radikalen neutralisiert hat. Mit anderen Worten, das Hesperidin verstärkt die Wirkung des Vitamin C in Ihrem Körper. Im Rahmen einer interessanten klinischen Studie am Menschen fand man heraus, dass Orangensaft den Anteil an HDL-Cholesterin (high-density lipoprotein, das »gute« Cholesterin) erhöht, während es den des LDL-Cholesterins (low-density lipoprotein, das »schlechte« Cholesterin) senkt.

Pektin, jene Faser, die so wirkungsvoll hilft, den Cholesterinspiegel zu senken, ist in der weißen Schicht unter der Schale von Zitrusfrüchten in großen Mengen enthalten. Ein einfacher Weg, mehr Pektin zu verzehren, ist also, diese weiße Haut mitzuessen. Ich selbst esse nicht nur »das Weiße« von Orangen und Mandarinen mit, sondern – wegen des darin in besonders hoher Konzentration enthaltenen Limonen – auch ein wenig von der orangefarbenen Schale.

Die in Orangen enthaltenen Ballaststoffe steuern einen wichtigen Beitrag zur Gesundheit Ihres Herzens bei. Zitrusfrüchte (insbesondere Mandarinen) sind mit die besten Lieferanten von Pektin – einem besonderen Ballaststoff. Es zählt zu jenen Ballaststoffen, von denen wir wissen, dass sie den Cholesterinspiegel im Blut senken. Aber Pektin hilft auch, den Blutzuckerspiegel zu stabilisieren. Eine einzige Orange liefert drei Gramm Ballaststoffe, die mit einer ganzen Reihe von gesundheitlichen Vorteilen in Verbindung gebracht werden. Ungefähr 35 Prozent aller Amerikaner verzehren Zitrusfrüchte nur in Form von Saft. Dabei wäre es ihrer Gesundheit zuträglich, wenn sie so oft wie möglich das ganze Obst äßen.

Fruchtfleisch – eine wahre Vitaminbombe

Das Fruchtfleisch der Orangen enthält doppelt so viel Vitamin C wie die Schale und zehnmal so viel wie der Saft. Fazit: Essen Sie ganze Früchte und kaufen Sie nur Saft mit Fruchtfleisch.

Ein anderer Grund, weshalb Orangen helfen, Herzerkrankungen vorzubeugen, ist ihr Gehalt an Folaten, auch Folsäure oder Folacin genannt. Folate zählen zur Gruppe der B-Vitamine. Es ist bekannt, dass der Folsäuregehalt der durchschnittlichen Ernährung unter der RDA (recommended daily allowance – vom *Food and Nutrition Board* empfohlene Tagesmenge eines bestimmten Nährstoffes) liegt und ein leichter bis mittelschwerer Folatemangel weit verbreitet ist. Tatsächlich gehört der Folatemangel zu den am weitesten verbreiteten Vitaminmängeln der Welt, und das, obwohl wir jeden Tag ein wenig mehr darüber erfahren, wie wichtig dieser Nährstoff für unsere Gesundheit ist. So wissen wir, dass die mit der Nahrung aufgenommenen Folate eine wichtige Rolle bei der Vorbeugung gegen Herzerkrankungen spielen können, dass sie für die Instandhaltung der normalen DNA wichtig sind und auch eine Rolle bei der Vorbeugung gegen Darmkrebs und Gebärmutterhalskrebs und vielleicht sogar von Brustkrebs spielen.

Folate verringern unter anderem die Konzentration von Homocystein im Blut, einer hoch aggressiven Aminosäure, die als Zwischenprodukt im Eiweißstoffwechsel entsteht und eine entscheidende Rolle bei der Entstehung von Herz-Kreislauf-Erkrankungen spielt. Hohe Homocysteinspiegel im Blut treten aber nicht nur bei Herzerkrankungen, sondern auch bei Gefäßerkrankungen des Auges auf.

Eine in Harvard durchgeführte Studie zeigte, dass Männer, die einen leicht erhöhten Homocysteinspiegel im Blut aufwiesen, ein dreifach erhöhtes Herzinfarktrisiko trugen als solche mit einem normalen Homocysteinspiegel. Bei einer großen, von der Regierung der Vereinigten Staaten finanzierten und im Jahr 2002 durchgeführten Studie stellte sich heraus, dass Menschen, die am meisten Folate über die Nahrung aufnehmen, ein geringeres Herzinfarkt- und Schlaganfallrisiko tragen. Je mehr Folate in der Nahrung enthalten waren, desto geringer war das Risiko. Im Zusammenspiel mit den anderen B-Vitaminen – B_{12} und B_6 und wahrscheinlich auch Betain (ein Bestandteil von Pflanzen, der das Homocystein zu reduzieren scheint) – bauen Folate das Homocystein in Ihrem Kreislaufsystem ab. Wenn dies nicht geschieht, kann diese Substanz den Blutgefäßen schaden und letztlich das Entstehen von Herzerkrankungen fördern.

Interessanterweise gibt es Hinweise darauf, dass eine vermehrte Folatezufuhr sogar die Gesundheit des Herzens bei Menschen fördern kann, die bereits an einer Herzerkrankung leiden.

Eine zu geringe Vitamin-C-Zufuhr kann das Risiko einer Hüftfraktur verdoppeln.

Orangen und Krebs

In der letzten Zeit wurden mehrere Forschungsergebnisse veröffentlicht, die darauf hinweisen, dass Orangen bei der Vorbeugung gegen Krebs eine wichtige Rolle spielen können. Es ist bekannt, dass die typische Mittelmeerküche, bei der relativ viel Zitrusfrüchte verwendet werden, mit einer geringeren Rate an Brust-, Lungen-, Bauchspeicheldrüsen-, Darm- und Gebärmutterhalskrebs in Verbindung gebracht wird. Tatsächlich wurde nachgewiesen, dass Zitrusfrüchte eine Menge bekannter Stoffe enthalten, die gegen die Entstehung von Krebs vorbeugen – womöglich mehr, als jedes andere Nahrungsmittel. Wie Sie sich mittlerweile sicher denken können, ist die krebsvorbeugende Wirkung der Orangen am höchsten, wenn Sie die ganzen Früchte essen: Die verschiedenen krebsvorbeugenden Inhaltsstoffe scheinen sich gegenseitig in ihrer Wirkung zu verstärken. Pektin, jener Ballaststoff, der so gut für die Gesundheit des Herzens ist, wirkt ebenfalls krebsvorbeugend. Es enthält Antagonisten der Wachstumsfaktoren, deren hemmende Wirkung auf das Wachstum von Tumoren demnächst vermutlich nachgewiesen wird. Es ist bekannt, dass Pektin bei Tieren die Metastasierung von Prostatakrebs und Melanomen hemmt.

Vorschlag für eine Verbraucheraktion

Schreiben Sie verschiedene Getränkehersteller an und regen Sie an, dass bei der Herstellung von Limonaden die Schalen der Zitrusfrüchte mitverwendet werden, um das gesunde Limonen zu erhalten.

Das Öl der Zitrusschalen enthält einen pflanzlichen Nährstoff namens Limonen, der in letzter Zeit aufgrund seiner gesundheitsfördernden Wirkung die Aufmerksamkeit der Wissenschaftler erregt hat. Limonen kommt in den Schalen von Orangen, Mandarinen, Zitronen und Limonen in bedeutenden Mengen, im Fruchtfleisch in geringeren Mengen vor. Das bedeutet, dass wir leider den gehaltvollsten Teil der Orangen normalerweise fortwerfen. Limonen stimuliert Enzyme, ihre antioxidative Wirkung zu entfalten, und hilft so, die Entstehung von Krebs zu verhindern. (Ist es nicht beruhigend zu wissen, dass ein natürlicher pflanzlicher Nährstoff gegen die Entstehung von Krebs im frühesten Stadium vorbeugen kann?) Limonen reduziert auch die Aktivität von Eiweißen, die ein abnormales Zellwachstum auslösen können. Es wirkt tumorhemmend und bewirkt dadurch – zumindest bei Tieren – die Rückentwicklung von Tumoren. Eine an den Einwohnern Arizonas durchgeführte Studie zeigte, dass diejenigen Menschen, die beim Kochen Zitrusschalen verwendeten, ein um 50 Prozent verringertes Schuppenzellkrebsrisiko trugen. Es ist schon lange bekannt, dass die Menschen in den Mittelmeerländern seltener an bestimmten Krebsarten erkranken als andere, und mittlerweile gehen die Wissenschaftler davon aus, dass dies zum Teil dem regelmäßigen Verzehr von Zitrusschalen zuzuschreiben ist. Um einen Schub Limonen zu erhalten, probieren Sie doch einmal die selbst gemachte Orangenlimonade – das Rezept steht am Ende dieses Kapitels. Übrigens ist auch in Orangensaft eine geringe Menge an Limonen enthalten, allerdings nicht annähernd so viel wie in

Die Schalen von Zitrusfrüchten enthalten eine Menge Nährstoffe, doch denken Sie daran, sie vor dem Verzehr mit warmem Wasser und ein wenig Flüssigseife gründlich zu waschen. Am besten kaufen Sie gleich unbehandelte Früchte. Manche Menschen reagieren auf das in den Zitrusschalen enthaltene Limonen gelegentlich mit einer Kontaktallergie.

der Schale der Früchte. Dabei enthält frisch gepresster Orangensaft neben anderen Nährstoffen am meisten Limonen, und industriell hergestellter Saft mit Fruchtfleisch enthält wiederum acht bis zehn Prozent mehr Limonen als Saft ohne Fruchtfleisch.

Vitamin C, das in Orangen reichlich enthalten ist, spielt auch im Kampf gegen den Krebs eine Rolle. Es gibt tatsächlich einen relativ konstanten umgekehrten Zusammenhang zwischen der Vitamin-C-Zufuhr und dem Auftreten von Magen-, Kehlkopf- und Speiseröhrenkrebs. Das erscheint logisch, da Vitamin C gegen Nitrosamine schützt – Krebs erregende Substanzen, die in Nahrungsmitteln vorkommen und von denen man annimmt, dass sie Krebserkrankungen in Mund, Magen und Darm hervorrufen können. Eine an Schweizer Männern durchgeführte Studie ergab, dass diejenigen, die an einer Krebserkrankung verstorben waren, einen um zehn Prozent niedrigeren Vitamin-C-Spiegel aufwiesen als diejenigen, die an anderen Krankheiten verstarben.

Es hat sich gezeigt, dass das in der Nahrung enthaltene Pektin bei Menschen, die an Diabetes Typ II leiden – eine Erkrankung, von der in den Industriestaaten immer mehr Menschen betroffen sind –, die Glukoseaufnahme im Körper und so die Produktion von Insulin verringert. Pektin hilft also dabei, den Blutzuckerspiegel stabil zu halten.

Zitrusfrüchte und Schlaganfall

Zitrusfrüchte scheinen vorbeugend gegen Schlaganfälle zu wirken. Nach der *Men's Health Professionals Follow-Up Study* leisten Zitrusfrüchte und ihr Saft, verglichen mit anderen Obst- und

Gemüsesorten, den wichtigsten Beitrag zur Reduktion des Schlaganfallsrisikos. Die Forscher schätzen, dass der tägliche Verzehr von einem Glas Orangensaft das Schlaganfallrisiko bei gesunden Männern um 25 Prozent senken kann, während das Risiko durch den Verzehr von anderem Obst nur um elf Prozent gesenkt wird. Interessanterweise scheint die Einnahme von Vitamin-C-Ergänzungsmitteln das Schlaganfallrisiko *nicht* in demselben Maße zu senken wie der Verzehr von ganzen Früchten. Dies lässt vermuten, dass im Saft von Zitrusfrüchten andere Substanzen enthalten sein müssen, die mit dafür zuständig sind, dass dieses Obst vor einem Schlaganfall schützen kann. Gegenwärtig wird angenommen, dass es die Polyphenole sind, die genau diesen Unterschied ausmachen. Sie sehen also: Dies ist ein weiterer Grund, warum Sie sich auf natürliche Nahrungsmittel verlassen sollten, wenn Sie Ihren Körper optimal mit Nährstoffen versorgen wollen. Auf der anderen Seite scheint die zusätzliche tägliche Einnahme von 350 bis 400 Milligramm Vitamin C über einen Zeitraum von mindestens zehn Jahren ein wirksames Mittel zu sein, um das Risiko zu senken, an grauem Star zu erkranken. (Dies ist ein Beispiel, dass auch Nahrungsergänzungsmittel wirken können.)

Zusätzliche Einnahme von Vitamin C

Um dem Körper die benötigten Nährstoffe zuzuführen, bevorzuge ich den Verzehr von natürlichen Nahrungsmitteln, anstatt mich auf Nahrungsergänzungsmittel zu verlassen. Trotzdem nehmen sogar Erwachsene, die täglich fünf Portionen Obst und Gemüse essen, häufig weniger als 100 Milligramm Vitamin C zu sich, sodass es sicher nicht schlecht ist, gegebenenfalls zusätzliches Vitamin C einzunehmen. Vergessen Sie dabei nicht, dass Ihr Körper zwar nicht zwischen dem in der Nahrung enthaltenen Vitamin C und der Ascorbinsäure aus dem Labor unterscheiden kann, dass die Nahrungsmittel aber zusätzlich Polyphenole (Bioflavonoide) enthalten, die die positive Wirkung des Vitamins verstärken. Deshalb sollte man am besten ein Ascorbinsäure-Präparat einnehmen, das auch Bioflavonoide enthält, um die Chance zu erhöhen, dass der Körper von dem ganzen Netzwerk der Antioxidantien profitiert. Denken Sie auch daran, dass Ihr Körper nur eine begrenzte Menge an Vitamin C aufnehmen kann. Es ist also ratsamer, zum Beispiel jeweils morgens und abends 250 Milligramm Vitamin C über ein Nahrungsergänzungsmittel einzunehmen, als eine 500- oder 1000-Milligramm-Dosis auf einmal.

Falls Sie ein Ergänzungsmittel einnehmen, achten Sie bitte darauf, dass Sie unter der vom *Food and Nutrition Board* angegebenen täglichen Höchstdosis von 2.000 Milligramm bleiben.

Vorschlag für eine Verbraucheraktion

Schreiben Sie verschiedene Hersteller von Nahrungsergänzungsmitteln an und regen Sie an, Vitamin-C-Produkte in Dosen von 100 bis 250 Milligramm herzustellen, die auch Bioflavonoide enthalten. Die meisten Ergänzungsmittel enthalten mehr Vitamin C (500 bis 1000 Milligramm).

Orangen in der Küche

Zitrusfrüchte – wie auch Kirschen, Weintrauben und einige andere Obstsorten – reifen nach dem Pflücken nicht mehr nach. Doch eine leuchtend orangefarbene Schale muss nicht unbedingt auf eine reife Frucht hinweisen. Grüne Flecken in der Orangenschale sind dagegen kein Grund zur Beunruhigung.

Je schwerer und kleiner die Frucht ist (und normalerweise je dünner die Schale ist), desto mehr Saft enthält sie. Sie können die Saftmenge, die sie aus einer Orange oder Zitrone pressen, noch erhöhen, wenn Sie die Frucht bei Zimmertemperatur lagern und vor dem Auspressen ein paar Mal über den Küchentisch rollen.

Orangen können entweder im Kühlschrank oder bei Zimmertemperatur gelagert werden und halten ungefähr zwei Wochen. Lassen Sie die Früchte aber nicht in einer Plastiktüte liegen, da sie sonst leicht Schimmel ansetzen.

Der Vitamin-C-Gehalt in einem Viertelliter Orangensaft schwankt – je nach Sorte und Reifezustand der Früchte und der Art, wie sie geerntet und transportiert wurden – zwischen 80 und 140 Milligramm. Durch den Vorgang der Pasteurisierung verringert sich der Nährstoffgehalt von industriell hergestelltem Saft.

Achten Sie auf das Haltbarkeitsdatum auf der Packung oder Flasche, und denken Sie daran, dass Orangensaft nach dem Öffnen nur wenige Tage frisch bleibt. Von dem Moment an, in dem der Saft aus den frischen Orangen gepresst wird, verliert er stetig an Vitamin C (und anderen Nährstoffen), doch da er davon reichlich enthält, liefert er Ihnen wahrscheinlich noch ausreichende Mengen, solange der Saft frisch schmeckt.

Tipp: Schütten Sie den frisch gepressten Saft einer Zitrone in den angebrochenen Orangensaft, dadurch erhöht sich der Vitamin-C-Gehalt wieder.

Lesen Sie die Zutatenliste, bevor Sie einen Orangensaft kaufen: Manche Fruchtsaftgetränke oder Nektare enthalten mehr Zucker und Wasser als Saft. Wählen Sie nur reinen Fruchtsaft.

Hier ein interessanter Vergleich des Nährstoffgehaltes von gelben und rosa Grapefruits (jeweils bezogen auf eine halbe Frucht):

	Gelbe Grapefruit	*Rosa Grapefruit*
Kalorien	39	37
Vitamin C	39 mg	47 mg
Kalium	175 mg	159 mg
Lycopin	0	1,8 mg
Beta-Carotin	Spuren	0,7 mg
Beta-Kryptoxanthin	0	Spuren
Lutein/Zeaxanthin	0	Spuren
Alpha-Carotin	Spuren	Spuren
Flavonoide	Enthalten	Enthalten

Obwohl es immer am besten ist, ganze Früchte zu essen, möchte man sie hin und wieder in einer anderen Zubereitungsart genießen, zum Beispiel als Brotaufstrich. Konfitüre aus Zitrusfrüchten kann sehr gesund sein: Die in den Orangen und Zitronen enthaltenen Flavonoide, die die Kapillargefäße stärken und die Wirkung des Vitamin C unterstützen, überleben den Herstellungsprozess – so wie übrigens viele andere Antioxidantien und Limonoide. Das Pektin, jener lösliche Ballaststoff aus den Zitrusfrüchten, der Marmeladen und Konfitüren gelieren lässt,

Grapefruitsaft kann die Wirkung bestimmter Arzneiwirkstoffe erhöhen. Man vermutet, dass dies an einem der in Grapefruits enthaltenen Flavonoiden – wahrscheinlich Naringin – liegt. Sprechen Sie mit Ihrem Arzt, falls Sie regelmäßig Medikamente einnehmen, um zu klären, ob Sie lieber auf Grapefruitsaft verzichten sollten.

hilft, den Cholesterinspiegel zu senken. Orangenmarmelade ist auf jeden Fall die bessere Wahl für Ihren Frühstückstoast als Butter!

Und so können Sie die gesunden Zitrusfrüchte ohne Probleme in Ihren Speiseplan integrieren:

- Essen Sie jeden Tag eine Orange, Mandarine oder Clementine.
- Mengen Sie Mandarinenspalten unter einen Salat aus frischem Spinat mit gehackten roten Zwiebeln.
- Bestreuen Sie Grapefruithälften mit braunem Zucker und überbacken Sie sie im Ofen. Sie ergeben ein köstliches Dessert!
- Bereiten Sie Obstsalat mit Orangensaft zu.
- Sorgen Sie dafür, dass Sie immer einen kleinen Vorrat an konzentriertem Orangen- und/oder Zitronensaft im Kühlschrank haben und verleihen Sie Kuchen, Kekse, Muffins oder Getränken einen nährstoffreichen Spritzer Frische. Träufeln Sie Orangensaft über Joghurt, Obstsalat und Geflügelsalat. Zitronensaft schmeckt gut in heißem Tee und verleiht vielen Geflügel- und Fischgerichten den besonderen Pfiff.
- Nehmen Sie Orangenspalten als erfrischenden Snack mit zum Sport. Sie versorgen Sie auf dem Sportplatz oder in der Halle mit reichlich wichtigen Antioxidantien und Vitamin C.

Kumquats sind die kleinsten aller Zitrusfrüchte. Vor meinem Haus wachsen zwei Kumquat-Büsche, sodass ich mir in der Saison jeden Tag ein oder zwei Früchte in den Mund stecken kann. Ihre dünne, süßliche Schale steckt randvoll mit wichtigen pflanzlichen Nährstoffen. Man kann sie in gut sortierten Supermärkten kaufen, meistens im Winter. Pressen Sie die Früchte zwischen den Fingern, bevor Sie sie essen, und genießen Sie den süßsauren Saft dieser köstlichen kleinen Nährstoffbomben.

Orangen-Haferkleie-Muffins mit Leinsamen

ERGIBT 24 MUFFINS

1 1/2 Tassen Haferkleie
1 Tasse Mehl
1 Tasse gemahlener Leinsamen
1 Tasse Weizenkleie
1 TL Backpulver
1/2 TL Salz
2 Orangen, gewaschen und entkernt, in Spalten
3/4 Tasse brauner Zucker
1 Tasse Buttermilch
1/2 Tasse Rapsöl
2 Eier
1 TL Natron
1 1/2 Tassen Rosinen

Haferkleie, Mehl, Leinsamen, Weizenkleie, Backpulver und Salz in einer großen Schüssel miteinander vermengen und beiseite stellen. Orangen, braunen Zucker, Buttermilch, Öl, Eier und Natron mit dem Mixer oder in der Küchenmaschine rühren, bis sich die Zutaten gut vermengt haben. Orangenmasse auf die Haferkleie-Mehl-Mischung geben und unterrühren, bis ein gleichmäßiger Teig entstanden ist. Rosinen unterheben (zur Abwechslung kann man Schokoladenflocken anstatt Rosinen verwenden). Teig in Muffinförmchen füllen und bei 180 Grad 18 bis 20 Minuten backen. Prüfen Sie mit einem Holzstäbchen, ob die Muffins gar sind: Wenn kein Teig daran kleben bleibt, sind sie fertig.

Die Form abkühlen lassen, dann die Muffins zum Auskühlen auf ein Kuchengitter stellen.

Frisch gepresster Orangen- oder Zitronensaft lässt sich in Gefrierbeuteln wunderbar einfrieren. So haben Sie immer eine kleine Menge für verschiedene Rezepte parat.

Frische Orangenlimonade

ERGIBT 12 GLÄSER À 250 ML

2 1/2 Tassen Wasser
1 Tasse Zucker (oder weniger)
2 TL konzentrierter Orangensaft
2 TL konzentrierter Zitronensaft
1 1/2 Tassen frisch gepresster Orangensaft (aus ca. 5 Orangen)
1 1/2 Tassen frisch gepresster Zitronensaft (aus ca. 8 Zitronen)
Wasser
Eiswürfel
Zitronenscheiben zum Garnieren

Wasser und Zucker in einem mittelgroßen Topf verrühren. Auf mittlerer Flamme erhitzen, bis sich der Zucker auflöst. Gelegentlich umrühren. Von der Platte nehmen und abkühlen lassen. Orangen- und Zitronensäfte hinzufügen und unterrühren. Abgedeckt bei Zimmertemperatur für eine Stunde stehen lassen. Bis zum Servieren abgedeckt in den Kühlschrank stellen.

Zum Servieren zwölf Gläser gleich hoch mit der Zitrusmischung füllen und mit kaltem Wasser auffüllen. Nach Geschmack Eiswürfel hinzufügen und die Gläser mit Zitronenscheiben garnieren.

Putenbrust (ohne Haut)

Alternativen: Hähnchenbrust ohne Haut
Empfohlene Menge: drei bis vier Portionen wöchentlich (jeweils höchstens ca. 110 Gramm)

Pute enthält:

- Fettarmes Eiweiß
- Niacin
- Vitamin B_6
- Vitamin B_{12}
- Eisen
- Selen
- Zink

Endlich erfährt der Truthahn die Anerkennung, die ihm zusteht. Als offizieller National- und Wappenvogel der Vereinigten Staaten vom Weißkopfseeadler ausgebootet (trotz Benjamin Franklins enthusiastischer Unterstützung), wird der Truthahn in Amerika häufig auf den traditionellen Thanksgiving-Braten reduziert und danach elf Monate im Jahr ignoriert. Dabei ist Truthahn- oder Putenfleisch wahrlich ein *SuperFood.*

Reich an Nährstoffen, fettarm, preiswert, vielseitig verwendbar und das ganze Jahr über erhältlich, erfährt es heute endlich die Aufmerksamkeit, die es verdient. Wenn Sie erst einmal entdeckt haben, welch unglaubliche Vorteile die in Putenfleisch enthaltenen Nährstoffe bieten, werden Sie es sicher regelmäßig auf den Tisch bringen.

Putenbrust ohne Haut ist einer der magersten Lieferanten fleischlichen Proteins, die es gibt – wenn nicht gar der magerste überhaupt. Diese Tatsache allein könnte Putenbrust schon zu einem *SuperFood* machen, doch Pute enthält obendrein eine Vielzahl von Nährstoffen, insbesondere Niacin, Selen, die Vitamine B_6 und B_{12} sowie Zink. Diese Nährstoffe sind gut für die Gesundheit des Herzens und helfen obendrein, das Krebsrisiko zu senken.

Fettarmes Eiweiß

Da Putenbrust ohne Haut so wenig gesättigtes Fett enthält, kommt es fast an die mageren Quellen tierischen Proteins heran, die die Menschen in der Steinzeit zur Verfügung hatten. Die Ergebnisse einiger Studien weisen darauf hin, dass sich unsere Vorfahren in der Steinzeit sehr gesund ernährt haben. Zudem sind sich die Ernährungswissenschaftler weitgehend darin einig, dass die traditionelle Ernährung im Mittelmeerraum, in Japan sowie in Okinawa, die ebenfalls jeweils wenig gesättigtes Fett enthält, viele gesundheitsfördernde Vorteile bietet. Es besteht kein Zweifel daran, dass eine tierische Eiweißquelle umso wertvoller ist, je magerer sie ist – doch ist gesundes, mageres tierisches Eiweiß nur selten zu finden.

Das meiste Geflügel und rote Fleisch, das man auf dem Markt kaufen kann, enthält zu viel schlechtes und kaum oder gar kein gutes Fett. 85 Gramm frischer Schinken enthalten zum Beispiel 5,5 Gramm, ein Lendensteak von ungefähr 85 Gramm 4,5 Gramm gesättigtes Fett.

Dieselbe Menge Putenbrust ohne Haut enthält dagegen weniger als 0,2 Gramm gesättigtes Fett.

Wie steht es nun um Hähnchenfleisch? Viele Menschen sind der Meinung, dass Hähnchen- und Putenfleisch praktisch austauschbar seien, und sind überrascht, wenn sie hören, dass ich das weiße Fleisch der Hähnchenbrust nicht im selben Atemzug wie das weiße Fleisch der Putenbrust als *SuperFood* nenne. Dies liegt daran, dass gebratenes weißes Hähnchenfleisch ohne Haut mehr Kalorien und gesättigtes Fett als gebratenes weißes Putenfleisch ohne Haut enthält.

Fleisch

(ca. 85 g)	*Kalorien*	*Eiweiß*	*Cholesterin**	*Gesättigtes Fett*
Pute (weißes Fleisch ohne Haut)	115	26 g	71 mg	0,2 g
Hähnchen (weißes Fleisch ohne Haut)	140	26 g	72 mg	0,85 g
Mageres Rinderhack	145	22 g	65 mg	2,4 g

* Der Gehalt an gesättigtem Fett spielt eine größere Rolle als der Cholesteringehalt. 300 mg Cholesterin täglich sind »erlaubt«, und diese Fleischsorten enthalten nur wenig Cholesterin. Zum Vergleich: Ein Eigelb enthält ungefähr 213 Milligramm Cholesterin.

Eiweiß in unserer Ernährung

Das Wort Eiweiß hat sich in den heutigen Zeiten zu einem Reizwort entwickelt. Eiweißreich, kohlehydratarm ... Diese Schlagworte haben die Ernährungsdiskussion in den zurückliegenden Jahren dominiert. Was ist die Wahrheit? Nun, dafür müssen wir uns zunächst einer kleinen Chemielektion widmen: Ein großer Teil unseres Körpers, einschließlich Muskeln, Organe, Haare und Enzyme besteht in erster Linie aus Eiweiß. In jeder einzelnen Zelle ist dieser für uns lebenswichtige Stoff enthalten. Eiweiß wiederum setzt sich aus verschiedenen Aminosäuren zusammen, von denen einige von unserem Körper hergestellt werden. Neun andere, die so genannten essentiellen Aminosäuren, müssen wir über unsere Nahrung aufnehmen. Einige Nahrungsmittel – darunter alle diejenigen, die tierisches Eiweiß enthalten, wie Eier, Fleisch und Fisch – haben sämtliche essentielle Aminosäuren und werden »vollständige« Eiweiße genannt. Andere, insbesondere pflanzliche Nahrungsmittel, sind unvollständige Eiweiße und müssen im Körper um die fehlenden Aminosäuren, die er aus anderen Quellen erhält, ergänzt werden. Dies ist übrigens auch der Grund, weshalb Vegetarier darauf achten müssen, dass sie eine bestimmte Kombination aus Nahrungsmitteln verzehren – zum Beispiel Naturreis und Bohnen, Erdnussmus und Vollkornbrot oder Vollkornnudeln und Käse –, um alle für die Eiweißsynthese notwendigen Aminosäuren aufzunehmen. Die einzige Ausnahme unter den pflanzlichen Nahrungsmitteln bilden hier die Sojabohnen und/oder aus Soja hergestellte Lebensmittel wie Tofu: Sie sind vollständige Eiweiße.

Da unser Körper Eiweiß nicht speichern kann – so wie er Fett speichert –, müssen wir es ihm ständig zuführen. Für die meisten Menschen stellt es jedoch kein Problem dar, die ausreichende Menge an Eiweiß mit der Nahrung aufzunehmen. Im Gegenteil, die meisten von uns essen zu viel Eiweiß, oder zumindest mehr als wir eigentlich benötigen. Frauen verzehren im Durch-

Machen Sie sich nicht zu viele Gedanken um die Menge an Eiweiß, die Sie verzehren. Versuchen Sie stattdessen, mehr gesunde Eiweißlieferanten in Ihren Speiseplan einzubauen. Vegetarische Eiweißquellen wie Sojaprodukte, Nüsse und Vollkornprodukte, aber auch Fisch und Meeresfrüchte wie Lachs, Austern, Muscheln und Sardinen sowie fettarme Molkereiprodukte sind eine gute Wahl.

schnitt 65 Gramm Eiweiß pro Tag, Männer 90 Gramm, und es gibt Ernährungspläne, die die doppelte oder sogar dreifache Menge an Eiweiß als Tagesdosis empfehlen.

Im Jahr 2002 hat die nationale Wissenschaftsakademie in den USA neue Empfehlungen (*DRI, Dietary Reference Intake*) für die Zufuhr sämtlicher Nährstoffe - von den Ballaststoffen bis hin zu Fettsäuren - veröffentlicht. Mit dem Ziel, das Risiko einer chronisch degenerativen Erkrankung zu reduzieren, wird empfohlen, dass der Eiweißverzehr idealerweise zehn bis 35 Prozent der täglichen Kalorienaufnahme ausmachen sollte. (Bezogen auf eine Ernährung, die pro Tag 2000 Kalorien enthält, wären das 50 bis 175 Gramm Eiweiß.) Diese Empfehlung basiert auf der ausführlichen Überprüfung wissenschaftlicher Forschungsergebnisse und ist in meinen Augen eine exzellente Richtlinie.

Doch was bedeutet dies auf unseren Alltag bezogen? Nun, erwachsene Frauen benötigen mindestens 46 Gramm Eiweiß täglich, erwachsene Männer 56 Gramm (sehr aktive sowie ältere Menschen brauchen wahrscheinlich mehr). Diese Mengen sind nicht schwer zu erreichen. Eine Frau kann ihre empfohlene Tagesmenge an Eiweiß zum Beispiel zu sich nehmen, indem sie 85 Gramm Thunfisch (20 Gramm Eiweiß) und 85 Gramm Putenbrust (26 Gramm Eiweiß) isst. Eine Scheibe Vollkornbrot enthält ungefähr 3 Gramm Eiweiß, 30 Gramm Mandeln ungefähr 6 Gramm. Da sehr viele Nahrungsmittel Eiweiß enthalten (eine

Tasse Linsensuppe enthält ungefähr 7,8 Gramm, ein Ei 6 Gramm, eine Ofenkartoffel 3 Gramm), können Sie sich vorstellen, wie schnell die meisten Menschen ihre empfohlene Tagesdosis an Eiweiß aufgenommen haben.

Was ist nun von besonders eiweißhaltiger Ernährung zu halten? Viele Menschen glauben fälschlicherweise, dass sie in ein besonderes »Fettverbrennungsparadies« kommen, wenn sie den Kohlehydratverzehr stark einschränken und gleichzeitig besonders viel Eiweiß verzehren. Doch die schlichte, unwiderlegbare Tatsache lautet: Wenn Sie mehr Kalorien zu sich nehmen, als Sie verbrennen, werden Sie zunehmen; wenn Sie mehr Kalorien verbrennen, als Sie verzehren, werden Sie abnehmen. Dass einige Menschen, die sich kohlehydratarm und eiweißreich ernähren, dabei Gewicht verlieren, liegt schlichtweg daran, dass die Nahrungsmittel, die sie verzehren, weniger Kalorien enthalten. Wenn Sie vollständig auf kohlehydratreiche Nahrungsmittel verzichten oder deren Verzehr rigide beschränken – jene Nahrungsmittel also, die normalerweise über die Hälfte Ihres Kalorienverbrauchs ausmachen –, nehmen Sie zwangsläufig ab. Und wenn Sie dann diese Diät beenden und sich wieder ernähren wie zuvor, werden Sie einen Teil oder das gesamte Gewicht schnell wiedererlangt haben.

Versuchen Sie weniger rotes Fleisch und stattdessen mehr Nüsse und Sojaprodukte zu essen. Auf diese Art reduzieren Sie nachgewiesenermaßen Ihr Herzerkrankungsrisiko und womöglich auch das Risiko, an Krebs zu erkranken.

Mit einem extrem hohen Eiweißverzehr sind eindeutig einige Gefahren verbunden. So scheiden Sie umso mehr Kalzium mit dem Urin aus, je mehr Eiweiß Sie zu sich nehmen, was bedeutet, dass Sie ein erhöhtes Risiko für Osteoporose tragen. Bei der

Nurses' Health Study stellte sich heraus, dass Frauen, die täglich mehr als 95 Gramm Eiweiß verzehrten (eine aus magerem Fleisch hergestellte 170-Gramm-Frikadelle enthält ungefähr 48,6 Gramm Eiweiß), ein höheres Risiko für Knochenbrüche trugen. Die wissenschaftliche Diskussion über dieses Thema ist noch nicht beendet, doch es scheint, als habe pflanzliches Eiweiß weniger negative Auswirkungen auf die Knochensubstanz als tierisches Eiweiß.

Pflanzliches Eiweiß

Für Vegetarier ist es relativ einfach, ausreichend Eiweiß zu verzehren. Wenn Sie darauf achten, jeden Tag Nahrungsmittel aus zwei oder mehr der folgenden Gruppen zu verzehren, sind Sie auf der sicheren Seite:

- Vollkornprodukte
- Hülsenfrüchte
- Nüsse, Kerne und Samen

Eine eiweißreiche Ernährung wird bei anfälligen Menschen auch mit einem gewissen Risiko für Nierenschäden in Zusammenhang gebracht. Wenn Sie unter einer verringerten Nierenfunktion leiden, sollten Sie unbedingt mit Ihrem Arzt sprechen, bevor Sie eine eiweißreiche Ernährung ausprobieren.

Eine andere Gefahr, die mit einer extremen Eiweißzufuhr einhergeht, hat etwas mit dem Insulinspiegel zu tun. Die Befürworter einer eiweißreichen Ernährung weisen darauf hin, dass ein Zuviel an Kohlehydraten den Insulinspiegel im Blut anhebt, was wiederum zu einer Gewichtszunahme führe, da mehr Kalorien in Fettzellen umgewandelt anstatt in Energie umgesetzt würden. Eine von der *Michigan State University* durchgeführte Studie scheint dieses Argument zu widerlegen. In Wahrheit bedeutet nämlich ein erhöhter Insulinspiegel, dass sich unter Umständen Diabetes und vielleicht sogar Krebserkrankungen entwickeln können.

Leider ist für die meisten Menschen in den Vereinigten Staaten eine eiweißreiche Ernährung gleichbedeutend mit einem höheren Verzehr von rotem Fleisch. Doch genau diese Art von Eiweiß - und die in rotem Fleisch enthaltenen gesättigten Fette - haben, wenn man zu viel davon isst, langfristig gesehen die negativsten Auswirkungen auf die Gesundheit.

Die Ernährungswissenschaftler sind sich darin einig, dass es vernünftig ist, die Zufuhr von gesättigten Fetten auf weniger als sieben Prozent der täglichen Fett-Kalorien zu beschränken. Zwei bedeutende Quellen gesättigter Fette in der typischen Ernährung der Amerikaner sind rotes Fleisch und vollfette Molkereiprodukte. Etliche Studien weisen auf einen Zusammenhang zwischen einem erhöhten Verzehr von gesättigten Fetten und Darmkrebs, koronarer Herzkrankheit und der Alzheimer-Krankheit hin. Zudem haben einige Studien eine Verbindung zwischen dem Verzehr von rotem Fleisch und Prostatakrebs hergestellt. Dabei darf man auch nicht vergessen, dass der Verzehr von gesättigten Fetten einen viel stärkeren Einfluss auf

Es reicht völlig aus, einmal am Tag ein vollständiges Eiweiß zu verzehren. Früher waren Wissenschaftler der Meinung, dass jede Mahlzeit eine gewisse Menge davon enthalten sollte. Heute weiß man jedoch, dass die Aminosäuren aus den Eiweißen mindestens vier Stunden und teilweise bis zu 48 Stunden in unserem Körper verbleiben. Machen Sie sich also keine Gedanken darum, dass jede Ihrer Mahlzeiten ein vollständiges Eiweiß enthalten müsse, sondern achten Sie stattdessen darauf, dass Sie insgesamt die empfohlene Tagesdosis erreichen.

den Anstieg des Cholesterinspiegels im Blut hat als der Verzehr von Cholesterin. Wenn Sie eiweißhaltige Nahrungsmittel, die viel gesättigtes Fett enthalten, durch Putenbrust ohne Haut ersetzen, haben Sie schon viel dafür getan, ein langes und gesundes Leben zu führen.

Und was ist mit Rindfleisch?

Rotes Fleisch ist nicht grundsätzlich ungesund. So enthält das rote Fleisch des amerikanischen Büffels zum Beispiel viel Eiweiß und wenig gesättigtes Fett. Das Problem bei dem meisten in den Vereinigten Staaten verkauften roten Fleisch ist aber, dass es zu viel von jenem Fett enthält, das unser Körper nicht benötigt – gesättigtes Fett und Omega-6-Fettsäuren –, aber zu wenig von dem Fett, das er braucht – Omega-3-Fettsäuren.

Im Prinzip ist das Fleisch von artgerecht gehaltenen Tieren demjenigen von Tieren vorzuziehen, die in modernen Mastbetrieben gezüchtet werden. Rinder sind Wiederkäuer, was bedeu-

In modernen Viehzuchtbetrieben werden häufig Antibiotika eingesetzt, um das Wachstum der Tiere zu beschleunigen. Schätzungen zufolge werden den Tieren in den USA jedes Jahr mehr als 13 Millionen Kilo Antibiotika verabreicht, wobei davon nur eine Million Kilo für die Behandlung von Infektionen eingesetzt werden. Wie Sie vielleicht wissen, wurden antibiotikaresistente Bakterienstämme in kommerziellen Fleischprodukten sowie im Verdauungstrakt von Verbrauchern gefunden. Helfen Sie mit, die Verantwortlichen davon zu überzeugen, dass Tieren, deren Fleisch wir konsumieren, weniger Antibiotika gegeben werden!

tet, dass ihr Verdauungssystem darauf ausgerichtet ist, Gras und nicht Getreide zu verdauen. Doch mit Futtergetreide lassen sich Rinder schneller und leichter mästen. Eine solche Ernährung enthält jedoch viele Omega-6-Fettsäuren (von denen wir ohnehin zu viel verzehren), sodass das Fleisch von Rindern aus Mastbetrieben ebenfalls viel von diesen Fettsäuren enthält. Darüber hinaus sind in dem Fleisch dieser Tiere auch häufiger Rückstände von Hormonen und Antibiotika enthalten.

Die Menschen im Mittelmeerraum essen durchschnittlich vier- bis fünfmal pro Monat rotes Fleisch und Fleischprodukte. Weniger wäre besser, doch für die meisten Amerikaner, die noch viel mehr essen, wäre diese Menge für den Anfang ein gutes Ziel. Idealerweise sollten Sie allerdings maximal alle zehn Tage höchstens 85 Gramm Rindfleisch essen.

Das Fleisch von artgerecht gehaltenen Rindern, die sich von Gras ernährt haben, ist magerer und weist ein ausgewogeneres Verhältnis von Omega-6- zu Omega-3-Fettsäuren auf. Es enthält die pflanzlichen Omega-3-Fettsäuren und das Vitamin E der dunkelgrünen Blattgemüse und dabei weniger gesättigtes Fett als das Fleisch aus Getreide-Mastbetrieben. Natürlich ist Fleisch aus artgerechter Tierzucht schwieriger zu bekommen und teurer als jenes, das man in jedem Supermarkt kaufen kann. Aus diesem Grund sind magerere Eiweißlieferanten – wie zum Beispiel Putenbrust – die bessere Wahl.

Doch gleichgültig, welches Fleisch Sie in der Küche verwenden, entfernen Sie vor dem Zubereiten alles sichtbare Fett. Wenn meine Frau und ich hin und wieder einmal Rinderhackfleisch zubereiten, spülen wir es vorher in einem Sieb unter fließendem heißem Wasser ab, um möglichst viel Fett zu entfernen, bevor wir das Fleisch würzen und weiterverarbeiten.

Pute für Ihr Herz

Putenfleisch enthält Niacin, Vitamin B_6 und Vitamin B_{12} – drei B-Vitamine, die für die Energieproduktion wichtig sind. Niacin scheint mit einer Verringerung des Risikos für Herzinfarkte und tödliche Herzinfarkte in Verbindung zu stehen. Niedrige Vitamin-B_{12}-, Vitamin-B_6- und Folatespiegel stehen in Zusammenhang mit einem hohen Homocysteinspiegel – jener aggressiven Aminosäure, die ein unabhängiges Herzerkrankungsrisiko darstellen kann.

Pute für Ihr Immunsystem

Putenfleisch ist reich an Zink, einem bemerkenswerten Nährstoff, der in allen Körpergeweben vorkommt. Eine zu geringe Zinkaufnahme ist weit verbreitet, sodass der regelmäßige Verzehr von Putenfleisch dabei helfen könnte, den durchschnittlichen Zinkspiegel im Blut zu heben. Das in Putenfleisch enthaltene Zink kann vom Körper wesentlich besser aufgenommen werden als das aus nicht-fleischlichen Quellen stammende. Zink ist von großer Bedeutung für das Immunsystem und fördert die Wundheilung sowie die normale Zellteilung im Körper. Eine 85-Gramm-Portion Putenbrust liefert ungefähr 14 Prozent der empfohlenen Tagesmenge an Zink.

Pute: Eine gute Selenquelle

Putenfleisch ist ein wichtiger Lieferant des Spurenelements Selen, das von großer Bedeutung für die Gesundheit des Menschen ist. Selen ist an einer ganzen Reihe von Körperfunktionen beteiligt, zum Beispiel am Schilddrüsenhormon-Stoffwechsel, an antioxidativen Prozessen sowie der Immunfunktion. Es gibt deutliche Hinweise für einen umgekehrten Zusammenhang zwischen der Selenaufnahme und dem Krebsrisiko, der Vermutungen zufolge darauf zurückzuführen ist, dass das Selen eine Rolle bei der Reparatur der DNA spielt.

Schließlich gibt es epidemiologische Hinweise darauf, dass die Selenaufnahme mit einem verringerten Risiko einer koronaren Herzkrankheit zusammenhängt. In Gegenden, in denen der Boden viel Selen enthält, scheint diese Erkrankung seltener aufzutreten.

Pute in der Küche

In den Wochen vor Thanksgiving wird in amerikanischen Fachzeitschriften immer wieder engagiert über verschiedene den traditionellen Truthahnbraten betreffende Fragen diskutiert: Tiefgekühlt oder frisch? Wie lange muss das Fleisch auftauen? Vor dem Braten salzen oder nicht? Doch kaum ist der Feiertag vorbei, wird die Pute für den Rest des Jahres wieder vergessen. Allerdings scheint sich die Lage allmählich zu ändern, denn Putenfleisch wird in den USA immer beliebter, und immer häufi-

Frisches Putenhack kann ein gutes Nahrungsmittel sein, aber prüfen Sie beim Kauf genau, welche Teile des Tieres verarbeitet wurden. Das Hackfleisch sollte ausschließlich aus Putenbrust hergestellt sein und keine Haut enthalten, nur dann ist es zu 99 Prozent fettfrei. Ein höherer Fettgehalt weist darauf hin, dass bei der Herstellung des Putenhackfleisches Haut, Fett und das dunklere Fleisch mit verarbeitet wurden.

ger stößt man auf Rezepte, die mit diesem *SuperFood* zubereitet werden. Noch vor einigen Jahren konnte man in den USA nur ganze Truthähne kaufen, doch mittlerweile gibt es halbe oder ganze Putenbrüste, Putenschnitzel, Hackfleisch, Putenschenkel, Flügel und sogar Lendenstücke. All diese Fleischteile sind schnell gar und ermöglichen es, dass man regelmäßig und ohne großen Aufwand Pute auf den Tisch bringen kann.

Hier ein paar unserer Lieblingsgerichte mit Putenfleisch:

- Frische Putenbrust als Sonntagsbraten. (Wir entfernen die Haut erst nach dem Garen.) Der Braten ist schnell gar und kann mit den klassischen Beilagen serviert werden.
- Ein Puten-Sandwich aus getoastetem Vollkornbrot mit einigen Spinat- und Römersalatblättern, Zwiebelscheiben, Avocado und einem Klecks Majonäse und/oder Senf
- Tacos oder Burritos mit Putenstückchen, die mit gehackten Zwiebeln und Paprika in Ölivenöl gebraten wurden
- Putenschnitzel mit ein wenig Barbecuesauce (denken Sie an das Lycopin!). Ich nehme gern ein Putenschnitzel mit etwas Preiselbeersauce in einer Frischhaltedose mit zur Arbeit.
- Suppe aus Putenfleisch mit viel Gemüse darin
- Bolognesesauce aus magerem Putenhack

Soja

Alternativen (in diesem Fall die verschiedenen Sojaprodukte): Tofu, Sojamilch, Sojakerne, Tempeh, Miso

Empfohlene Menge: mindestens 15 Gramm Sojaeiweiß täglich (30 bis 50 Isoflavone, nicht aus angereicherten Produkten), verteilt auf zwei Mahlzeiten oder Snacks

Soja enthält:

- Phytoöstrogene
- pflanzliche Omega-3-Fettsäuren
- Vitamin E
- Kalium
- Folate
- Magnesium
- Selen
- Exzellenter alternativer Eiweißlieferant zu Fleisch

Neulich brachte eine TV-Show eine Kochsendung über Tofu und die darin enthaltenen gesunden Nährstoffe.

»Das ist ja fantastisch«, sagte der Moderator der Sendung. »Von jetzt an werde ich versuchen, öfter Soja zu essen.«

»Nun, dann ergänzen wir uns ja wunderbar«, erwiderte der zweite Moderator. »Du kannst meine Portion gern mitessen!«

Dieser witzige Wortwechsel zeigt auf typische Art, was viele Menschen von Soja und speziell von Tofu halten. Manche glauben, dass sie mehr davon essen sollten, obwohl sie nicht genau wissen, warum, andere hingegen sind davon überzeugt, dass sie niemals irgendetwas mit Soja zu tun haben wollen.

Ich habe mir zum Ziel gesetzt, *Sie* davon zu überzeugen, dass Soja eine wertvolle Ergänzung für Ihre Ernährung ist. Und dass es – falls Sie zu den Menschen gehören, die nicht im Traum daran gedacht hätten, Soja zu essen, und schon gar nicht irgendwelche Tofurezepte zuzubereiten – viele Wege gibt, wie sie Sojaprodukte in Ihren täglichen Speiseplan einbauen können.

Hier die gute Nachricht in Kürze: Soja ist wirklich ein *SuperFood*, das, wenn Sie es regelmäßig verzehren, Ihrer Gesundheit absolut zuträglich ist. Es ist ein preiswertes, qualitativ hochwertiges, pflanzliches Eiweiß, das obendrein Vitamine und Mineralstoffe und jede Menge Ballaststoffe und Omega-3-Fettsäuren enthält, und auch – besonders wichtig – eine Fülle pflanzlicher Nährstoffe liefert, die gegen verschiedene Krankheiten wirken. So ist Soja zum Beispiel das Nahrungsmittel mit dem größten bekannten Vorkommen an gesundheitsfördernden Phytoöstrogenen. Viele Forscher bestätigten, dass Soja eine Rolle bei der Vorbeugung gegen Herzerkrankungen, Krebs und Osteoporose spielt und zudem Wechseljahres- und Menstruationsbeschwerden lindert. Ein weiterer Vorteil ist, dass Sie nicht gleich tonnenweise Soja zu essen brauchen, um in den Genuss seiner Vorteile zu kommen.

Wenn Sie erst einmal begriffen haben, wie gesund Soja ist, und wie leicht sie dieses einzigartige Nahrungsmittel in Ihren täglichen Speiseplan integrieren können, werden sie bestimmt ein überzeugter Sojaanhänger sein.

Seit dem elften Jahrhundert vor Christus werden in China Sojabohnen angebaut, und heute zählt Soja zu den am weitesten verbreiteten und am häufigsten verzehrten Hülsenfrüchten der Welt. Das chinesische Wort für Sojabohne bedeutet »größere Bohne«, und man spricht von ihnen auch als »Fleisch ohne Knochen«. Wie andere Bohnen wachsen Sojabohnen in Schoten und können – obwohl wie sie uns meist grün vorstellen – durchaus auch gelb, schwarz oder braun sein.

Ben Franklin war es, der im achtzehnten Jahrhundert die Sojabohne nach Amerika brachte. Vom chinesischen Tofu – dem »aus Sojabohnen hergestellten Käse« – beeindruckt, ließ er ein paar Säcke Sojabohnen von Paris an eine Gruppe von Landwirten in Pennsylvania liefern. Doch erst im darauf folgenden Jahrhundert wurden die Sojabohnen in ganz Amerika angebaut, und erst im zwanzigsten Jahrhundert lernten die Menschen die gesundheitsfördernden Eigenschaften dieser Hülsenfrucht zu schätzen.

Hätten Sie gedacht, dass heute in den Vereinigten Staaten weltweit am meisten Sojabohnen angebaut werden?

Soja, das unbeschriebene Blatt

Eine der ungewöhnlichsten Eigenschaften von Soja – die sie zugleich von den anderen *SuperFoods* abhebt – ist vielleicht auch ihr größter Vorteil: *Sie schmeckt, wonach immer Sie wünschen.* Sie können Soja auf vielfältige Art zubereiten, und wenn Sie zum Beispiel keinen Tofu mögen, können Sie genauso gut geröstete Sojakerne essen. Oder Sie mischen einen Löffel Sojaprotein unter Milchshakes und Pfannkuchenteig oder backen mit Sojamilch – glauben Sie mir, Sie werden keinen Unterschied schmecken. Meine Kinder haben schon Soja gegessen, bevor sie überhaupt das Wort kannten. Ich bin davon überzeugt, dass Sie ein Sojaprodukt finden werden, mit dem Sie gut zurechtkommen. Übrigens werden sämtliche Sojaprodukte aus Sojabohnen hergestellt, wobei es allerdings verschiedene Sorten der ursprünglichen Bohne gibt – mehr dazu weiter hinten in diesem Kapitel.

Soja und Lactose-Unverträglichkeit

Viele Menschen haben Probleme mit der Verdauung von Lactose – jenes Milchzuckers, der in Molkereiprodukten enthalten ist. Magenbeschwerden und Durchfall sind die Symptome einer solchen Lactoseunverträglichkeit, die immer dann auftreten, wenn der Betroffene Molkereiprodukte, insbesondere Milch, verzehrt hat. Glücklicherweise vertragen Menschen mit Lactoseunverträglichkeit das in Sojalebensmitteln enthaltene Eiweiß und Kalzium problemlos.

Soja – das etwas andere Protein

Bevor wir uns den gesundheitsfördernden Eigenschaften der Soja widmen, lassen Sie uns einen Blick auf einen speziellen Aspekt werfen, der häufig zu wenig Beachtung erfährt: Soja ist eine wunderbare Alternative zu tierischem Eiweiß. So enthält zum Beispiel eine halbe Tasse Tofu 18 bis 20 Gramm Eiweiß und damit 39 bis 43 Prozent der für Frauen empfohlenen Tagesmenge. Dieselbe Menge Tofu liefert 258 Milligramm Kalzium (mehr als ein Viertel des täglichen Bedarfs) und 13 Milligramm Eisen (87 Prozent des täglichen Bedarfs einer Frau und 130 Prozent des täglichen Bedarfs eines Mannes). Hier ein Vergleich des prozentualen Eiweißanteils verschiedener Nahrungsmittel: Sojamehl besteht zu 51 Prozent aus Proteinen, ganze, getrocknete Sojabohnen zu 35 Prozent, Fisch nur zu 22 Prozent, Frikadellen zu 13 Prozent und Vollmilch besteht zu drei Prozent aus Proteinen.

Wenn man 15 Gramm tierisches Eiweiß durch 15 Gramm Sojaeiweiß ersetzte, würde dies das heute in der amerikanischen

Ernährung vorherrschende Verhältnis von tierischem zu pflanzlichem Protein von zwei zu eins auf eins zu eins verschieben. Dieses wünschenswertere Verhältnis entspräche dem der Ernährung in den frühen 1900er Jahren. In solchen Mengen verzehrt, würde Sojaprotein immer noch weniger als 20 Prozent des durchschnittlichen Eiweißverzehrs eines amerikanischen Erwachsenen ausmachen.

Wenn Sie tierisches Protein durch Sojaprotein ersetzen, kommen Sie nicht nur in den Genuss dieses qualitativ hochwertigen Proteins, sondern obendrein der darin enthaltenen Vitamine, Mineralstoffe und einer ganzen Reihe pflanzlicher Nährstoffe. Darüber hinaus enthält Soja eine gesunde Mischung an Fetten und kein Cholesterin. In einer Studie führte der Ersatz von tierischen Produkten durch Sojaprodukte bei den Testpersonen zu einer Reduktion des Risikos für koronare Herzkrankheit, da die Blutfettwerte (wie zum Beispiel des LDL, des »schlechten« Cholesterins), der Homocysteinwert und der Blutdruck sanken. Für diejenigen unter uns, die sich auf typisch amerikanische Art ernähren, ist der Umstieg auf Soja besonders wichtig, denn vieles von dem, was wir essen, schadet unserer Gesundheit! Viele der häufig verzehrten eiweißhaltigen Nahrungsmittel enthalten ungesunde Bestandteile, insbesondere gesättigte Fette, aber auch Hormone, Pestizide und weitere Fremdstoffe. Im Vergleich zu anderen pflanzlichen Proteinlieferanten enthält Tofu übrigens besonders wenige Kalorien. Tatsächlich ist das Verhältnis von Kalorien zu Protein in Eiweiß hier so niedrig wie in kaum einem anderen pflanzlichen Nahrungsmittel, ausgenommen Mungobohnen und Sojasprossen.

Darüber hinaus bietet Soja das qualitativ hochwertigste Eiweiß aller pflanzlichen Nahrungsmittel. Sojabohnen werden auch biologisch-dynamisch angebaut (weshalb sie frei von Pestiziden oder irgendwelchen Zusatzstoffen sind), enthalten alle neun lebensnotwendigen Aminosäuren und sind zudem ein guter Lieferant pflanzlicher Omega-3-Fettsäuren. Wenn Sie ein paar Mal wöchentlich Fleisch durch ein Sojaprodukt ersetzen, haben Sie schon viel gewonnen.

Soja und Ihre Gesundheit

Schon lange ist Soja als äußerst nährstoffreiches Nahrungsmittel anerkannt. Das Interesse der westlichen Wissenschaftler an Sojabohnen war geweckt, als sie feststellten, dass Menschen, die sich auf typisch asiatische Art ernährten, seltener unter Herzerkrankungen litten oder an Krebs oder Osteoporose erkrankten, als solche, die sich auf typisch westliche Art ernährten. Obwohl noch viel Forschungsarbeit geleistet werden muss, besteht bereits heute Einigkeit über bestimmte Zusammenhänge zwischen dem Verzehr von Sojaprodukten und dem Erhalt der Gesundheit.

Eindrucksvoll nachgewiesen wurde der Vorteil, den der Verzehr von Soja für die Gesundheit des Herz-Kreislauf-Systems bedeutet. So führte man zum Beispiel ausführliche Studien zur cholesterinsenkenden Wirkung von Soja durch. Eine häufig zitierte Studie, die im Jahr 1995 im *New England Journal of Medicine* veröffentlicht wurde, beschreibt eine Analyse von 38 verschiedenen Studien. Die Autoren fanden heraus, dass der Verzehr von Sojaproteinen zu einer deutlichen Senkung von Gesamtcholesterin (9,3 Prozent), LDL-Cholesterin (12,9 Prozent) und Triglyceriden (10,5 Prozent) führte, bei einer leichten, aber nicht bedeutsamen Erhöhung des HDL-Cholesterins. Eine kürzlich durchgeführte und im März 2003 im *Journal of Nutrition* veröffentlichte Studie zeigte, dass der Verzehr von Sojalebensmitteln bei den Testpersonen – Frauen vor den Wechseljahren – zu einer Verringerung der Risiken für koronare Herzkrankheit und Schlaganfall sowie für andere gesundheitliche Störungen führte. Ähnliche Studien ergaben denselben Effekt bei Diabetikern und Menschen mit erhöhten Cholesterinwerten.

Isoflavone in Sojalebensmitteln

Das ***U.S. Department of Agriculture*** hat in Zusammenarbeit mit der Iowa State University eine Liste des Isoflavongehalts von Sojaprodukten zusammengestellt. Die Werte sind in Milligramm pro einzelne Portion des Lebensmittels angegeben. Die Sojaprodukte sind absteigend von jenem mit dem höchsten Isoflavongehalt bis zu jenem mit dem niedrigsten Isoflavongehalt sortiert.

(Aus: ***Wellness Foods A to Z***)

	Kalorien	*Fett (g)*	*Isoflavone*
Getrocknete Sojabohnen, gegart (1 Tasse)	298	15	95
Sojasprossen (1/4 Tasse)	171	9,4	57
Sojakerne (1/4 Tasse)	194	9,3	55
Tempeh (110 g)	226	8,7	50
Sojamehl, vollfett (1/3 Tasse)	121	5,7	49
Tofu, fest (110 g)	164	9,9	28
Sojamilch (1 Tasse)	81	4,7	24

Es ist nicht genau bekannt, warum Soja den Cholesterinspiegel senkt, aber die Beweise dafür sind so unwiderlegbar, dass die amerikanische Zulassungsbehörde *FDA (Food and Drug Administration)* im Oktober 1999 den Herstellern von Sojalebensmitteln erlaubte, auf den Verpackungen auf die gesundheitsfördernde Wirkung der Soja hinzuweisen. Die Hersteller dürfen seither behaupten, dass Sojaprotein als Teil einer Ernährung, die wenig gesättigte Fette und Cholesterin enthält, das Herzerkrankungsrisiko reduzieren kann, da es den Cholesterinspiegel im Blut senkt.

Doch Soja besitzt auch krebsbekämpfende Eigenschaften. Verschiedene Bestandteile der Sojabohnen haben antikanzerogene Wirkung gezeigt, darunter Proteasenhemmer, Phytosterine, Saponine, Phenolsäure, Phytate und Isoflavone. Zwei der in Soja enthaltenen Isoflavone – Genistein und Daidzein – verdienen besondere Beachtung, da sie in anderen Lebensmitteln kaum enthalten sind. Sie wirken im Körper wie schwache Östrogene. Obwohl man die Wirkweise dieser beiden Isoflavone noch nicht vollständig versteht, weiß man, dass sie wie andere, in der Natur vorkommende stärkere Östrogene dabei helfen, hormonabhängigen Krebsarten wie Brustkrebs oder Prostatakrebs vorzubeugen. Die Isoflavone lagern sich an Rezeptoren der Zellmembrane an, die normalerweise von Hormonen besetzt wären, die das Wachstum von Tumoren stimulieren können. Doch Genistein blockiert nicht nur diese natürlich produzierten Hormone, sondern hemmt auch die Aktivität von Enzymen, die das Wachstum von Blutgerinnseln und Tumoren fördern. Zwar weichen einige Studienergebnisse bezüglich des Zusammenhangs eines Verzehrs von Sojaprodukten und der Reduktion von Brustkrebs voneinander ab. Doch epidemiologische Studien haben gezeigt, dass Frauen in südostasiatischen Ländern, deren Ernährung viel Sojaprotein enthält (zehn bis 50 Gramm täglich), im Vergleich mit amerikanischen Frauen, die in der Regel nur minimale Mengen Soja verzehren, ein um vier- bis sechsfach reduziertes Brustkrebsrisiko tragen.

Über die Wirkung von Soja als Nahrungsbestandteil wird kontrovers diskutiert, und die meisten unterschiedlichen Meinungen gibt es über den Zusammenhang zwischen dem Verzehr von Soja und Brustkrebs. Mehrere Studien beschäftigten sich mit der Frage, welche Rolle Soja bei der Ernährung von Frauen spielt, die an Brustkrebs erkrankt sind, und ob Soja das Tumorwachstum bei diesen Frauen stimuliert oder hemmt. Wegen dieser Kontroverse halte ich mich im Zusammenhang mit dem Thema Brustkrebs hinsichtlich einer Empfehlung von Sojaprodukten zurück. Aus diesem Grund rate ich auch davon ab, ein Soja-Ergänzungsmittel einzunehmen, sondern empfehle Ihnen, ausschließlich Sojalebensmittel zu verzehren. (Wenn bei Ihnen Brustkrebs diagnostiziert wurde, sprechen Sie mit Ihrem Arzt über die Vor- und Nachteile einer sojahaltigen Ernährung.) Eine vor kurzer Zeit durchgeführte, sehr umfassende Studie, die im Januar 2003 in *Nutrition Review* veröffentlicht wurde, hat die Unbedenklichkeit von Isoflavonen aus Sojalebensmitteln in der Ernährung bestätigt.

Es gab Berichte – die schließlich aber widerlegt wurden –, dass Soja zu einer verstärkten Entwicklung von Senilität führe. In Wahrheit gibt es in denjenigen Populationen, die eher mehr Soja verzehren, niedrigere Demenzraten als in den Populationen, die keine Soja verzehren.

Einer in *Nutrition and Cancer* veröffentlichten Studie zufolge sind Menschen, die regelmäßig die geringe Menge von eineinhalb Portionen Sojamilch täglich trinken, besser vor Krebs geschützt als solche, die nur gelegentlich Soja verzehren. Versuchen Sie, jeden Tag ein Sojalebensmittel zu sich zu nehmen, entweder in Form von Sojamilch in Müsli oder Haferbrei, als Sojapulver im Dessert oder in Form von Sojakernen, die Sie zwischendurch knabbern. Studien haben gezeigt, dass es am besten ist, wenn man täglich zwei verschiedene Sojaprodukte, verteilt auf zwei Mahlzeiten, zu sich nimmt.

Kann Soja gegen Wechseljahresbeschwerden helfen? Obwohl diese Frage noch kontrovers diskutiert wird, gibt es doch einige Beweise dafür, dass es sich so verhält. So verabreichten zum

Beispiel Forscher von der Universität in Bologna in Italien einer Gruppe von Frauen in den Wechseljahren über einen Zeitraum von zwölf Wochen 60 Gramm Sojaeiweiß täglich, einer anderen Gruppe 60 Gramm eines genauso aussehenden Placebos aus getrocknetem Milcheiweiß. Die Frauen, die das Sojaeiweiß einnahmen, litten deutlich seltener unter Hitzewallungen und Nachtschweiß als die Frauen aus der Placebogruppe. Auch hierfür sind die in Soja enthaltenen, östrogenähnlichen Isoflavone verantwortlich. Während der Wechseljahre sinkt der Östrogenspiegel im Körper der Frau, und die Isoflavone scheinen die damit verbundenen Beschwerden zu lindern.

Es gibt Beweise, dass Soja wegen seiner östrogenähnlichen Wirkung zur Knochengesundheit beiträgt und dadurch hilft, die Entstehung von Osteoporose zu verhindern. Eine von der University of Illinois an 66 Frauen nach den Wechseljahren durchgeführte Studie zeigte, dass eine mit Sojaprotein angereicherte Ernährung nach sechs Wochen den Mineralstoffgehalt der Knochen und die Knochendichte im Rückgrat deutlich erhöhte.

Viele Menschen fragen sich, wie viele Isoflavone sie pro Tag verzehren sollen. Schätzungen des Nährstoffgehalts der Ernährung in asiatischen Ländern weisen darauf hin, dass die Menschen dort täglich zwischen 15 und 50 Milligramm Isoflavone aus Sojaprodukte aufnehmen. Der durchschnittliche Verzehr liegt bei 30 bis 32 Milligramm aus natürlichen, nicht aus angereicherten Nahrungsmitteln.

Hier eine kurze Zusammenfassung der Hauptbestandteile der Soja und wie sie sich auf Ihre Gesundheit auswirken:

Isoflavone: Sojabohnen sind die besten bekannten Lieferanten dieser Stoffe, die sowohl wie Antioxidantien als auch wie Östrogene wirken. Zwei der in Soja enthaltenen Isoflavone – Genistein und Daidzein – reduzieren das Risiko für koronare Herzkrankheit, lindern hormonabhängige Krebsarten und verringern die Bildung neuer Blutgefäße zur Tumorversorgung. Es liegen erste Beweise dafür vor, dass Genistein das Wachstum neuer Blutgefäße in der Netzhaut hemmt, die zu einer Verschlechterung des Sehvermögens durch die altersbedingte Makuladegeneration führen.

Lignine: Sie binden sich an Karzinogene im Darm, beschleunigen deren Darmpassage und verringern so die schädliche Wirkung der Karzinogene. Sie machen freie Radikale unschädlich.

Saponine: Pflanzliche Nährstoffe, die das Immunsystem ankurbeln und Krebs bekämpfen.

Proteasenhemmer: Sie hemmen die Aktivität von Enzymen namens »Protease« und reduzieren so das Krebsrisiko. Es wurde berichtet, dass Proteasenhemmer Karzinogene ausschalten.

Phytate: Antioxidantien, die sich an Metalle binden, die Tumoren hervorrufen können, und sie unschädlich machen.

Phytosterine: Unverdauliche Stoffe, die die Absorption von Cholesterin im Darm hemmen und womöglich helfen, Darmkrebs vorzubeugen.

Protein: Das einzige komplette, hochwertige Eiweiß pflanzlichen Ursprungs, völlig cholesterinfrei und mit geringem Fettgehalt.

Öl: Gesundes, cholesterinfreies Öl mit einem ausgewogenen Verhältnis der Fettsäuren untereinander (wenig schlechtes Fett, viel gutes Fett). Sojaöl ist auch ein Lieferant pflanzlicher Omega-3-Fettsäuren.

Vermeiden Sie Sojasauce! Sie enthält zu wenig Nährstoffe, aber sehr viel Salz.

Soja in der Küche

Wie bereits erwähnt, gibt es viele verschiedene Sojaprodukte. Sojabohnen können im Ganzen verzehrt werden, oder getrocknet als Sojakerne. Fermentierte Sojabohnen kann man zum Beispiel in Form von Tempeh, Miso oder Sojasauce erhalten, wobei die letzten beiden in erster Linie zum Würzen verschiedener süßer oder herzhafter Speisen benutzt werden. Man kann Sojabohnen einweichen, zerdrücken und erhitzen, um Sojamilch zu erhalten, oder diese gerinnen lassen, um Tofu oder Tauhu herzustellen. Außerdem kann man sie zu Sojaöl, -mehl oder –nudeln verarbeiten. Halten Sie sich immer vor Augen, dass zwar alle Sojalebensmittel aus Sojabohnen hergestellt werden, diese jedoch meistens vielfältige Verarbeitungsprozesse durchlaufen. Das muss

Ein täglicher Verzehr von 25 Gramm Sojaprotein ist ideal. Hier einige wichtige Lieferanten:

- **110 Gramm Tofu enthalten 18 bis 20 Gramm Protein.**
- **Ein »Sojaburger« enthält zehn bis zwölf Gramm Protein.**
- **Eine Tasse Sojamilch enthält ungefähr elf Gramm Protein.**
- **Ein Soja-Eiweißriegel liefert 14 Gramm Protein.**
- **Eine halbe Tasse Tempeh liefert 16 bis 19 Gramm Protein.**
- **Eine Vierteltasse geröstete Sojakerne enthält ungefähr 15 Gramm Protein.**

nichts Schlechtes bedeuten, aber Sie sollten auf jeden Fall die Zutatenlisten auf den Etiketten der Sojaprodukte lesen. Wahrscheinlich werden Sie einige Produkte ausprobieren müssen, bis Sie diejenigen gefunden haben, die Ihnen am besten schmecken.

Das Wichtigste beim Einkauf von Sojaprodukten: **Lesen Sie auf dem Etikett nach, wie viel Eiweiß in dem Produkt enthalten ist.** Viele Menschen lassen sich bei der Auswahl der verschiedenen Sojalebensmittel verwirren, da sie nur auf die ausgewiesene Menge an Isoflavonen achten. Doch auf einigen Produkten sind die Isoflavone gar nicht ausgewiesen, und auf anderen sind die angegebenen Mengen nicht korrekt. Wieder andere sind mit Isoflavonen angereichert, doch von solchen Lebensmitteln rate ich ab. Bisher wurde nicht bewiesen, dass mit Isoflavonen angereicherte Nahrungsmittel auf lange Sicht unbedenklich sind.

Grundsätzlich lässt sich der Isoflavongehalt eines Nahrungsmittels am besten aus dem Eiweißgehalt schließen, der in engem Zusammenhang mit dem Isoflavongehalt steht. Schon durch die kleine Menge von zehn Gramm Sojaprotein täglich kommen Sie in den Genuss der gesundheitsfördernden Wirkung. Eine Vierteltasse Sojakerne enthält zum Beispiel schon 15 Gramm Protein. Wenn Sie sich das nächste Mal abends auf dem Sofa entspannen, knabbern Sie doch dabei eine Hand voll Sojakerne – mehr braucht es nicht, um von der gesunden Sojabohne zu profitieren!

Doch es gibt natürlich noch jede Menge andere Sojaprodukte. Hier ein paar Beispiele:

Tofu: Tofu ist vielleicht das am besten bekannte Lebensmittel, das aus Sojabohnen hergestellt wird. Die weiße, käseähnliche Masse wird aus geronnener Sojamilch gemacht und zu kleinen Blöcken geformt. Es gibt verschiedene Tofuarten: festen, extra festen, weichen und Silken-Tofu. Fester und extra fester Tofu lassen sich gut in Würfel schneiden und passen zu Eintöpfen oder Suppen. Man kann Tofu auch grillen oder überbacken. Aus

Silken-Tofu lassen sich wunderbare Süßspeisen, Dips oder Salatdressings zubereiten.

Vorschläge für die tägliche Sojaration:

- Eine Tasse Sojamilch im Müsli
- 30 Gramm Sojaproteinpulver in einem Milchshake
- Eine Vierteltasse Sojakerne als Zwischenmahlzeit
- Mit Soja hergestellte Cerealien oder Brot

Sojamilch: Sojamilch wird aus fein gemahlenen, gegarten Sojabohnen hergestellt und ist ein wichtiger Lieferant von Sojaprotein. Meist wird sie in Tetrapacks abgefüllt, die eine lange Zeit ohne Kühlung haltbar sind. Man kann Sojamilch mit verschiedenen Zusätzen und in etlichen Geschmacksrichtungen kaufen. Lorna Sass schreibt in ihrem fantastischen Soja-Kochbuch (*The New Soy Cookbook*): »Nicht alle Arten von Sojamilch sind gleich. Der Geschmack reicht von leicht, frisch und angenehm süß bis hin zu kalkig, ölig und intensiv nach Bohne schmeckend. Die Farbe von Sojamilch reicht von cremig weiß bis hin zu dunkelbraun, mit allen dazwischen liegenden Schattierungen.« Sie müssen also unter Umständen die Sojamilchsorten verschiedener Hersteller ausprobieren, um eine zu finden, die Ihnen schmeckt.

Besonders wichtig ist auch, dass Sie die Zutatenliste auf der Sojamilchpackung lesen. Die Mengen an Eiweiß und Kalzium sowie an Vitaminen, Fett und Zucker sind bei den einzelnen Marken sehr unterschiedlich. Die meisten Sojamilchsorten enthalten sechs bis elf Gramm Eiweiß pro Tasse. Und denken Sie daran: Sojafett ist gutes Fett. Ich persönlich mag am liebsten vollfette Sojamilch. Vermeiden Sie aber Sorten mit zugesetztem Zucker, der den Kaloriengehalt deutlich erhöht.

Sie können beim Backen Kuhmilch durch Sojamilch ersetzen. Manche Menschen – besonders Kinder, die an Kuhmilch gewöhnt sind – schrecken vielleicht vor der ungewohnten Farbe und dem Geschmack von Sojamilch zurück und wollen sie deshalb zum Beispiel nicht gern über ihr Müsli gießen. Wenn sich Ihre Familie konstant weigert, Sojamilch zu trinken, bereiten Sie einfach Pfannkuchen-, Kuchen- und Muffinteige damit zu.

Sojakerne: Sojakerne sind Sojabohnen, die nach dem Einweichen in Wasser hellbraun geröstet wurden. Sie enthalten viel Eiweiß, Isoflavone und Ballaststoffe, aber auch relativ viele Kalorien, sodass Sie den Verzehr auf ein vernünftiges Maß – zum Beispiel eine Vierteltasse täglich – reduzieren sollten. (Eine Vierteltasse Sojakerne enthält 136 Kalorien.) Zwar gibt es geröstete Sojakerne in allen möglichen Geschmacksrichtungen und mit verschiedenen Gewürzen, aber ich empfehle Ihnen eine Sorte ganz ohne Zusatzstoffe. Vergewissern Sie sich anhand der Zutatenliste, dass die Sojakerne kein zusätzliches Öl oder Salz enthalten. Sie lassen sich übrigens fantastisch als Zwischenmahlzeit mitnehmen. Ich selbst esse Sojakerne am liebsten im Müsli. Eine Vierteltasse liefert ungefähr 15 Gramm Eiweiß.

Sojaeiweißpulver: Es gibt zwei verschiedene Arten von Sojaeiweißpulver, mit dem sich wunderbar Milchshakes und Gebäck zubereiten lassen.

Sojaeiweißkonzentrat wird aus entfetteten Sojaflocken hergestellt. Es enthält ungefähr 70 Prozent Eiweiß, wobei die meisten Ballaststoffe der Bohnen erhalten bleiben. Je nachdem, wie das Konzentrat hergestellt wurde, kann es eine bedeutende Menge an Isoflavonen enthalten.

Wenn den entfetteten Sojaflocken das Eiweiß entzogen wurde, bleibt reines Sojaproteinisolat übrig. Es besteht zu 92 Prozent aus Eiweiß und ist damit von allen Sojaprodukten am eiweißreichsten. Sojaproteinisolat ist ein sehr gut verdaulicher Lieferant von Aminosäuren (die Bausteine jener Eiweiße, die für das Wachstum und die Gesunderhaltung des Menschen notwendig sind). Die meisten Studien zur Erforschung der Zusammenhänge zwischen dem Verzehr von Soja und der Gesundheit des Herzens wurden mit Sojaproteinisolat durchgeführt.

Für welches Sojaeiweißpulver Sie sich auch entscheiden mögen – achten Sie darauf, dass es nicht zusätzlich mit Isoflavonen angereichert ist.

Sojamehl: Sojamehl wird aus gemahlenen ganzen Sojabohnen hergestellt. Verwenden Sie es beim Backen, um den Eiweißgehalt von Brot, Kuchen und Keksen zu erhöhen. Weil Sojamehl glutenfrei ist, können Sie nicht das Weizenmehl dadurch ersetzen, aber Sie können es zusätzlich verwenden: Für Hefeteige nehmen Sie 2 Teelöffel Sojamehl pro Tasse Weizenmehl, bei anderen Teigen können Sie bis zu einem Viertel des Weizenmehls durch Sojamehl ersetzen. Vielleicht werden Sie feststellen, dass mit Sojamehl hergestellte Backwaren schneller bräunen als jene, die nur mit Weißenmehl hergestellt werden. Eine Vierteltasse Sojamehl liefert acht bis zwölf Gramm Eiweiß.

Tempeh: Tempeh wird aus zerstoßenen Sojabohnen hergestellt, die mit einem speziellen Bakterium geimpft wurden. Nach der Fermentierung wird die Masse zu flachen Blocks geformt. Manchmal enthält Tempeh Getreidekörner wie Naturreis, Gerste oder Hirse. Es schmeckt ein wenig nach Fleisch und wird deshalb beim Kochen gern als Fleischersatz verwendet. Man kann Tempeh, das viel Eiweiß, Ballaststoffe und Isoflavone enthält, marinieren und grillen oder für Eintöpfe und Nudelsaucen verwenden. Normalerweise findet man es in der Kühltheke im Naturkostladen oder Supermarkt. Tiefgekühlter Tempeh muss nach dem Auftauen kühl gelagert werden; im Kühlschrank hält es sich dann bis zu zehn Tage. Eine halbe Tasse Tempeh enthält ungefähr 16 Gramm Eiweiß.

Wenn Soja für Sie etwas Neues ist, können Sie sich in einigen Büchern zusätzlich über die vielfältigen Möglichkeiten informieren.

In folgenden Büchern finden Sie Rezepte, Hintergrundinformationen und wertvolle Tipps, wie Sie Soja in Ihren Speiseplan integrieren können:

Michael Hamm: Vital mit Soja (2004)
Rachel Carter: Soja (2002)
Louise Hagler: Soja, wandelbarste Bohne der Welt (2000)

Im Internet:

www.soyfoods.com
www.soybean.org
www.soyproducts.com
www.sojabohne.de
www.sojvita.at
www.soja.at

Miso: Miso ist wie Tempeh eine fermentierte Sojabohnenpaste, von der es viele verschiedene Sorten gibt, die man insbesondere in asiatischen Lebensmittelmärkten findet. Miso schmeckt normalerweise etwas strenger und ist vielen am ehesten in Form von Miso-Suppe bekannt. Es enthält Isoflavone, weist aber – wie Sojasauce – einen hohen Salzgehalt auf und zählt deshalb nicht zu den empfehlenswerten Sojalieferanten.

Soja-Ergänzungsmittel

Ich werde von meinen Patienten oft gefragt, ob sie nicht einfach ein Soja-Ergänzungsmittel einnehmen können. Als die gesundheitsfördernden Eigenschaften der Sojabohnen bekannt wurden, dauerte es nicht lange, bis die ersten Soja-Isoflavone in Tablettenform auf dem Markt erschienen. Diese Mittel enthalten konzentrierte Soja-Isoflavone und sollen besonders gegen Wechseljahresbeschwerden wirken. Sie kennen meine Meinung: Wenn Sie in den Genuss der gesundheitsfördernden Eigenschaften der Sojabohnen kommen wollen, sollten Sie sich auf natürliche Nahrungsmittel beschränken. Zum einen kann man nie ganz sicher sein, was in den verschiedenen Nahrungsergänzungsmitteln enthalten ist – sie enthalten zum Beispiel unter Umständen mehr oder weniger Isoflavone als angegeben. Darüber hinaus ist nicht erwiesen, dass Soja-Isoflavone aus Ergänzungsmitteln in unserem Körper auf dieselbe Art wirken wie jene, die wir mit der Nahrung aufnehmen. Deshalb rate ich Ihnen von der Einnahme solcher Mittel ab.

Tofu-Tipp

Viele Menschen wissen nicht, dass Tofu – genau wie Milch oder Fleisch – leicht verderblich ist und sich auch im Kühlschrank nicht ewig hält. Achten Sie also beim Kauf auf das Haltbarkeitsdatum. Bewahren Sie Tofu stets im Kühlschrank auf, und wechseln Sie täglich das Wasser, in dem er liegt. Wie in Fleisch, können sich auch in Tofu krank machende Bakterien wie zum Beispiel Salmonellen entwickeln. Verarbeiten Sie den Tofu deshalb nur auf einer sauberen Arbeitsfläche, und waschen Sie das Schneidebrett (und Ihre Hände) vor und nach dem Kochen mit Wasser und Seife.

Spinat

Alternativen: Grünkohl, Mangold, Senfblätter, Rübenblätter, Bok Choy, Römersalat, Gemüsepaprika (orange)
Empfohlene Menge: eine Tasse gedämpfter oder zwei Tassen roher Spinat fast täglich

Spinat enthält:

- Eine Fülle verschiedener Nährstoffe
- Wenig Kalorien
- Lutein/Zeaxanthin
- Beta-Carotin
- Pflanzliche Omega-3-Fettsäuren
- Glutathion
- Alpha-Liponsäure
- Vitamine C und E
- B-Vitamine (Thiamin, Riboflavin, B_6, Folate)
- Mineralstoffe (Kalzium, Eisen, Magnesium, Mangan, Zink)
- Polyphenole
- Betain

Die Botschaft dieses Kapitels kennen Sie vielleicht noch aus Ihren Kindertagen: Essen Sie Ihren Spinat auf! Neben Lachs und Blaubeeren gehört dieses Gemüse zu den Stars der *SuperFoods*. Dem Spinat wurden mehr gesundheitsfördernde Eigenschaften nachgewiesen als fast allen anderen Nahrungsmitteln. Zählt er deshalb zu den besten Nahrungsmitteln der Welt? Ja und nein. Ja, weil er extrem nährstoffhaltig und dadurch unglaublich gesund ist. Nein nur deshalb, weil es vielleicht einige andere Gemüsesorten gibt – insbesondere anderes dunkelgrünes Blattgemüse wie zum Beispiel Grünkohl –, die ähnlich nahrhaft sind wie der Spinat. Aber da er schon lange als besonders nährstoffreich bekannt ist, wurden mit Spinat zahllose beeindruckende Studien durchgeführt, sodass viel mehr Informationen über die Wirkung des Spinats als über die sämtlicher anderer potenzieller Kandidaten vorliegen.

So zeigen eine ganze Reihe von Studien einen Zusammenhang zwischen dem Verzehr von Spinat und dem verminderten Risiko für

- Herz-Kreislauf-Erkrankungen wie Schlaganfall oder koronare Herzkrankheit
- verschiedene Krebsarten wie Darm-, Lungen-, Haut-, Mund-, Magen-, Eierstock-, Prostata- und Brustkrebs
- altersbedingte Makuladegeneration
- Grauen Star

Alternativen zum Superstar Spinat

Die auf S. 209 aufgelisteten Alternativen zum Spinat sind ebenfalls ungemein gesunde Nahrungsmittel, die eine hervorragende Nährstoffzusammensetzung bieten. Deshalb sollten Sie fast jeden Tag mindestens zwei Portionen Spinat oder andere dunkelgrüne Blattgemüse essen. Eine Portion entspricht in diesem Fall einer Tasse rohem oder einer halben Tasse gegartem Gemüse.

Doch was machte den Spinat und die anderen dunkelgrünen Blattgemüsesorten eigentlich so gesund? Früher hätten Ernährungswissenschaftler als Antwort auf diese Frage auf einen oder zwei der im Spinat enthaltenen Nährstoffe hingewiesen, die ihn von anderen Nahrungsmitteln unterscheiden, ganz besonders aber auf den Eisengehalt. Erinnern Sie sich noch an Popeye? Angeblich war es Eisen, das für seine imposanten Muskeln verantwortlich war. Doch es ist so, als hätten die Ernährungswissenschaftler früher mit acht verschiedenen Buntstiften gezeichnet, während wir heute einen Kasten mit 250 unterschliedlichen besitzen. Vor dem Hintergrund dessen, was wir bereits über Mikronährstoffe wissen und täglich an Neuem hinzulernen, erkennen wir, dass es das *Zusammenwirken* jener Vielzahl verschiedener Nährstoffe in den dunkelgrünen Blattgemüsesorten ist, die sie zu wahren Superstars der Ernährung machen.

Coenzym Q_{10}

Das Antioxidans Coenzym Q_{10} arbeitet mit den Vitaminen C und E sowie mit Glutathion zusammen. Es spielt eine wichtige Rolle bei den antioxidativen Mechanismen, die unsere Haut vor den durch das Sonnenlicht verursachten Schäden schützen. Daneben ist es an der Energieproduktion in den Mitochondrien – den »Kraftwerken« der Zellen – beteiligt. Spinat ist ein wichtiger Lieferant dieses Antioxidans.

Obwohl ich bereits am Anfang des Kapitels die wichtigsten im Spinat enthaltenen Nährstoffe aufgelistet habe, hier noch einmal eine vollständige Zusammenstellung aller Bestandteile dieses gesunden Gemüses, von denen wir heute wissen:

- Die Carotinoide Lutein, Zeaxanthin und Beta-Carotin
- Die Antioxidantien Glutathion, Alpha-Liponsäure, Vitamin C und Vitamin E

- Vitamin K (Spinat ist einer der wichtigsten Vitamin-K-Lieferanten)
- Coenzym Q_{10} (Spinat ist neben Brokkoli eine der beiden Gemüsesorten, in denen bedeutende Mengen an Coenzym Q_{10} enthalten sind.)
- B-Vitamine (Thiamin, Riboflavin, B_6 und Folate)
- Mineralstoffe (Kalzium, Eisen, Magnesium, Mangan und Zink)
- Chlorophyll
- Polyphenole
- Betain
- Pflanzliche Omega-3-Fettsäuren

Diese Liste, die, wie bereits gesagt, immer länger wird, je mehr wir über Spinat herausfinden, ist wirklich einzigartig. Bei den meisten *SuperFoods* sind es ein oder zwei Nährstoffe, die dieses spezielle Nahrungsmittel zum besten seiner Kategorie machen – die große Bandbreite der im Spinat enthaltenen Nährstoffe ist jedoch so beeindruckend, dass sie ihn zu einem absoluten Top-*SuperFood* machen.

Betain

Von diesem Nährstoff werden Sie mit Sicherheit noch öfter hören. Betain ist ein Derivat von Cholin, einem essentiellen Fett, und spielt im Homocystein-Stoffwechsel eine Rolle. Es hat sich gezeigt, dass die Zufuhr von Betain den Homocysteinspiegel beim Menschen senken kann – ein wichtiger Schritt auf dem Weg zur Senkung des Herzerkrankungsrisikos. Die Kombination von Folaten und Betain in Nahrungsmitteln ist vielleicht die beste Möglichkeit, den Homocysteinspiegel zu senken. Gute Betain-Lieferanten sind Spinat, Weizenkeime, Haferkleie, Weizenkleie und Weizenvollkornbrot.

Spinat und Ihre Augen

Von allen chronischen Krankheiten, die der Spinat bekämpft, sind für mich als Augenarzt die Augenerkrankungen am interessantesten.

Meine Mutter, die bis zu ihrem Tod im Alter von 91 Jahren erstaunlich gesund war, litt unter einer altersbedingten Makuladegeneration. Mit 75 Jahren wurde sie offiziell für blind erklärt, sodass sie die letzten sechzehn Jahre ihres Lebens trotz ihrer ansonsten robusten Gesundheit nicht mehr voll genießen konnte. Sie konnte nicht mehr lesen, Auto fahren, fernsehen, nähen oder ins Kino gehen. Das Miterleben dieser letzten Lebensjahre meiner Mutter übte einen wichtigen Einfluss auf meine Berufstätigkeit aus. Ich wollte so viel wie möglich über Ernährung und chronische Krankheiten lernen.

Die Makula ist der kleine Mittelteil der Netzhaut und für das zentrale Sehvermögen verantwortlich, das wir für Tätigkeiten wie Schreiben oder Nähen brauchen, aber auch, um weiter entfernte Objekte und Farben erkennen und unterscheiden zu können.

Bedauerlicherweise weisen immerhin 20 Prozent aller 65-Jährigen zumindest erste Anzeichen einer altersbedingten Veränderung der Makula auf. Ungefähr 60 Prozent der Kaukasier im Alter von 90 Jahren leiden unter einer Makuladegeneration, einer Erkrankung, die durch die Zerstörung der Makula verursacht wird. Und leider gibt es keine wirksame Behandlungsmöglichkeit, die die Sehkraft wiederherstellt. Also muss man sich darauf beschränken, der Makuladegeneration vorzubeugen.

Eine der besten Arten, dies zu tun, ist die richtige Ernährung, insbesondere mit Spinat und den anderen dunkelgrünen Blattgemüsen, die zusammen mit dem Verzehr von Omega-3-Fettsäuren aus fetten Kaltwasserfischen Anlass zu berechtigter Hoffnung geben.

Das Makulapigment schützt gegen altersbedingte Makuladegeneration. Je niedriger der Pigmentspiegel ist, desto höher ist das Risiko für diese Erkrankung. Die Nahrungsmittel, mit denen sich der Makulapigmentspiegel am besten erhöhen lässt, sind Spinat, Grünkohl, Rüben- oder Senfblätter sowie gelbe Nahrungsmittel wie Mais, Eigelb und orangefarbene Gemüsepaprika.

Obwohl man nicht ganz sicher ist, wodurch die Makuladegeneration ausgelöst wird, gibt es deutliche Hinweise darauf, dass der nach langfristigem Kontakt mit Licht und ultravioletten Strahlen durch freie Radikale verursachte Schaden eine Rolle spielen könnte. Sicher ist, dass Rauchen ein Risikofaktor für die altersbedingte Makuladegeneration sowie wahrscheinlich auch für den grauen Star ist. Insofern ist Rauchen die Ursache für diese Erkrankung, die am leichtesten zu vermeiden ist.

Doch nun zu den beiden mächtigen Carotinoiden im Spinat: Lutein und Zeaxanthin. Verschiedene Studien haben einen umgekehrten Zusammenhang zwischen dem Verzehr von Lutein/Zeaxanthin-reichen Nahrungsmitteln und dem Auftreten von altersbedingter Makuladegeneration gezeigt. Ein ähnlicher Zusammenhang wurde zwischen Lutein/Zeaxanthin-reichen Nahrungsmitteln und dem Auftreten von grauem Star festgestellt. Es ist erwiesen, dass mit zunehmendem Lutein- und Zeaxanthinspiegel in der Makula des Auges die Menge der schädlichen Lichtstrahlen, die die für die Sehkraft verantwortlichen Zellen der Netzhaut treffen, deutlich abnimmt. Es scheint also wenig Zweifel daran zu geben, dass Lutein und Zeaxanthin eine Schutzwirkung auf das Auge ausüben.

Die meisten Menschen, die sich so wie ich der Erforschung der altersbedingten Makuladegeneration widmen, haben den Eindruck, dass es bereits vor den ersten klinischen Symptomen dieser Erkrankung zu nachteiligen Ereignissen in der Netzhaut kommt. Erste Ergebnisse meiner Studien mit Menschen, die ein hohes Risiko für die Entwicklung einer Makuladegeneration im Alter tragen, unterstützen diese Vermutung deutlich. Gegen die Zerstörung der Sehkraft im Alter vorzubeugen, ist wahrscheinlich eine lebenslange Aufgabe, und je früher Sie damit beginnen, desto besser ist dies für Ihre Netzhaut. Auf der anderen Seite ist es nie zu spät, damit anzufangen.

Folgende Personengruppen tragen ein höheres Risiko für die Entwicklung von altersbedingter Makuladegeneration und grauem Star:

- Frauen
- Menschen mit blauen Augen
- Raucher
- Menschen mit Herzerkrankungen und Bluthochdruck
- Fettleibige Menschen
- Jeder, der sich sehr viel in der Sonne aufhält
- Menschen, die wenig Obst und Gemüse essen
- Weitsichtige Menschen (nur Risiko für Makuladegeneration)

Lutein und Zeaxanthin helfen auch gegen andere Augenerkrankungen vorzubeugen, so zum Beispiel dem grauen Star, an dem viele ältere Menschen erkranken. 18 Prozent der 65- bis 74-Jährigen und 45 Prozent der 75- bis 84-Jährigen leiden unter grauem Star. Bei dieser Erkrankung handelt es sich um eine Trübung der Linse des Auges, die im Laufe der Zeit durch Ansammlungen zerstörter Zellen entsteht.

In einer über zwölf Jahre von Forschern in Harvard durchgeführten Studie zeigte sich bei 77.466 Krankenschwestern im Alter von über 45 Jahren ein eindeutiger Zusammenhang zwischen den Lutein- und Zeaxanthinspiegeln und der Rate der Erkrankungen an grauem Star. Insgesamt wurden diejenigen Krankenschwestern, die das meiste Lutein/Zeaxanthin über die Nahrung aufnahmen, um 22 Prozent seltener an grauem Star operiert als andere.

Eine andere Studie mit 36.000 männlichen Ärzten kam zu vergleichbaren Ergebnissen. Praktisch jede Studie zur Erforschung der Gesundheit des Auges kam zu demselben Schluss: Je mehr Lutein und Zeaxanthin über die Nahrung aufgenommen werden – insbesondere durch Spinat, Grünkohl und Brokkoli –, desto gesünder bleibt das Auge. Ich stelle mir diese mächtigen Carotinoide immer als eine Art natürliche Sonnenbrille vor.

Es ist auch erwiesen, dass das in Spinat enthaltene Chlorophyll krebsvorbeugend wirkt. Erste Studien legen die Vermutung nahe, dass Chlorophyll hilft, gegen das Tumorwachstum vorzubeugen, und dass es eine deutlich antimutagene Wirkung auf eine Vielzahl womöglich schädlicher Karzinogene ausübt.

Lutein und Zeaxanthin kommen in unterschiedlichen Mengen immer gemeinsam in Nahrungsmittel vor. Es gibt erste Hinweise, dass Zeaxanthin allein eine Rolle bei der Vorbeugung gegen Makuladegeneration spielen kann. Ich empfehle eine tägliche Dosis von zwölf Milligramm Lutein, die für eine veränderliche Menge an Zeaxanthin sorgt. Für Zeaxanthin wurde noch keine optimale Tagesdosis festgelegt.

Ich werde oft gefragt, warum orangefarbene Gemüsepaprika zu den Alternativen für Spinat zählt, wo er doch eindeutig nicht grün ist. Doch orangefarbene Gemüsepaprika enthält sehr viel Lutein/Zeaxanthin. Denjenigen meiner Patienten, die keinen Spinat mögen, rate ich, viel orangefarbene Paprika zu essen. Man kann sie als Rohkost verzehren, in einen Salat schnibbeln oder eine Gemüsepfanne damit zubereiten. In den meisten Supermärkten kann man das ganze Jahr über Paprika kaufen. Manchmal nehme ich zur Arbeit eine Rohkostplatte mit Paprika- und

Lutein-Stars

1 Tasse gegarter Grünkohl	23,7 mg
1 Tasse gegarter Spinat	20,4 mg
1 Tasse gegarte Rübenblätter	12,1 mg
1 Tasse roher Spinat	3,7 mg
1 Tasse gegarter Brokkoli	2,4 mg

Zeaxanthin-Stars

1 große Gemüsepaprika, orange	8,0 mg
1 Tasse Dosenmais	0,9 mg
1 japanische Dattelpflaume, roh	0,8 mg
1 Tasse Maismehl	0,7 mg

Möhrenstreifen mit, die von meinen Mitarbeitern meist in null Komma nichts vertilgt wird.

Die Nährstoffangaben für orangefarbene Paprika (s. Seite 218) sind vorläufig und basieren auf den vertrauenswürdigsten veröffentlichten Informationen sowie auf persönlichen Gesprächen mit dem Eigner des Patentes für orangefarbene Paprika. Es wäre wünschenswert, wenn das amerikanische Landwirtschaftsministerium den Nährwert dieser gesunden Gemüsesorte analysieren würde, denn bisher ist es in seinen Datenbanken leider nicht enthalten.

Eine mittelgrosse orangefarbene Gemüsepaprika enthält:

0,4 mg Beta-Kryptoxanthin
1 mg Lutein
6,4 mg Zeaxanthin
0,3 mg Alpha-Carotin
0,4 mg Beta-Carotin
223 mg Vitamin C
4,3 mg Vitamin E

Ein weiterer Lieferant für Lutein/Zeaxanthin, der obendrein vom Körper hervorragend verarbeitet werden kann, ist das gewöhnliche Hühnerei. Obwohl Eigelb nicht gerade überwältigende Mengen an Lutein/Zeaxanthin enthält, ist es besonders wertvoll, da seine Nährstoffe gleich in die Blutbahn gehen und dadurch den Spiegel dieser schützenen Carotinoide im Serum ankurbeln. Doch Eier sind auch in anderer Hinsicht äußerst nahrhaft: Neben Lutein/Zeaxanthin enthalten sie Vitamin B_{12}, Riboflavin, Selen, Vitamin A und Vitamin D. Zudem handelt es sich bei ihnen wegen des ausgewogenen Verhältnisses der Aminosäuren um hochwertiges Eiweiß. Ein Ei ist für die meisten Menschen (zumindest für diejenigen, die nicht unter einem deutlich erhöhten Cholesterinspiegel und/oder Diabetes leiden) eine gute Ergänzung des täglichen Speiseplans.

Sie sollten aber möglichst so genannte »Omega-DHA-Eier« kaufen, da sie einen wichtigen Beitrag für ein gesundes Verhältnis der Fettsäuren untereinander leisten. Der vergleichsweise hohe Anteil der mehrfach ungesättigten Fettsäure Docosahexaensäure (DHA) von ca. 120 bis 150 Milligramm pro Ei gegenüber dem natürlichen von ca. 20 bis 30 Milligramm wird durch die Fütterung der Hühner mit Meeresalgenpräparaten erreicht. Laut Herstellerangaben entspricht somit der Gehalt dieser Omega-3-Fettsäuren von zwei DHA-Eiern dem von 300 Gramm Fisch.

Spinat und Vitamin K

Spinat ist eine gute Quelle für Vitamin K – ein Vitamin, das im Unterschied zu anderen fettlöslichen Vitaminen nicht in nennenswerten Mengen vom Körper gespeichert werden kann und ihm deshalb regelmäßig zugeführt werden muss. Jeden Tag gibt es neue Erkenntnisse darüber, wie wichtig dieses Vitamin ist. Wissenschaftler haben nachgewiesen, dass Vitamin K eine wichtige Rolle bei der Produktion von sechs der für die Blutgerinnung notwendigen Eiweiße spielt. Ohne diese Eiweiße würde unser Blut nicht gerinnen. Man vermutet, dass Vitamin K zudem für die Gesundheit der Gefäße wichtig ist. Es liegen bereits erste, viel versprechende Ergebnisse zu diesem Thema vor, obwohl noch viele Studien durchgeführt werden müssen. Man weiß, dass ein niedriger Vitamin-K-Spiegel bei Frauen mit einer geringeren Knochendichte und einem größeren Risiko für Hüftfrakturen einhergeht, und dass der Verzehr von einer Portion Spinat täglich dieses Risiko deutlich senkt. Bereits eine Tasse roher Spinat liefert Ihnen 190 Prozent Ihres täglichen Bedarfs an Vitamin K!

Herzerkrankung und Spinat

Spinat ist gut fürs Herz. Der hohe Gehalt an Carotinoiden und anderen Nährstoffen hilft, die Arterienwände vor Schädigungen zu schützen. Die meisten Carotinoide enthalten Spinat, Senfblätter, Grünkohl, Rübenblätter und Löwenzahn. Bereits eine halbe Tasse gegarter Spinat liefert 95 Prozent der von mir empfohlenen Tagesmenge an Beta-Carotin und 85 Prozent der von mir empfohlenen Tagesmenge an Lutein/Zeaxanthin. Normalerweise verbinden wir Beta-Carotin mit orangefarbenen Nahrungsmitteln wie zum Beispiel Kürbis oder Süßkartoffeln, doch das in Spinat enthaltene Beta-Carotin wird von dem intensiven Grün des Chlorophylls überdeckt.

Das im Spinat enthaltene Vitamin C und das Beta-Carotin, das vom Körper in Vitamin A umgewandelt werden kann, wirken gemeinsam der Ablagerung von oxidiertem Cholesterin an den Wänden der Blutgefäße entgegen. Eine Tasse frischer Spinat liefert Ihnen einen beträchtlichen Anteil des täglichen Bedarfs an Vitamin A (über das Beta-Carotin), elf Prozent des täglichen Bedarfs einer erwachsenen Frau an Vitamin C, sowie neun Prozent des täglichen Bedarfs eines Mannes.

Dunkelgrünes Blattgemüse und der Blutdruck

Eine einfache Möglichkeit, etwas gegen Bluthochdruck zu tun, ist der Verzehr von grünem Blattgemüse. Diese Gemüsearten enthalten viel Kalium und wenig Salz und liefern Ihnen obendrein Kalzium, Magnesium, Folate, Polyphenole, Ballaststoffe und zumindest eine Spur pflanzlicher Omega-3-Fettsäuren. Ihre Blutgefäße werden Ihnen für diese Kombination an Nährstoffen dankbar sein.

Spinat ist auch ein exzellenter Lieferant von Folaten, zu denen auch das B-Vitamin Folsäure zählt. Folate spielen eine wichtige Rolle bei der Vorbeugung gegen Herzerkrankungen, da sie dafür sorgen, dass eine gefährliche Aminosäure – das Homocystein – aus dem Körper entfernt wird. Ein erhöhter Homocysteinspiegel im Blut wird mit einem erhöhten Risiko für Herzinfarkte und Schlaganfall in Verbindung gebracht. Doch Folate spielen auch eine Schlüsselrolle bei der Reparatur der DNA – der Trägerin des Erbmaterials in den Zellen – und damit bei der Vorbeugung gegen Krebserkrankungen. Auch die in Spinat enthaltenen Mineralstoffe Kalium und Magnesium leisten einen Beitrag zur Gesundheit des Herz-Kreislauf-Systems, da sie eine Senkung des Blutdrucks bewirken und das Schlaganfallrisiko reduzieren.

Um Ihrem Körper mehr Carotinoide zuzuführen, geben Sie vor dem Servieren einen Teelöffel extra natives Olivenöl und/oder ein paar gehackte Nüsse über gegartes dunkelgrünes Blattgemüse, oder essen Sie das Gemüse als Beilage zu einem Stück Lachs.

Spinat und Krebs

Epidemiologische Studien haben gezeigt, dass das Krebsrisiko umso niedriger ist, je mehr Spinat verzehrt wird. In Anbetracht der in diesem Gemüse enthaltenen Nährstoffe ist es nicht überraschend, dass es ein wirkungsvolles Antikrebsmittel ist. Eine Reihe verschiedener Flavonoide im Spinat wirken in unterschiedlichen Stadien der Krebsentwicklung vorbeugend. Einige Forscher halten die beiden Antioxidantien Glutathion und Alpha-Liponsäure für die wichtigsten.

Normalerweise werden diese beiden lebensrettenden Nährstoffe vom Körper selbst hergestellt, doch die Fähigkeit, sie zu produzieren, scheint mit steigendem Alter abzunehmen. Wie dem auch sei, Spinat liefert uns beide Antioxidantien sozusagen fix und fertig auf den Tisch.

Das Antioxidans Glutathion ist für alle Zellen von entscheidender Wichtigkeit, denn es repariert beschädigte DNA, fördert die Vermehrung gesunder Zellen, kurbelt das Immunsystem an und wirkt gegen Umweltgifte und chronische Entzündungsprozesse. Alpha-Liponsäure hebt nicht nur den Glutathionspiegel an, sondern wirkt zudem stabilisierend auf den Blutzucker. Einige Studien weisen darauf hin, dass Alpha-Liponsäure gegen Alterserscheinungen wirkt (sie soll zum Beispiel die Abnahme der geistigen Leistungsfähigkeit positiv beeinflussen) sowie dabei hilft, Krebserkrankungen, Herzinfarkt und grauem Star vorzubeugen. Ungewöhnlich ist, dass die Alpha-Liponsäure zugleich fett- und wasserlöslich ist. Dadurch kann sie sowohl in den fetthaltigen Teilen der Zellmembran als auch in den wasserhaltigen Teilen der Zellen gegen Oxidationsschäden wirken.

Lutein, ein anderes im Spinat enthaltenes Antioxidans, stärkt das Immunsystem des Körpers und wehrt dadurch viele verschiedene Arten von Krebs ab. Dunkelgrünes Blattgemüse scheint dem Magenkrebs besonders wirksam vorzubeugen. Eine in Japan durchgeführte Studie ergab, dass ein höherer Verzehr von gelb-grünen Gemüsesorten das Magenkrebsrisiko um die Hälfte reduzieren kann.

Grundsätzlich gilt: Je dunkler das Grün des Gemüses ist, desto mehr gesunde pflanzliche Nährstoffe enthält es und desto wirksamer ist es gegen Krebs und andere Krankheiten.

Ehemalige Raucher können besonders von der heilenden Kraft des Spinats profitieren. Studien ergaben, dass Menschen, die täglich eine Portion Spinat oder ein anderes dunkelgrünes Blattgemüse verzehren, ein deutlich niedrigeres Lungenkrebsrisiko tragen – auch wenn sie früher geraucht haben.

Umgekehrt besteht kaum Zweifel daran, dass Menschen, die rauchen und obendrein nur geringe Mengen an carotinoidhaltigen Nahrungsmitteln wie zum Beispiel Spinat verzehren, das Risiko, an Lungenkrebs zu erkranken, ungefähr verdoppeln.

Kalzium und Spinat

Spinat enthält zwar relativ viel Kalzium, dieses ist jedoch an Oxalat – das Salz der Oxalsäure – gebunden und kann deshalb vom Körper nicht ohne weiteres aufgenommen werden. Das Oxalat im Spinat hat allerdings kaum Auswirkungen auf die Aufnahme von jenem Kalzium, das in anderen Nahrungsmitteln enthalten ist, die gleichzeitig mit dem Spinat verzehrt werden. Mit anderen Worten, wenn Sie Spinat mit Joghurt oder einem anderen kalziumhaltigen Nahrungsmittel essen, profitieren Sie auch von diesem wichtigen Mineralstoff.

Blatt ist nicht gleich Blatt

Nicht alle Salate sind gleich, doch die meisten Menschen denken bei Salat am ehesten an Eisbergsalat. Wenn Sie sich den Unterschied zwischen den verschiedenen Salatsorten klar machen, können Sie in Zukunft beim Genuss von Sandwiches, Tacos und allen anderen Speisen, die nach »etwas Grünem« verlangen, von einem deutlich höheren Nährwert profitieren (siehe Tabelle auf der nächsten Seite).

Sie sehen, Spinat ist sozusagen der König unter den grünen Blättern, denn er enthält insgesamt am meisten Carotinoide. Römersalat weist lediglich 38 Prozent des in Spinat enthaltenen Luteins auf, obwohl er etwas mehr Beta-Carotin enthält. Eisbergsalat verfügt nur über fünf Prozent des im Spinat enthaltenen Luteins, sechs Prozent des Beta-Carotins, 17 Prozent des Magnesiums und 53 Prozent der Folate des Spinats. Wenn Sie normalerweise nur Eisbergsalat mögen, beginnen Sie zunächst damit, einige Blätter Römersalat und Spinat unterzumischen. Ich

Nährwert (bezogen auf eine Tasse rohe Blätter)	*Spinat*	*Römersalat*	*Eisbergsalat*
Kalorien	7	9	6
Ballaststoffe	< 1 g	< 1 g	> 1 g
Kalzium	30 mg	18 mg	11 mg
Eisen	0,8 mg	0,6 mg	0,2 mg
Magnesium	24 mg	8 mg	4 mg
Kalium	167 mg	140 mg	84 mg
Zink	0,2 mg	0,1 mg	0,1 mg
Vitamin C	8 mg	13 mg	2 mg
Niacin	0,2 mg	0,1 mg	0,1 mg
Folate	58 µg	76 µg	31 µg
Vitamin E	0,6 mg	0,1 mg	0,2 mg
Lutein/Zeaxanthin	3,7 mg	1,4 mg	0,2 mg
Beta-Carotin	1,7 mg	2 mg	0,1 mg

bereite meinen Salat häufig je zur Hälfte aus Spinat- und Römersalatblättern zu. Auf diese Art ist er genauso knackig wie Eisbergsalat, enthält aber deutlich mehr Nährstoffe.

Spinat in der Küche

Spinat und andere dunkelgrüne Blattgemüse sind das ganze Jahr über auf dem Markt erhältlich. Es gibt verschiedene Arten, manche haben eher krause Blätter, andere sind eher weich und haben glatte Blätter. Man kann frischen Spinat lose oder abgepackt kaufen. Außer beim so genannten Babyspinat bevorzuge ich losen Spinat, da man leichter erkennt, ob er frisch ist. Spinat sollte immer leicht süßlich riechen, und seine Blätter sollten unversehrt und knackig sein. Wie die meisten grünen Blattgemüse hält sich Spinat nach dem Kauf höchstens drei oder vier Tage. Wickeln Sie die Spinatblätter in Küchenpapier – ungewaschen, sonst verderben sie schneller! – und bewahren Sie sie im Gemüsefach des Kühlschranks auf. Vor dem Zubereiten muss man frischen Spinat mehrmals gründlich waschen, da sich in den krausen Blättern gern Sand versteckt hält. Zupfen Sie die Blätter von den harten Stängeln ab – bei Babyspinat können Sie darauf verzichten – und legen Sie sie in eine große, mit kaltem Wasser gefüllte Schüssel oder in das mit Wasser gefüllte Spülbecken. Bewegen Sie die Blätter leicht mit der Hand, bis Sand und Schmutz auf den Boden gesunken sind. Dann nehmen Sie den Spinat aus dem Wasser, geben ihn in ein Sieb, lassen das verschmutzte Wasser ablaufen und wiederholen die Prozedur, bis kein Sand mehr zwischen den Blättern sitzt. Lassen Sie den Spinat nicht zu lange im Wasser liegen – wie alle Gemüsesorten verliert er eine Menge an Vitaminen, wenn er zu lange eingeweicht wird. Kurz eintauchen, im Wasser bewegen und im Sieb abspülen lautet die Devise.

Dieses etwas aufwändige Waschen und Putzen des Spinats mag zugegebenermaßen eine abschreckende Wirkung haben, doch wenn Sie frischen Spinat auf dem Markt ergattern können, lohnt sich die Prozedur allemal. Doch manchmal hat man einfach zu wenig Zeit dafür. In diesem Fall können Sie auch auf tiefgekühlte Produkte zurückgreifen, die sich allerdings nicht als Salat zubereiten lassen.

Gegart oder roh?

Grünes Blattgemüse kann man sowohl roh als auch gekocht essen. Durch das Garen werden die Carotinoide freigesetzt – insbesondere das Beta-Carotin –, und die Nährstoffe können vom Körper besser aufgenommen werden. Auf der anderen Seite zerstört die Hitze beim Garen Vitamin C und Folate. Was also tun? Am besten genießen Sie den Spinat und seine Kollegen abwechselnd roh als Salat und gegart.

Wie Sie Spinat und anderes dunkelgrünes Blattgemüse in Ihren Speiseplan integrieren können

- Bereiten Sie Lasagne mit einigen Schichten gegartem Spinat zu.
- Träufeln Sie ein wenig frischen Zitronensaft über gedämpften Spinat und überbacken Sie das Ganze mit Parmesankäse. So zubereitet hält er sich im Kühlschrank bis zu drei Tage und eignet sich wunderbar als Restessen oder als Proviant fürs Büro.
- Fügen Sie Suppen eine Hand voll gehackter Spinatblätter zu.
- Reste gegarten Blattgemüses schmecken gut als Salat mit Balsamico-Vinaigrette und einigen Sesamkörnern.
- Bereiten Sie ein Omelett mit gehacktem Spinat, Schnittlauch, Tomaten, Paprika und Zwiebeln zu.
- Servieren Sie einen gemischten Salat aus verschiedenen Blattgemüsesorten und Römersalat.
- Genießen Sie Tacos und Burritos mit Spinat.

PORTULAK

Viele Menschen halten Portulak – falls sie ihn überhaupt kennen – für ein gewöhnliches Unkraut. Er gedeiht auf trockenen, sandigen Böden am Straßenrand und vielleicht sogar in einer Ecke Ihres eigenen Gartens. Portulak ist im wahrsten Sinne des Wortes ein ***SuperFood***, das in Europa, Mexiko und Asien weit verbreitet ist. Früher galt er als Heilmittel gegen Herzleiden, Halsentzündungen, geschwollene Gelenke, trockene Haut und eine Reihe anderer Leiden. Portulak ist eine wertvolle Ergänzung der Ernährung: Er ist der beste pflanzliche Lieferant von Omega-3-Fettsäuren und eine gute Quelle für Vitamin C, Beta-Carotin und Glutathion. Als Zutat zu einem mit Olivenöl und etwas Zitronensaft angemachten Salat schmeckt er einfach köstlich. Wenn Sie Portulak probieren möchten, machen Sie sich mit Hilfe von Fotos in Büchern oder aus dem Internet mit seinem Aussehen vertraut und versuchen Sie, wild wachsende Pflanzen zu finden. Allerdings sollten Sie ihn nicht in Gegenden pflücken, wo die Felder mit Chemikalien behandelt werden. Sie können auch auf dem Markt nach Portulak fragen oder versuchen, ihn im eigenen Garten zu ziehen. Er ist leicht anzupflanzen, ist genügsam und sät sich leicht selbst aus.
Man kann Samen auch über das Internet bestellen:
www.blumensamen-shop.de, www.seedsofchange.com,
www.edenseeds.com, www.bountifulgardens.org

Pattys Spinatpesto

Pürieren Sie rohen Spinat mit Mandeln oder Walnüssen, ein wenig Knoblauch, Olivenöl und Parmesankäse. Das Pesto lässt sich gut einfrieren und schmeckt köstlich zu Kichererbsen oder Nudeln.

Tee

Alternativen: Keine
Empfohlene Menge: Eine oder mehr Tassen täglich

Tee enthält:

- Flavonoide
- Fluoride
- Keine Kalorien

Wie wäre es mit einem *SuperFood*, das preiswert ist, keine Kalorien enthält, gut schmeckt und überall, vom feinsten Restaurant bis zur Kneipe, erhältlich ist? Das man obendrein mit Entspannung und Wohlbefinden in Verbindung bringt? Und wie wäre es, wenn dieses Nahrungsmittel zudem den Blutdruck und das Schlaganfallrisiko senken, gegen Osteoporose und Krebserkrankungen vorbeugen, das Herz gesund erhalten und zudem womöglich eine Rolle bei der Vorbeugung gegen sonnenlichtbedingte Hautschäden (wie zum Beispiel Falten und Hautkrebs) spielen könnte? Wenn es so ganz nebenbei einen Beitrag dazu leistete, Ihren täglichen Flüssigkeitsbedarf zu decken und obendrein gegen Viren und Entzündungen sowie antiallergisch wirkte und grauem Star vorbeugte? Ein bisschen viel auf einmal, meinen Sie? Nun, all das kann Tee. Schlürfen Sie regelmäßig eine Tasse Orange Pekoe im Büro, trinken Sie auf dem Tennisplatz einen erfrischenden Eistee oder genießen Sie nach dem Essen eine Tasse Earl Grey, und schon tun Sie mit diesem berühmtesten *SuperFood* der Welt eine ganze Menge für Ihre Gesundheit und ein langes Leben.

Der Legende nach wurde der Tee im Jahr 2700 vor Christus in China unter der Herrschaft des Kaisers Shen Nung durch einen Zufall entdeckt. Als der Kaiser einst im Schatten eines Baumes rastete, kochte einer seiner Diener in der Nähe etwas Wasser, als plötzlich eine Brise aufkam und ein paar Blätter von einem in der Nähe wachsenden Teebaum in den Topf wehten. Der Kaiser nippte von dem Wasser und war von seinem Geschmack begeistert. So wurde ein Getränk entdeckt, das – nach dem Wasser – weltweit am meisten getrunken wird. Es gibt mehr als 3000 verschiedene Arten von Tee, der wegen seiner Vielfalt und Komplexität von Kennern geschätzt wird. Kein anderes Getränk – außer vielleicht der Wein – hat die Menschheit zu vergleichbaren Diskussionen und Riten inspiriert, von der berühmten Teatime der Briten bis hin zu den japanischen Teezeremonien.

Während der Tee wegen seines guten Geschmacks schon lange genossen wird, haben die gesundheitsfördernden Eigenschaften dieses Getränks erst in letzter Zeit Aufmerksamkeit erlangt. Das Interesse an den medizinischen Eigenschaften von Tee hat im Laufe der Jahrhunderte immer wieder zu- und abgenommen, doch erst vor kurzem hat die Wissenschaft eine uralte Vermutung bestätigt: Tee – das schlichte Alltagsgetränk – ist ein äußerst gesunder Trank.

Alle echten Teesorten stammen von ein und derselben Pflanze ab: dem immergrünen Teestrauch *Camellia sinensis*. (Kräutertees, die aus Kräutern, Wurzeln und anderen Stoffen gebrüht werden, gelten nicht als echter Tee.) Aus diesem Busch werden drei verschiedene Arten von Tee hergestellt: grüner, schwarzer und Oolong Tee.

Der Unterschied liegt in der Art der Weiterverarbeitung der Blätter nach der Ernte. Grüner Tee – der übrigens von Japanern bevorzugt wird – wird am wenigsten weiterverarbeitet und macht ungefähr 21 Prozent der weltweiten Teeproduktion aus. Schwarzer Tee, der in der westlichen Welt am liebsten getrunken wird, umfasst 77 Prozent der weltweiten Teeproduktion. Er wird aus Teeblättern hergestellt, die nach der Ernte einen Fermentierungsprozess durchlaufen haben. Die Fermentierung verleiht den Blättern die dunklere Farbe und den intensiveren Geschmack. Der in China und Taiwan beliebte Oolong Tee ist teilweise fermentiert.

Während dem grünen Tee hinsichtlich der gesundheitsfördernden Eigenschaften die meiste Aufmerksamkeit zuteil wurde, sind in Wahrheit alle echten Teesorten sehr gesund; grüner Tee wurde lediglich eingehender erforscht.

Tee enthält mehr als viertausend chemische Bestandteile. Zu denjenigen unter ihnen, die die meiste Aufmerksamkeit auf sich gezogen und nachweisliche Vorteile haben, gehören die Polyphenole mit Namen Flavonoide – dieselben Stoffe also, die in Rotwein und Beeren enthalten sind. Eine Tasse schwarzer Tee enthält ungefähr 268 Milligramm, eine Tasse grüner Tee ungefähr 316 Milligramm Flavonoide. Damit liefert eine Tasse grüner Tee mehr als fünfmal so viele Flavonoide wie rote Zwiebeln, ein anderer bekannter Flavonoid-Lieferant.

Das wirkungsvollste in Tee enthaltene Polyphenol ist eine Substanz mit Namen Epigallokatechin Gallat oder EGCG, die zu einer Gruppe von Polyphenolen, den Katechinen, gehört. Die Forschung hat gezeigt, dass Katechine effektivere Antioxidantien sind als selbst die mächtigen Vitamine C und E. In einem Labortest zeigte sich das in grünem Tee enthaltene EGCG als zwanzigmal leistungsstärker als Vitamin C.

Eine Tasse schwarzer Tee enthält ungefähr 268 Milligramm Flavonoide. Eine Tasse grüner Tee enthält 316 Milligramm, doch nur ungefähr die Hälfte dieser Menge, wenn er entkoffeiniert ist. Sie können die Flavonoid-Menge noch erhöhen, wenn Sie den Teebeutel über der Tasse ausdrücken, nachdem Sie ihn drei bis vier Minuten haben ziehen lassen. Kräutertees liefern übrigens keine bedeutsame Menge an Polyphenolen.

Welcher Tee ist der beste? Während man lange Zeit annahm, dass sich grüner Tee hinsichtlich der gesundheitsfördernden Wirkung von den anderen Teesorten abhebt, weiß man heute, dass schwarzer und grüner Tee sowohl ähnliche, als auch verschiedene und sich zum Teil überschneidende biochemische, physiologische und epidemiologische Wirkungen haben. Es mag sein, dass eine der beiden Sorten bei einer bestimmten Erkrankung die bessere Wahl wäre, doch im Allgemeinen gilt, dass Sie diejenige Teesorte genießen sollten, die Ihnen am besten schmeckt. Ich selbst trinke über den Tag verteilt abwechselnd schwarzen und grünen Tee.

Es gibt Hinweise darauf, dass die gesundheitsfördernden Eigenschaften von Tee auf den Gehalt an Koffein zurückzuführen sind. Koffein scheint antimutagene Eigenschaften zu besitzen, die mit einer krebsbekämpfenden Wirkung in Verbindung stehen können.

Epidemiologische Studien weisen darauf hin, dass Koffein vor der Entwicklung der Parkinson-Krankheit schützen kann. Aus diesem Grund scheint es ratsam zu sein, den Tee in koffeinierter Form zu trinken.

Wenn dies für Sie ein Problem darstellt, sollten Sie den Genuss von Tee auf den Morgen beschränken und zudem grünen Tee wählen, der im Allgemeinen weniger Koffein enthält als schwarzer.

Tee enthält ungefähr ein Drittel weniger Koffein als die entsprechende Menge Kaffee und scheint weniger jener typischen Nebenwirkungen des Koffeins hervorzurufen.

Manche Forschungsergebnisse über die gesundheitlichen Vorteile von Tee sind widersprüchlich. So ergaben sich zum Beispiel einige der Hinweise über die Wirkung von Tee ausschließlich in Labortests. Doch können die positiven Ergebnisse auch am Menschen bestätigt werden? Wir müssen abwarten. In einigen Fällen wurde Tee auch mit negativen Auswirkungen auf die Gesundheit in Verbindung gebracht, doch in vielen dieser Fälle gab es andere Faktoren, die die entsprechenden Ergebnisse beeinflussten.

Studien haben gezeigt, dass Tee sowohl einen positiven als auch einen negativen Einfluss hinsichtlich der Entwicklung von Speiseröhrenkrebs haben kann, aber die Forscher vermuten, dass die negativen Ergebnisse auf die Art, wie der Tee verzehrt wurde, zurückzuführen sind. In einigen Ländern wird Tee kochendheiß und/oder stark gesalzen getrunken, wobei jede dieser beiden Zubereitungsarten dafür bekannt ist, dass sie die Entstehung von Krebs fördert.

Ich persönlich halte die äußerst positiven Erkenntnisse über den Tee für überzeugend. Zudem sollte der Tee – genau wie die anderen *SuperFoods* – als Teil eines gesunden Lebensstils gesehen werden: Sie können nicht erwarten, dass der Tee Sie rettet, wenn Sie gleichzeitig rauchen, zu viel Alkohol trinken, zu fett essen und keinen Sport treiben. Genauso wenig können Sie sich auf die im Tee enthaltenen Polyphenole verlassen und deshalb kein Obst und Gemüse essen. Insgesamt halte ich Tee wegen seiner gesundheitsfördernden und Krankheiten vorbeugenden Fähigkeiten für eine sinnvolle Ergänzung eines gesunden Lebensstils.

Wenn Sie morgens Sport treiben, trinken Sie vorher eine Tasse grünen oder schwarzen Tee. Die Flavonoide gehen innerhalb von dreißig Minuten in Ihr Blut über, wo sie als Antioxidantien gegen die durch den Sport freigesetzten freien Radikalen zur Verfügung stehen.

Tee und Krebs

Es gibt Hinweise darauf, dass der Verzehr von Tee das Risiko senkt, an Magen-, Prostata-, Brust-, Bauchspeicheldrüsen-, Darm-, Speiseröhren-, Blasen- oder Lungenkrebs zu erkranken. Immer wieder haben Laborstudien gezeigt, dass Tee die Bildung und das Wachstum von Tumoren hemmen kann. Forscher haben nachgewiesen, dass die in Tee enthaltenen Katechine gegen die Mutation von Zellen vorbeugen und verschiedene Karzinogene deaktivieren können. Sie verringern zudem das Wachstum von Krebszellen und hemmen das Wachstum der Blutgefäße, die die Tumoren zum Wachsen benötigen.

In einer japanischen Studie zeigten die Forscher, dass diejenigen Frauen, die am meisten grünen Tee tranken – in einigen Fällen sogar zehn Tassen täglich – im Vergleich zu Frauen, die keinen Tee tranken ein geringeres Krebsrisiko trugen. Einige Forscher glauben, dass die fünfzehnmal niedrigere Prostatakrebsrate bei asiatischen Männern im Vergleich zu männlichen Amerikanern zum Teil in der deutlich größeren Menge Tee begründet liegt, die die Asiaten trinken. Tee scheint zudem eine probiotische Wirkung zu haben, die die Gesundheit des Magen-Darm-Traktes fördert.

Obwohl sich bereits eine Tasse Tee täglich positiv auf die Gesundheit auszuwirken scheint, bedarf es vermutlich einer Menge von vier Tassen täglich, um eine deutliche Verringerung des Krebsrisikos zu erreichen.

Obwohl die Erforschung der Zusammenhänge zwischen der Demenz und dem Genuss von Tee noch nicht beendet ist, wissen wir bereits, dass diejenigen Menschen, die am meisten Flavonoide zu sich nehmen, das niedrigste Risiko für die Entwicklung von Demenz zu tragen scheinen.

Tee und die Gesundheit des Herzens

Es gibt solide Hinweise darauf, dass der Verzehr von Tee mit einem verringerten Herzerkrankungs- sowie Schlaganfallrisiko einhergeht. Wissenschaftler bemerkten diesen Zusammenhang beim Vergleich der Arterien von chinesisch-amerikanischen Teetrinkern mit denen von kaukasischen Kaffeetrinkern. Die Teetrinker wiesen bei der Autopsie nur zwei Drittel der Menge an Schäden der Herzschlagader und nur ein Drittel der Menge an Schäden der Hirnarterien auf wie die Kaffeetrinker. Eine andere Studie zeigte, dass es bei Männern, die eine oder mehr Tassen Tee täglich tranken, um 40 Prozent weniger Todesfälle durch koronare Herzkrankheit gab. Eine weitere, in Harvard durchgeführte Studie erbrachte die Erkenntnis, dass Menschen, die mindestens eine Tasse Tee täglich tranken, ein um 44 Prozent geringeres Herzinfarktrisiko trugen.

Während einige Studien zu Tee und koronarer Herzkrankheit keine schlüssigen Ergebnisse zeigten, wissen wir aus Tierstudien sicher, dass Katechine den Cholesterinspiegel senken, insbesondere den des »schlechten« LDL-Cholesterins. Zudem gibt es definitiv einen umgekehrten Zusammenhang zwischen dem Verzehr von Tee und dem Homocysteinspiegel, jener Aminosäure also, die mit einem erhöhten Herzerkrankungsrisiko in Verbindung gebracht wird. Tee scheint auch daran beteiligt zu sein, die Wände der Blutgefäße von Ablagerungen freizuhalten, was wiederum das Risiko für koronare Herzkrankheit verringert. Es scheint, dass Sie in den Genuss dieser positiven Wirkungen des Tees kommen, wenn Sie zwischen einer und drei Tassen täglich trinken, wobei die Schutzwirkung zunimmt, je mehr Tee Sie verzehren.

Eine Studie zeigt interessanterweise, dass Menschen, die in dem Jahr vor ihrem Herzinfarkt Tee getrunken hatten, bessere Überlebenschance zu haben schienen. Bei dieser Studie wurden moderate Teetrinker, die weniger als 14 Tassen pro Woche tranken, mit Menschen verglichen, die gar keinen Tee tranken, sowie mit Vieltrinkern, die 14 oder mehr Tassen Tee wöchentlich tranken. Sowohl die moderaten als auch die Vieltrinker wiesen eine niedrigere Sterberate auf als diejenigen Testpersonen, die gar keinen Tee tranken. Die ermutigende Schlussfolgerung aus vielen Studien lautet, dass man nicht riesigen Mengen Tee trinken muss, um in den Genuss seiner gesundheitsfördernden Wirkung zu kommen. Schon eine Tasse pro Tag kann sich positiv auf Ihre Gesundheit auswirken.

Vorläufige Daten weisen darauf hin, dass Tee Ihnen beim Abnehmen helfen kann, da er den Energieverbrauch steigert.

... und noch mehr gute Nachrichten

Tee scheint sich auch positiv auf die Gesundheit Ihrer Zähne auszuwirken. Der Verzehr von Tee verringert das Risiko für Karies und Zahnfleischerkrankungen. Eine Studie ergab, dass Tee die Bildung von Löchern in den Zähnen um 75 Prozent verringern kann. Für dieses Phänomen ist eine ganze Reihe von Gründen verantwortlich. Der Fluoridgehalt von Tee hemmt die Entstehung von Löchern. Außerdem scheint der Tee Bakterien daran zu hindern, sich an der Zahnoberfläche anzulagern, während er zugleich die Säureproduktion der in der Mundhöhle vorkommenden Bakterien hemmt.

Womöglich gibt es auch einen Zusammenhang zwischen dem Verzehr von Tee und der Vorbeugung gegen Nierensteine. Obwohl einige Publikationen auf das Gegenteil hinweisen, stellte sich bei der *Nurses' Health Study* heraus, dass das Nierensteinrisiko mit jeder Tasse Tee, die die Testpersonen täglich tranken, um acht Prozent sank.

Männer und Frauen können zudem dafür sorgen, dass ihre Knochen gesund bleiben, indem sie Tee trinken. Studien, die das Risiko für Hüftfrakturen untersuchten, zeigten, dass sich der regelmäßige Verzehr von Tee – insbesondere über einen Zeitraum von mehr als zehn Jahren – deutlich positiv auf die Knochendichte auszuwirken scheint. Dies scheint auf die Tatsache zurückzuführen zu sein, dass einige der in Tee enthaltenen Flavonoide wie Phytoöstrogene wirken, was für die Gesundheit der Knochen von Vorteil ist. Überdies scheinen Teeextrakte die Knochenresorption zu hemmen.

Eine kürzlich durchgeführte Studie zeigte, dass eine atopische Dermatitis erfolgreich mit Oolong Tee behandelt werden kann, was zum Teil zweifellos auf die antiallergischen Eigenschaften des Tees zurückzuführen ist. Diese positive Wirkung wurde festgestellt, nachdem die Testpersonen eine oder zwei Wochen lang Tee getrunken hatten. Für den Tee hatte man einen Zehn-Gramm-Teebeutel fünf Minuten lang in mehr als vier Tassen kochendem Wasser ziehen lassen; er wurde in drei Portionen – bei jeder Mahlzeit eine – getrunken.

Einige Tee-Tipps

- Frisch aufgebrühter Tee ist gesünder als Instant-Tee.
- Teebeutel haben dieselbe gesundheitsfördernde Wirkung wie loser Tee.
- Lassen Sie Ihren Tee mindestens drei Minuten lang ziehen.
- Drücken Sie den Teebeutel nach dem Ziehen über der Tasse aus, dadurch verdoppeln Sie nahezu den Polyphenolgehalt.
- Geben Sie eine Zitronen- oder Limonenscheibe mit Schale in Ihren Tee, um den Polyphenolgehalt noch zu erhöhen.
- Wenn Sie kein Koffein vertragen, verkürzen Sie die Brühzeit auf ungefähr eine Minute.
- Trinken Sie Ihren Tee nicht extrem heiß.
- Die Flavonoide gehen mit der Zeit verloren; trinken Sie also am besten frisch gebrühten Tee.

Tomaten

ALTERNATIVEN: rote Wassermelone, rosa Grapefruit, japanische Persimonen (Dattelpflaumen), rotfleischige Papaya, Erdbeerguave

EMPFOHLENE MENGE: Eine Portion haltbar gemachte Tomatenprodukte pro Tag und mehrere Portionen frischer Tomaten pro Woche

TOMATEN ENTHALTEN:

- Lycopin
- Wenige Kalorien
- Vitamin C
- Alpha- und Beta-Carotin
- Lutein/Zeaxanthin
- Phytuen und Phytofluen
- Kalium
- B-Vitamine (B_6, Niacin, Folate, Thiamin und Pantothensäure)
- Chrom
- Biotin
- Ballaststoffe

Viele Menschen sind davon überzeugt, die Tatsache, dass Tomaten zu den *SuperFoods* zählen, müsse einen Haken haben. Natürlich mag ich Tomaten, denken Sie vielleicht, aber in vielen Regionen gibt es nur für eine kurze Zeit frische, schmackhafte Tomaten zu kaufen. Nun, ob Sie es glauben oder nicht –

es gibt tatsächlich ausschließlich Positives über die Tomaten zu berichten. Zum einen sind sie wahre Nährstoffbomben, zum anderen kann man problemlos das ganze Jahr über von der gesundheitsfördernden Wirkung dieser Nährstoffe profitieren, weil diese auch in haltbar gemachten Tomatenprodukten enthalten sind. In Ihrer Lieblingsspaghettisauce, dem Stück Pizza, ja, sogar in Ketchup und Barbecuesaucen steckt die ganze Kraft der Tomaten. Sie sehen – nichts ist leichter, als ab sofort den Speiseplan um Tomaten zu bereichern und so von ihren bemerkenswerten Vorteilen zu profitieren.

Die Tomate – ein wichtiger Bestandteil unserer Lieblingsspeisen wie Pizza und Nudelgerichte – hat eine bewegte Vergangenheit. Einst wurde sie als unheimliches und giftiges Gewächs angesehen (einer ihrer lateinischen Namen, *lycopersicon* oder »Wolfspfirsich«, weist darauf hin, dass Tomaten für gefährlich – wie Wölfe – gehalten wurden). Erst im späten neunzehnten Jahrhundert erfreuten sich Tomaten zunehmender Beliebtheit. Ursprünglich von den Azteken in Mexiko angebaut und verzehrt, wurden sie von spanischen Missionaren nach Europa gebracht. Da man sie außer in Italien und Spanien zunächst als gefährliches Nahrungsmittel ansah, dauerte es etliche Jahre, bis die Tomaten ihren schlechten Ruf verloren.

Die Skepsis, mit der man die Tomaten zunächst betrachtete, basierte auf der Tatsache, dass die Blätter der Tomatenpflanze giftige Alkaloide enthalten. Erst seit Ende des neunzehnten Jahrhunderts von den Amerikanern geschätzt, hat sich die Tomate mittlerweile zu einer der beliebtesten Gemüsesorten entwickelt und erlangt jetzt schließlich Anerkennung als eines unser Lieblings-*SuperFoods*.

Übrigens sind Tomaten eigentlich keine Gemüseart. Botanisch gesehen sind sie die Samen tragenden Teile einer blühenden Pflanze und deshalb als Früchte zu klassifizieren. Im Jahr 1893 kam es vor dem Obersten Gerichtshof der Vereinigten Staaten zu einem Verfahren, bei dem es um die Frachttarife bei der Verschiffung von Tomaten ging. Sollten die Bauern die Fracht für Obst oder die für Gemüse bezahlen? Das Gericht entschied, dass sie die Gemüsepreise zahlen sollten, und so wurde die Tomate zu einem Gemüse.

Zwei neue Carotinoide mit viel versprechenden gesundheitsfördernden Eigenschaften wurden entdeckt: Phytoen und Phytofluen, die beide in frischen Tomaten und haltbaren Tomatenprodukten enthalten sind. Es hat sich gezeigt, dass Phytoen antioxidative Eigenschaften besitzt und gegen Karzinogene wirkt. Es müssen noch etliche Studien durchgeführt werden, doch erste Ergebnisse zeigen, dass diese beiden Carotinoide bei der vorbeugenden Wirkung der Tomaten gegen Krebs und andere Erkrankungen eine Rolle spielen.

Die rote Kraft

Lycopin, ein Mitglied der Carotinoid-Familie und jenes Pigment, das für die rote Farbe der Tomaten zuständig ist, leistet einen wichtigen Beitrag zu deren gesundheitsfördernden Wirkung. Lycopin verfügt über verschiedene einzigartige biologische Eigenschaften, die die Wissenschaft faszinieren. Einige Forscher glauben, dass Lycopin ein genauso wirkungsvolles Antioxidans ist wie Beta-Carotin. Es ist bekannt, dass Lycopin Singulett-Sauerstoff – eine besonders schädliche Form des Sauerstoffs – am effektivsten neutralisiert und sich darüber hinaus eine große Zahl an freien Radikalen schnappt.

In der letzten Zeit ist der Nährstoff Lycopin in den Mittelpunkt des Interesses gerückt, da sich immer mehr Wissenschaftler darauf konzentriert haben, seine speziellen Eigenschaften zu erforschen. In den 1980er Jahren wurde die Wissenschaft erstmals auf Lycopin aufmerksam, als erste Studien darauf hinwiesen, dass Menschen, die große Mengen an Tomaten verzehrten, weit seltener an den verschiedenen Arten von Krebs starben als solche, die nur wenige oder gar keine Tomaten aßen. Etliche andere Studien haben später die positiven Ergebnisse hinsichtlich der Auswirkungen des Tomatenverzehrs bestätigt.

Doch das in den Tomaten enthaltene Lycopin wirkt nicht nur vorbeugend gegen Krebs, es spielt auch eine wichtige Rolle bei

Lycopin in Nahrungsmitteln

(Die ideale Tagesdosis an Lycopin beträgt 22 Milligramm)

	Milligramm
Pürierte Tomaten (1/2 Tasse)	27,2
Tomatensaft (1 Tasse)	22
Tomatensauce (1/2 Tasse)	18,5
Wassermelone (1 Scheibe)	13
Tomatenmark (2 TL)	9,2
Wassermelonenkugeln (1 Tasse)	7
Ketchup (2 TL)	5,8
Dosentomaten (1/2 Tasse)	5,1
Pizza (1 Stück, ca. 85 g)	4
Frische Tomate (mittelgroß)	3,2
5 Cherrytomaten	2,2
1/2 rosa Grapefruit	1,8

den antioxidativen Prozessen in der Haut. Lycopin aus Nahrungsmitteln allein oder in Kombination mit anderen Nährstoffen kann den Lichtschutzfaktor der Haut erhöhen. Mit anderen Worten, wenn Sie Tomaten essen (in diesem Fall frische Tomaten oder haltbare Tomatenprodukte), steigern Sie die Fähigkeit Ihrer Haut, den Angriffen der schädlichen Sonnenstrahlen standzuhalten. Tomaten wirken also sozusagen als eingebauter Sunblocker!

Indirekt kann Lycopin auch das Risiko für die altersbedingte Makuladegeneration senken, indem es das Lutein vor der Oxidation bewahrt, sodass es in seiner nicht oxidierten, schützenden Form zur Makula transportiert werden kann.

Vielleicht haben Sie schon einmal von der Nonnen-Studie gehört, bei der Dr. David Snowdon vom *Sanders-Brown Center on Aging* an der Universität von Kentucky 88 römisch-katholische Nonnen im Alter zwischen 77 und 98 Jahren untersucht hat. Diejenigen Nonnen, die die höchsten Lycopin-Konzentrationen im Blut aufwiesen, waren am besten in der Lage, für sich selbst zu sorgen und ihre alltäglichen Aufgaben zu erledigen. Insgesamt waren die Nonnen mit den höchsten Lycopinspiegeln 3,6-mal besser in der Lage, ihren Alltag zu bewältigen, als diejenigen mit den niedrigsten Lycopinspiegeln. Interessanterweise ließ sich ein vergleichbarer Zusammenhang zwischen der Lebensenergie der Nonnen und der Konzentration eines anderen Antioxidans (wie zum Beispiel Vitamin E oder Beta-Carotin) nicht nachweisen.

Lycopin ist nur in wenigen Nahrungsmitteln enthalten, und Tomaten gehören zu den wenigen, die viel von diesem leistungsfähigen Antioxidans enthalten. Tatsächlich nehmen die Amerikaner im Durchschnitt 80 Prozent des gesamten Lycopins über Ketchup, Tomatensaft und Pizzasauce auf.

Rote Wassermelone ist ein anderer wichtiger Lycopin-Lieferant. In Wassermelonen ist dieser Nährstoff hochkonzentriert und in einer vom Körper gut verwertbaren Form enthalten, und es gibt Hinweise darauf, dass Wassermelone Gramm für Gramm mehr Lycopin enthält als selbst Tomaten. Auf jeden Fall kurbelt die Wassermelone den Lycopinspiegel im Blut genauso stark an wie Tomaten.

Zu rosa Grapefruits wurden keine vergleichbar ausführlichen Studien durchgeführt wie zu Tomaten und Wassermelonen, doch der Lycopingehalt dieser Obstsorte ist ebenfalls beträchtlich. Wenn Sie rosa Grapefruit und Wassermelone essen, sollten Sie zugleich ein wenig Fett aus anderen Nahrungsmitteln verzehren, da der Körper das Lycopin dann besser aufnehmen kann. Tomaten werden häufig mit Olivenöl und/oder Mozzarella serviert, während Wassermelonen und Grapefruits allein verzehrt werden. Sorgen Sie also dafür, dass Sie sie stets mit ein paar fetthaltigen Nahrungsmitteln genießen. Eine Hand voll Nüsse ist völlig ausreichend. Oder essen Sie zur Grapefruit eine Scheibe Toast mit Käse oder Avocado. Auch ein Salat aus in Würfel geschnittenen Wassermelonen und ein wenig Schafskäse sorgt für die ausreichende Fettzufuhr und schmeckt obendrein köstlich erfrischend.

Wassermelonen, Erdbeerguave, rosa Grapefruit, rotfleischige Papaya und Dattelpflaumen sind neben Tomaten gute Lycopin-Lieferanten und deswegen eine wunderbare Ergänzung Ihrer Ernährung.

Zwar wurde dem Lycopin in jüngster Zeit viel Aufmerksamkeit zuteil, doch enthalten Tomaten zudem eine Vielzahl anderer wertvoller Nährstoffe, die gemeinsam offenbar dafür sorgen, uns gesund und vital zu erhalten. Die kalorienarme, ballaststoffreiche und stark kaliumhaltige Tomate ist nicht nur ein exzellenter Lycopin-Lieferant, sondern auch eine Quelle für Beta-Carotin, Alpha-Carotin, Lutein/Zeaxanthin, Phytoen/Phytofluen sowie verschiedene Polyphenole. Darüber hinaus enthalten die Tomaten kleine Mengen an B-Vitaminen (Thiamin, Pantothensäure, Vitamin B_6 und Niacin) sowie Folate, Vitamin E, Magnesium, Mangan und Zink.

Das Zusammenwirken dieser Vielzahl an Nährstoffen sowie die spezielle Kraft des Lycopins sind es, die der Tomate zu einem Platz im Pantheon der *SuperFoods* verhelfen.

Tomaten und Krebs

Einige der aufregendsten Tomaten-Studien, die jemals durchgeführt wurden, haben sich mit deren Fähigkeit beschäftigt, Krebserkrankungen vorzubeugen, insbesondere gegen Prostatakrebs.

Dr. Edward Giovannucci von der *Havard Medical School* veröffentlichte zwei interessante Studien, die den Einfluss von bestimmten Nahrungsmitteln – insbesondere von Tomaten – auf das Krebsrisiko untersuchten. In seiner im Jahr 1995 durchgeführten Studie fand Dr. Giovannucci heraus, dass von den 48.000 beobachteten Männern diejenigen ein um 35 Prozent reduziertes Prostatakrebsrisiko trugen, die zehn oder mehr Portionen Tomaten pro Woche aßen. Dieselben Männer trugen ein um fast 50 Prozent verringertes Risiko, an aggressiven Prostatatumoren zu erkranken. Tatsächlich schien das Krebsrisiko umso geringer zu sein, je mehr Tomaten verzehrt wurden. Interessanterweise ist das Lycopin das Carotinoid, das am meisten in der Prostatadrüse vorhanden ist.

Die im Jahr 1999 von Dr. Giovannucci durchgeführte Folgestudie ergab, dass von verschiedenen Tomatenprodukten die Tomatensauce – bei nur zwei Portionen pro Woche – der bei weitem zuverlässigste Indikator für ein verringertes Prostatakrebsrisiko war.

Bei diesen beiden Studien haben sich zwei wichtige Punkte herausgestellt. Der erste ist, dass – wie eingangs bereits erwähnt – haltbar gemachte Tomatenprodukte wie Tomatensauce oder -mark das Krebsrisiko effektiver reduzieren, als frische Tomaten.

Dies liegt daran, dass das Lycopin in frischen Tomaten an die Zellwände und Fasern gebunden ist. Bei der Herstellung von Tomatenprodukten werden diese Zellwände zerstört und dadurch das Lycopin freigesetzt, sodass es vom Körper aufgenommen werden kann. Haltbar gemachte Tomatenprodukte und gegarte Tomaten enthalten Gramm für Gramm zwei- bis achtmal so viel verfügbares Lycopin wie frische Tomaten.

Während also beim Verarbeitungsprozess der Vitamin-C-Gehalt der Tomaten sinkt, steigt zugleich die antioxidative Aktivität, die so die gesundheitsfördernde Wirkung der Tomaten verstärkt.

Tomatenmark ist eine fantastische Zutat für viele Rezepte. Es hat die Kraft frischer Tomaten, aber um ein vielfaches konzentrierter! Wenn Sie Tomatenmark essen, erhöhen Sie den Lichtschutzfaktor Ihrer Haut, der Sie vor den schädlichen ultravioletten Strahlen der Sonne schützt. Eine Studie zeigte, dass die Zeit, die sich Testpersonen in der Sonne aufhalten konnten, ohne dass sich ihre Haut rötete, um 40 Prozent länger war, wenn sie täglich 40 Gramm Tomatenmark mit einem Gehalt von ungefähr 16 Milligramm Lycopin verzehrten. (Das entspricht ungefähr der Menge von drei bis vier Teelöffeln.) Viele Suppen, Brühen und Eintöpfe kann man mit ein oder zwei Teelöffeln Tomatenmark verfeinern. Verschiedene Arten von Tomatenmark – mit oder ohne Salz – gibt es in kleinen Dosen oder Tuben zu kaufen. Meine Frau und ich verdoppeln häufig die in Rezepten angegebenen Mengen für Tomatenmark.

Ein zweiter wichtiger, von Dr. Giovannucci in seiner Publikation erwähnter Aspekt stellt wieder einmal heraus, wie wichtig es ist, natürliche Nahrungsmittel zu verzehren. Während Dr. Giovannucci den Zusammenhang zwischen dem Verzehr von Tomaten und einem niedrigeren Krebsrisiko bestätigt – insbesondere bezogen auf Lungen-, Magen- und Prostatakrebs –, streicht er heraus, dass »ein direkter Vorteil des Lycopins nicht nachgewiesen werden konnte, sondern vielmehr andere Bestandteile der Tomaten allein oder im Zusammenwirken mit dem Lycopin eine Rolle spielen können«. Vor dem Hintergrund des vielfältigen Nährstoffgehalts der Tomaten wäre es wieder einmal nicht verwunderlich, wenn das *Zusammenspiel* dieser Nährstoffe für die positive Wirkung auf unsere Gesundheit verantwortlich ist.

Prostatakrebs ist nicht die einzige Krebsart, gegen die Tomaten uns scheinbar schützen können. Die Hinweise mehren sich, dass Lycopin auch einen gewissen Schutz vor Brustkrebs, Krebs des Verdauungstraktes, Gebärmutterhals-, Blasen- und Lungenkrebs bietet.

Vorschlag für eine Verbraucheraktion

In Supermärkten oder Pizzerien sollte häufiger Pizza aus Vollkornteig angeboten werden.

Lycopin scheint das Krebsrisiko auf verschiedene Arten zu senken. Als besonders leistungsfähiges Antioxidans hilft es, die zerstörerischen Auswirkungen der freien Radikalen im Körper zu blockieren. Dieser Aufgabe kann das Lycopin besonders effektiv nachgehen, wenn zugleich genug Vitamin E vorhanden ist. Doch das Lycopin scheint auch jene Wachstumsfaktoren zu hemmen, die die Krebszellen dazu stimulieren, zu wachsen und sich zu vermehren. Und schließlich scheint es die Immunabwehr des Körpers gegen Krebs anzukurbeln.

Vorschlag für eine Verbraucheraktion

Schreiben Sie verschiedene Lebensmittelhersteller an und regen Sie an, dass sie mehr salzarme Tomatenprodukte auf den Markt bringen.

Wie bereits erwähnt, benötigt das fettlösliche Lycopin eine geringe Menge an Fett, um vom Körper aufgenommen und in das Blut gelangen zu können. Eine frische Tomate, roh aus der Hand gegessen, ist keine besonders gute Quelle dieses Nährstoffs. Die Tomatenprodukte, die am wirkungsvollsten vor Krebserkrankungen zu schützen scheinen, werden alle mit einem geringen Anteil an Öl hergestellt. Ein frischer Tomatensalat, der mit ein wenig extra nativem Olivenöl zubereitet wurde, ist eine wahrlich gesunde Mahlzeit. Die grüne Farbe des Olivenöls weist auf seinen Polyphenolgehalt hin. In Verbindung mit den vielfältigen Nährstoffen der Tomate sind diese Polyphenole eine gesunde und wohlschmeckende Ergänzung von Spaghettisaucen, Pizza oder Tomatensuppen.

Tomaten und immer wieder Tomaten

Im Vergleich zu anderen Carotinoiden, die vom Körper wirkungsvoll gespeichert werden, fällt der Lycopinspiegel im Blut rasch wieder ab, wenn keine lycopinhaltigen Nahrungsmittel verzehrt werden. Deshalb scheint es vernünftig, möglichst jeden Tag eine gewisse Menge an Lycopin über Tomaten und Tomatenprodukte aufzunehmen. Glücklicherweise stellt dies meistens kein Problem dar, da ja auch Tacosaucen, Barbecuesaucen, Pizza und sogar Ketchup dazuzählen.

Tomaten und Ihr Herz

Es gibt eindeutige Hinweise darauf, dass Tomaten nicht nur krebsvorbeugend wirken, sondern auch eine Rolle bei der Reduktion des Herzerkrankungsrisikos spielen. Die antioxidative Wirkung des Lycopins in Verbindung mit den anderen in Tomaten enthaltenen wirkungsvollen Antioxidantien wie Vitamin C und Beta-Carotin bewirken im Körper eine Neutralisierung der freien Radikalen, die andernfalls Zellen und Zellmembrane schädigen könnten. Durch den Erhalt der Zellen und ihrer Membrane kommt es seltener zu Entzündungen, wodurch sich das Fortschreiten und die Ausprägung der Atherosklerose reduzieren. Deutsche Wissenschaftler untersuchten in einer Studie die Lycopin-Werte im Gewebe von Männern, die einen Herzinfarkt erlitten hatten, und die von Männern ohne Herzinfarkt. Die Männer, die einen Herzinfarkt erlitten hatten, wiesen niedrigere Lycopin-Werte auf als die anderen. Interessanterweise erlitten die Männer mit dem niedrigsten Lycopinspiegel doppelt so wahrscheinlich einen Herzinfarkt wie diejenigen mit dem höchsten Lycopinspiegel.

In einer anderen großen europäischen Studie, in der die Carotinoidspiegel von Testpersonen aus zehn verschiedenen Ländern verglichen wurden, stellte sich heraus, dass Lycopin den größten Schutz gegen Herzinfarkte bot.

Tomaten sind auch gute Lieferanten von Kalium, Niacin, Vitamin B_6 und Folate – einer Kombination von Nährstoffen, die gut für die Gesundheit des Herzens ist. Kaliumreiche Nahrungsmittel helfen besonders wirkungsvoll, optimale Blutdruckwerte zu erreichen, und spielen deshalb eine wichtige Rolle für die Gesundheit des Herzens. Niacin wird im Allgemeinen benötigt, um erhöhte Cholesterinspiegel im Blut zu senken. Die Kombination aus Vitamin B_6 und Folaten senkt wirkungsvoll den Homocysteinspiegel im Blut. Ein erhöhter Homocysteinspiegel wird mit einem erhöhten Herzerkrankungsrisiko in Verbindung gebracht.

Pizza für die Prostata

Die männliche Prostatadrüse wächst zwischen dem 13. und 20. Lebensjahr am stärksten. Wenn ein Junge in dieser Zeit (die Lebensjahre, in denen er am meisten Fastfood verzehrt) viele gesättigte Fette isst, kann sich das Risiko erhöhen, dass er später in seinem Leben an Prostatakrebs erkrankt. Versuchen Sie Ihre Kinder – insbesondere Ihre Söhne – davon zu überzeugen, dass sie sich lieber eine Pizza als einen Hamburger kaufen. (Wenn Sie Pizza selbst machen, bereiten Sie sie mit der doppelten Menge Tomatensauce und mogeln Sie ein paar Gemüsestückchen unter.)

Die Kraft der Schale

In jeder Wildnis – auch wenn es sich nur um die Wildnis hinter Ihrem Haus handelt – müssen sich Pflanzen vor mannigfaltigen Angriffen schützen, da sie ständig ultravioletten Strahlen, Umweltgiften und Schädlingen ausgesetzt sind. Ein wirkungsvoller Schutzmechanismus der Pflanzen ist ihre Haut. Ob es nun die Schale eines Apfels, einer Weintraube oder einer Orange ist – der äußere Teil einer Frucht besitzt hervorragende antioxidative Fähigkeiten, die es der Frucht erlauben, den natürlichen Angriffen zu widerstehen. So weisen zum Beispiel die äußeren Blätter einer Spinatpflanze oder eines Kohlkopfes den höchsten Vitamin-C-Gehalt auf, und in den Brokkoliröschen ist mehr Vitamin C enthalten als in den Stängeln. 100 Gramm Apfel mit Schale enthalten ungefähr 142 Milligramm, dieselbe Menge Apfel ohne Schale jedoch nur 97 Milligramm Flavonoide. Quercetin – ein alltägliches Flavonoid, das über entzündungshemmende Eigenschaften verfügt – kommt *ausschließlich* in der Apfelschale, nicht aber im Fruchtfleisch vor. Die antioxidative Aktivität von 100 Gramm Apfel ohne Schale macht lediglich 55 Prozent der antioxidativen Aktivität der entsprechenden Menge Apfel mit Schale aus, sodass man sagen kann, dass geschälte Äpfel nur halb so gesund sind. Auch die dünne bräunliche Haut von Mandeln und Erdnüssen steckt voller bioaktiver Polyphenole.

Grundsätzlich sind die antioxidativen Fähigkeiten einer Frucht umso größer, je mehr Schale sie im Verhältnis zum Inneren der Frucht hat. So enthalten zum Beispiel Blaubeeren und Preiselbeeren außergewöhnlich große Mengen an Antioxidantien. Sinngemäß gilt dies übrigens auch für Tomaten: Je kleiner die Tomate ist – wie zum Beispiel eine Cherrytomate –, desto größer sind ihre antioxidativen Fähigkeiten. Sie könnten von dieser antioxidativen Kraft bereits profitieren, wenn Sie nur die Schale der Tomate äßen! Denken Sie also daran, Obst und Gemüse möglichst mit Schale zu essen. Da in ihr unter Umständen aber auch die meisten Pestizidrückstände und potenziell gefährlichen Bakterien sitzen, ist sorgfältiges Waschen vor dem Verzehr obligatorisch. Übrigens sind diejenigen Fruchtsäfte am gesündesten, bei denen sich ein Sediment am Boden der Flasche absetzt. Dieses Sediment enthält Reste von Schale und Fruchtfleisch und ist deshalb ein großartiger Lieferant von Antioxidantien. Wenn Sie einmal darauf achten, werden Sie feststellen, dass sich bei vielen Säften aus biologisch-dynamisch angebauten Früchten und bei reinen Fruchtsäften ein solches Sediment in der Flasche bildet.

Kochen Sie Tomaten nicht in Kochtöpfen aus Aluminium. Die Säure der Tomaten könnte mit dem Metall reagieren, sodass Rückstände davon in dem Gericht verbleiben, die den Geschmack beeinträchtigen und womöglich negative Auswirkungen auf Ihre Gesundheit haben.

Tomaten in der Küche

Da haltbare Tomatenprodukte tatsächlich größere Vorteile als frische Tomaten bieten, ist es kein Problem, das ganze Jahr über von diesem *SuperFood* zu essen. Womöglich haben Sie bereits ein paar Dosen Tomaten oder Tomatenmark in Ihrer Speisekammer - jetzt müssen Sie also nur noch daran denken, sie zu verwenden!

Meine Patienten freuen sich immer, wenn ich ihnen erzähle, dass Pizza »gesund« ist. Wenn ich Pizza essen gehe, bestelle ich immer eine Extraportion Sauce, um meine Lycopin-Aufnahme anzukurbeln. Außerdem schmeckt die Pizza dann noch besser. Zu Hause lege ich selbst zubereitete Pizza vor dem Essen auf ein Stück Küchenpapier, das das überschüssige Fett aufsaugt.

Hier ein paar Ideen, wie Sie mehr Tomaten in Ihren Speiseplan integrieren können:

- Dünsten Sie Cherrytomaten mit frischen Kräutern in Olivenöl - sie schmecken wunderbar zu Nudeln oder als Beilage.
- Bereiten Sie Sandwiches mit getrockneten Tomaten (ungesalzen) zu.
- Mengen Sie eine kleine Dose gewürfelte Tomaten unter Eintöpfe und Suppen.
- Bereiten Sie Ihre selbst gemachte Pizza mit einer Extraportion Sauce zu und belegen Sie sie mit Ihrem Lieblingsgemüse. Viele Supermärkte führen Pizzateig, der nur noch ausgerollt und belegt werden muss.
- Eine köstliche Mahlzeit lässt sich aus einem dünn geklopften Puten- oder Hähnchenschnitzel herstellen, das Sie kurz anbraten, bis es leicht gebräunt ist, dann mit Ihrer Lieblings-Sal-

sasauce bedecken und im Backofen zu Ende garen. Gegen Ende der Garzeit geben Sie ein wenig geriebenen Käse über das Gericht und streuen vor dem Servieren nach Geschmack gehacktes Koriandergrün oder Petersilie darüber.

- Eines meiner Lieblingssandwiches besteht aus einer Scheibe Vollkornbrot mit Avocadoscheiben und ein wenig Chunky Salsa.

Überbackene Cherrytomaten

Cherrytomaten
Extra natives Olivenöl
Salz und Pfeffer

Eine kleine Auflaufform dünn mit Olivenöl fetten. Die Cherrytomaten salzen und pfeffern und bei 220 Grad im Backofen ungefähr 20 Minuten lang garen. Nach Geschmack vor dem Servieren mit frischem Basilikum bestreuen.

Gelbe und orangefarbene Tomaten enthalten kein Lycopin. (Zur Erinnerung: Lycopin ist für die rote Farbe von Tomaten verantwortlich.) Zwar enthalten diese Tomatensorten andere Nährstoffe wie zum Beispiel Vitamin C, sie sind aber keine guten Lycopin-Lieferanten.

Walnüsse

Alternativen: Mandeln, Pistazien, Sesamkerne, Erdnüsse, Kürbis- und Sonnenblumenkerne, Makadamianüsse, Pekannüsse, Haselnüsse, Cashewkerne

Empfohlene Menge: fünfmal pro Woche ca. 30 Gramm

Walnüsse enthalten:

- Pflanzliche Omega-3-Fettsäuren
- Vitamin E
- Magnesium
- Polyphenole
- Eiweiß
- Ballaststoffe
- Kalium
- Pflanzliche Sterine
- Vitamin B_6
- Arginin

Wenn ich erzähle, dass Nüsse zu den *SuperFoods* zählen, bekomme ich stets dieselben Antworten zu hören: »Ich kann keine Nüsse essen, die machen doch viel zu dick!« Oder: »Wenn ich Nüsse im Haus habe, gebe ich nicht eher Ruhe, bis sie alle aufgegessen sind. Also kaufe ich sie gar nicht erst ein.« Diese Haltung ist verständlich, denn Nüsse schmecken wirklich köstlich. Nachdem ich meinem Schwager erzählt hatte, wie gut Nüsse für die Gesundheit sind, schlang er in kürzester Zeit wahre Unmengen davon herunter – mit dem Erfolg, dass er in einem Monat fünf Pfund zunahm. Erst als ich ihm erläuterte, worauf es beim Nusskonsum ankommt – Zurückhaltung! –, änderte er sein Verhalten.

Zwar haben Nüsse tatsächlich viele Kalorien, doch wegen der unglaublichen Vorteile, die sie für unsere Gesundheit bieten, sind sie eine wichtige Ergänzung unserer Ernährung. In diesem Kapitel werde ich Ihnen ein paar Tipps zum maßvollen Genuss geben, bei dem Sie bestimmt nicht dick werden.

Doch lassen Sie mich zunächst eine verblüffende Tatsache schildern: Selbst wenn Sie übergewichtig sind, rauchen, sich kaum vom Sofa erheben und fünfmal in der Woche Fastfood essen, können Sie Ihr Herzerkrankungsrisiko verringern – essen Sie ungefähr fünfmal pro Woche eine Hand voll Nüsse. Allein dadurch reduzieren Sie das Risiko, dass Sie einen Herzinfarkt erleiden, um mindestens 15, womöglich sogar um bis zu 51 Prozent. Hätten Sie gedacht, dass Nüsse so wirksam sind?

In letzter Zeit haben die Nüsse bei Forschern große Aufmerksamkeit erlangt. Die Ernährungswissenschaftler gehen längst über die Erforschung der Makronährstoffe wie Fett und Eiweiß hinaus und widmen sich der aufregenden Welt der pflanzlichen Nährstoffe. Dabei haben sie die Bedeutung der Nüsse, dieser kleinen Nährstoffbomben, wiederentdeckt. Ich bin mir sicher, dass Nüsse eine wichtige Rolle dabei spielen werden, die durchschnittliche gesunde Lebenszeit der Menschen in diesem Jahrhundert zu verlängern.

Es ist eine so simple wie erstaunliche Tatsache: Menschen, die regelmäßig Nüsse essen, können ihr Risiko, an koronarer Herzkrankheit zu erkranken, deutlich senken. Doch sie senken auch das Risiko für Diabetes, Krebs und eine Vielzahl anderer chronischer Leiden. Bei einer Studie, die die Todesursachen bei Menschen verschiedener Herkunft sowie verschiedenen Geschlechts und Alters untersuchte, fand man einen umgekehrten

Zusammenhang zwischen dem Verzehr von Nüssen und *allen* Todesursachen heraus. Wenn ich ein Medikament entwickeln und patentieren lassen könnte, das sämtliche gesundheitlichen Vorteile böte, die eine Hand voll Nüsse bieten, wäre ich bald Millionär!

Welche Nüsse?

Wie Sie an der Kapitelüberschrift sehen können, sind die Walnüsse das Flaggschiff in dieser Kategorie von *SuperFoods.* Ich möchte jedoch betonen, dass alle Nüsse und Samen einen wichtigen Beitrag zu Ihrer Gesundheit leisten können. Sie enthalten eine Vielzahl an Nährstoffen, weil sie sozusagen die »Kinderstube« der Natur sind. Eine Nuss oder ein Samenkorn ist im Grunde eine Art Speicher, der sämtliche hochkonzentrierten Eiweiße, Kalorien und Nährstoffe enthält, die ein Pflanzenembryo zum Wachsen benötigt.

Obwohl Walnüsse das Flaggschiff der *SuperFood*-Nüsse sind, zählen auch Mandeln und Pistazien zu meinen Favoriten; bei den Samen sind es Kürbis- und Sonnenblumenkerne.

Walnüsse bestimmen aus einer ganzen Reihe von Gründen die Überschrift dieses Kapitels. Der wichtigste: Neben Rapsöl, Leinsamenschrot und -öl, Sojabohnen und Sojaöl, Weizenkeimen, Spinat und Portulak zählen Walnüsse zu den wenigen guten Lieferanten pflanzlicher Omega-3-Fettsäuren (Alpha-Linolensäure oder ALA). Außerdem enthalten sie reichlich pflanzliche Sterine - die eine wichtige Rolle bei der Senkung des Cholesterinspiegels im Blut spielen können -, sind gute Ballaststoff- und Eiweißlieferanten und enthalten obendrein Magnesium, Kupfer, Folate und Vitamin E. Außerdem sind sie die Nüsse mit der höchsten antioxidativen Aktivität.

Erdnüsse sind die beliebtesten Nüsse in den Vereinigten Staaten, obwohl sie eigentlich gar keine Nüsse sind, sondern Hülsenfrüchte und damit enge Verwandte der Bohnen. Doch wegen ihres vergleichbaren Nährstoffgehalts betrachten wir sie in diesem Kapitel ebenfalls als Nüsse.

Zwei Drittel der in den Vereinigten Staaten verzehrten Nüsse sind Erdnüsse, und Erdnusssnacks sind die am dritthäufigsten verkauften Snacks. 30 Gramm – das sind ungefähr 48 Erdnüsse – liefern 15 Prozent der empfohlenen Tagesmenge an Vitamin E, 2,5 Gramm Ballaststoffe sowie Kalzium, Kupfer, Eisen, Magnesium, Niacin, Folate und Zink und sieben Gramm Eiweiß.

Mandeln sind die Nüsse mit dem höchsten Gehalt an Vitamin E und gute pflanzliche Eiweißlieferanten. Sie bestehen zu 20 Prozent aus Eiweiß, und schon eine Vierteltasse Mandeln enthält mit 7,6 Gramm mehr Eiweiß als ein großes Ei (sechs Gramm Eiweiß). Darüber hinaus enthalten Mandeln Riboflavin, Eisen, Kalium und Magnesium und sind gute Ballaststofflieferanten. Auch Biotin, ein B-Vitamin, das von großer Bedeutung sowohl für den Zucker- als auch für den Fettstoffwechsel ist, ist in Mandeln reichlich enthalten. Eine Vierteltasse dieser Nüsse liefert 75 Prozent des täglichen Bedarfs an Biotin, das für die Gesundheit der Haut genauso wichtig ist wie für den Energiehaushalt. Daneben enthalten Mandeln reichlich Arginin; nur Erdnüsse weisen einen noch größeren Argininghalt auf. Wegen seiner Fähigkeit, die Produktion eines bestimmten chemischen Stoffes zu fördern, hat Arginin eine natürliche gefäßerweiternde Wirkung. Es erhöht die Blutflussgeschwindigkeit, indem es entspannend auf die Wände der Blutgefäße wirkt.

Die braune Haut, von der die Mandelkerne umgeben sind, enthält eine Reihe von Polyphenolen, die sich eine Menge freie Radikale schnappen können.

Vorschlag für eine Verbraucheraktion

Fordern Sie Erdnussproduzenten auf, rohe oder geröstete Erdnüsse *mit Haut* auf den Markt zu bringen, da sie jede Menge gesundheitsfördernder Polyphenole enthält.

Schließlich enthalten Mandeln und Erdnüsse auch Sphingolipide. Derzeit gibt es noch keinen bekannten Bedarf an diesen Fetten, doch scheinen sie eine wichtige Rolle für die Struktur und Funktion der Zellmembrane zu spielen. Krebserkrankungen gehen mit zahlreichen Defekten in der Zellregulation einher, und es hat sich gezeigt, dass Sphingolipide nahezu jedem Aspekt gestörter Zellregulation bei Krebs entgegenwirken. Wir müssen weitere Informationen zu diesem Thema abwarten, aber ich denke, dass man bedenkenlos sagen kann, dass Sphingolipide für unsere Gesundheit wichtig sind, und dass es sich bei ihnen um einen weiteren Bestandteil natürlicher Nahrungsmittel handelt, der im Zusammenspiel mit anderen Nährstoffen und pflanzlichen Nährstoffen zur Wirkung kommt.

Pistazien zählen zu den ältesten essbaren Nüssen, die es gibt. In China werden sie wegen der charakteristischen, immer halb aufklaffenden Schale »glückliche Nüsse« genannt. Eine Portion von 30 Gramm entspricht ungefähr 47 Pistazien und damit mehr Nüssen, als eine Portion aller anderen Nüsse, ausgenommen der Erdnüsse, bei denen eine Portion aus ungefähr 48 Nüssen besteht. Pistazien sind besonders reich an Ballaststoffen: Eine Portion enthält mehr Ballaststoffe als eine halbe Tasse Brokkoli oder Spinat. Außerdem haben Pistazien reichlich Kalium, Thiamin und Vitamin B_6. (Der Vitamin-B_6-Gehalt einer 30-Gramm-Portion Pistazien entspricht dem einer typischen 85-Gramm-Portion Hähnchen oder Schweinefleisch.) Wie alle anderen Nüsse enthalten Pistazien besonders viele jener pflanzlichen Nährstoffe, die mit einer Senkung des Cholesterinspiegels im Blut und dem Schutz vor verschiedenen Krebsarten in Verbindung gebracht werden.

Nüsse und Nussschale

Eine Portion Nüsse ohne Schale wiegt ungefähr 30 Gramm. Dies entspricht – je nach der Größe der Nusskerne – zirka zehn bis 48 Nüssen. Der Kaloriengehalt einer Portion Nüsse liegt zwischen 150 und 200 Kalorien.

Samen

Heute wissen wir, dass das Zusammenwirken vieler verschiedener Nährstoffe darüber entscheidet, ob ein Nahrungsmittel gesund ist oder nicht. Obwohl Samen noch nicht in dem Maße wissenschaftlich erforscht sind wie Nüsse, kann man aufgrund der in ihnen enthaltenen Nährstoffkombination annehmen, dass auch sie viele gesundheitsfördernde Eigenschaften besitzen. Auch wenn man Samen nur in kleinen Mengen isst, zählen sie zu den guten Eiweißlieferanten, insbesondere für Vegetarier.

Eigentlich ist es falsch, Nüsse und Samen voneinander zu trennen. In Wahrheit nennt man jeden Samen oder jede Frucht, die einen essbaren Kern mit einer zerbrechlichen Hülle ringsum haben, eine Nuss. Deshalb zählen Mandeln und Walnüsse genauso wie Sonnenblumenkerne, Sesam, Kürbiskerne oder Pinienkerne zur Kategorie Nüsse und Samen. Ich empfehle meinen Patienten, Samen und Kerne gleichwertig wie Nüsse in ihren Speiseplan einzubauen und sie regelmäßig als Zwischenmahlzeit, in Salaten, Müslis oder Eintöpfen zu essen. Ich selbst esse jeden Morgen eine Hand voll Nüsse und/oder Kerne, kaufe Marmeladensorten mit Kernen und esse sogar die Kerne der Wassermelonen mit.

Wertvolle Sonnenblumenkerne

30 Gramm Sonnenblumenkerne enthalten:

- 95 Prozent der empfohlenen Tagesmenge für Vitamin E
- Mehr als 50 Prozent der empfohlenen Tagesmenge für Thiamin
- Fast 30 Prozent der empfohlenen Tagesmenge für Selen
- 25 Prozent der empfohlenen Tagesmenge für Magnesium
- 16 Prozent der empfohlenen Tagesmenge für Folate

Sonnenblumenkerne sind

- äußerst reich an mehrfach ungesättigten Fettsäuren
- eine recht gute Quelle für Kalium

Gesunde Kürbiskerne

30 Gramm Kürbiskerne enthalten:

- Mehr als 50 Prozent der empfohlenen Tagesmenge für Eisen
- Mehr als 30 Prozent der empfohlenen Tagesmenge für Magnesium
- Mehr als 20 Prozent der empfohlenen Tagesmenge für Vitamin E
- Ungefähr 20 Prozent der empfohlenen Tagesmenge für Zink
- Reichlich Kalium

Machen Nüsse dick?

Mein Schwager wäre der Erste, der Ihnen sagen würde, dass Nüsse dick machen. Dabei ist es ganz einfach: Jedes Nahrungsmittel, das Sie *zusätzlich* zu Ihrer normalen Ernährung essen, kann zu einer Gewichtszunahme führen. Und es stimmt, dass Nüsse relativ viele Kalorien enthalten. Aber das Schlüsselwort in diesem Zusammenhang lautet *Ersetzen.* Essen Sie täglich ein paar Nüsse, aber lassen Sie ein anderes Nahrungsmittel dafür weg oder essen Sie weniger davon. Ich verspreche Ihnen, Sie werden kein Gramm zunehmen, wenn Sie mindestens fünfmal in der Woche 30 Gramm Nüsse anstatt eines anderen Nahrungsmittels mit einer vergleichbaren Kalorienzahl essen.

Idealerweise ersetzen Sie eins jener Nahrungsmittel durch Nüsse, die gesättigte Fette enthalten, wie zum Beispiel Butter oder Käse, oder – noch besser – Sie treiben mehr Sport, um die zusätzlichen Kalorien gleich wieder zu verbrennen.

Tatsache ist, dass Menschen, die sich insgesamt ausgewogen ernähren und dabei regelmäßig Nüsse essen, in der Regel dünner sind also solche, die sich anders ernähren. Dies liegt daran, dass Nüsse schnell satt machen. In einer in Harvard durchgeführten Studie konnten Menschen, die abnehmen wollten und 35 Prozent der verzehrten Kalorien in Form von gesunden Fetten aufnahmen (im Allgemeinen wird empfohlen, 25 bis 30 Prozent der Kalorien in Form von Fett zu verzehren), dreimal wahrscheinlicher weiter Gewicht verlieren, als andere, deren Diät auf einen Fettanteil von 20 Prozent an ungesunden Fetten beschränkt war.

Obwohl 79 Prozent der in Nüssen verborgenen Energie im Fett stecken, enthalten sie nur wenig gesättigtes Fett und viele ungesättigte Fettsäuren. Interessanterweise erhöht gesättigtes Fett den Cholesterinspiegel im Blut ungefähr doppelt so stark, wie mehrfach ungesättigte Fette ihn senken.

Im Folgenden finden Sie eine Übersicht über den Kaloriengehalt einiger beliebter Nusssorten sowie ein paar sportliche Aktivitäten, die Sie ohne weiteres in Ihren Alltag einbauen können. Die Angaben sollen Ihnen dabei helfen, die Konsequenzen im Auge zu behalten, wenn Sie in Zukunft mehr Nüsse essen. Und denken Sie daran, es gibt grundsätzlich zwei Möglichkeiten, wie man regelmäßig Nüsse essen und trotzdem dünn bleiben kann: Entweder treiben Sie mehr Sport, um die zusätzlichen Kalorien zu verbrennen, oder Sie lassen »schlechte« Kalorien – zum Beispiel gesättigte Fette – weg.

Kaloriengehalt von Nüssen

(jeweils bezogen auf ca. 30 Gramm, falls nicht anders angegeben)

Mandeln (24 Stück, roh)	164 Kalorien
Mandeln (22 Stück, fettfrei geröstet)	169 Kalorien
Englische Walnüsse (14 Hälften)	185 Kalorien
Haselnüsse (20 Stück, roh)	178 Kalorien
Erdnüsse (48 Stück, fettfrei geröstet, ohne Salz)	166 Kalorien
Erdnussmus (2 TL)	190 Kalorien
Pekannüsse (20 Hälften, roh)	195 Kalorien
Pistazien (47 Stück, fettfrei geröstet, ohne Salz)	162 Kalorien
Pistazien (47 Stück, roh, ohne Salz)	158 Kalorien

Kalorienverbrauch bei Bewegung

(Bei jeder der folgenden Aktivitäten werden ca. 150 Kalorien, also ungefähr eine knappe Portion Nüsse, verbrannt)

Zügiges Gehen (6,5 km/h)	32 Minuten
Langsames Gehen	43 Minuten
Laufen (10 km/h)	13 Minuten
Schwimmen (normal)	21 Minuten
Schwimmen (schnell)	13 Minuten
Rad fahren (schnell, 22–26 km/h)	13 Minuten
Rad fahren (gemächlich, 16–20 km/h)	21 Minuten
Trimm-Rad fahren (niedrige Einstellung)	26 Minuten
Tennis (Einzel)	16 Minuten
Golf mit Karren	37 Minuten
Golf ohne Karren, Schläger werden getragen	16 Minuten
Basketball	16 Minuten
Gartenarbeit	26 Minuten
Blätter harken	32 Minuten

Wie Nüsse Ihrem Herzen helfen

Heutzutage weist eine beeindruckende Sammlung von Erkenntnissen darauf hin, dass der Verzehr von Nüssen mit einer verringerten Rate an koronarer Herzerkrankung einhergeht. Bis heute haben mindestens fünf große epidemiologische Studien gezeigt, dass der regelmäßige Konsum von Nüssen das Risiko für koronare Herzkrankheit senkt. In jeder dieser Studien stellte sich heraus, dass das Risiko umso niedriger war, je mehr Nüsse verzehrt wurden (ungefähr fünf Portionen pro Woche). Selbst unter Einbeziehung anderer Faktoren wie Alter, Geschlecht, Herkunft und unterschiedliche Lebensstile der Testpersonen blieben die Ergebnisse konstant.

Allgemein kann man sagen, dass Menschen, die fünfmal oder öfter pro Woche Nüsse aßen, ein um 15 bis 51 Prozent reduziertes Risiko für koronare Herzkrankheit trugen. Und erstaunlicherweise war das Risiko selbst für diejenigen Menschen etwas geringer, die nur einmal im Monat Nüsse aßen.

Einen wichtigen Beitrag für die Gesundheit des Herzens leisten die in den Nüssen enthaltenen Omega-3-Fettsäuren. Wir wissen, dass dieser spezielle Bestandteil von Fett auf verschiedene Arten dabei hilft, Herz und Kreislaufsystem gesund zu erhalten. Ähnlich wie Aspirin »verdünnen« Omega-3-Fettsäuren das Blut, wodurch es freier fließen kann und zugleich vermieden wird, dass sich Gerinnsel bilden, die sich an den Gefäßwänden ablagern könnten. Zudem wirken Omega-3-Fettsäuren entzündungshemmend und schützen die Blutgefäße vor Entzündungsprozessen, die den Blutfluss reduzieren könnten.

Die blutdrucksenkende Wirkung ist ein anderer Vorteil, den die Omega-3-Fettsäuren bieten, und ein niedriger Blutdruck ist wiederum ein guter Weg, das Risiko für Herzerkrankungen und sogar für Makuladegeneration zu senken.

Walnüsse enthalten viel Arginin, eine essentielle Aminosäure, die dazu beiträgt, dass die Innenwände der Blutgefäße geschmeidig bleiben, und die zugleich die Flexibilität der Gefäße erhält. Dadurch wird der Blutfluss verstärkt, der Blutdruck gesenkt und so Bluthochdruck gemildert. Am meisten Arginin enthalten die folgenden Nüsse und Samen (in absteigender Reihenfolge): Wassermelonenkerne, Kürbiskerne, Erdnüsse, Mandeln, Sonnenblumenkerne, Walnüsse, Haselnüsse und Pistazien.

Interessanterweise lässt sich feststellen, dass die günstige Zusammensetzung der in Nüssen enthaltenen Fettsäuren zwar der Grund für einige ihrer positiven Auswirkungen auf die Blutfette ist und so zur Gesundheit des Herzens beiträgt, dies aber nur einen Teil des Gesamtbildes widerspiegelt. Mit anderen Worten, neben den wohlbekannten gesundheitsfördernden Nährstoffen der Nüsse, zu denen Omega-3-Fettsäuren, B-Vitamine, Magnesium, Polyphenole, Kalium und Vitamin E zählen, gibt es andere, noch nicht identifizierte Elemente, die ebenfalls eine Reduktion des Cholesterinspiegels bewirken und die Gesundheit des Herzens fördern.

Eine an männlichen Ärzten in den Vereinigten Staaten durchgeführte Studie ergab einen umgekehrten Zusammenhang zwischen dem Verzehr von Nüssen und einem plötzlichen Herztod. Ärzte, die Nüsse konsumierten, starben seltener an den plötzlichen Arrhythmien (Herzrhythmusstörungen), die oft mit einem Herzinfarkt einhergehen.

Nüsse und Diabetes

Vor kurzer Zeit gab es in der Presse einige Aufregung, als Forscher von der *Harvard University* mehr als 83.000 Frauen untersuchten und herausfanden, dass diejenigen von ihnen, die mindestens fünfmal in der Woche eine Hand voll Nüsse oder zwei Teelöffel Erdnussmus aßen, um 20 Prozent weniger wahrscheinlich an Diabetes Typ II erkrankten als diejenigen Frauen, die kaum oder nie Nüsse aßen. Diabetes Typ II entwickelt sich im Erwachsenenalter, wenn der Körper das Insulin nicht richtig nutzen kann. Im Rahmen der Studie wurden die Frauen bis zu sechzehn Jahre lang beobachtet, und die Forscher vermuten, dass die Ergebnisse ebenso auf Männer zutreffen. Das Gesunde an Nüssen sind also nicht nur die darin enthaltenen »guten« Fette, die sich auf die Gesundheit des Herzens auswirken. Ballaststoffe und Magnesium helfen zudem, den Insulin- und den Blutzuckerspiegel ausgewogen zu halten. Sie sehen, es gibt keinen einfacheren Weg, etwas für die Gesundheit zu tun, als fünfmal in der Woche eine Hand voll Nüsse zu knabbern!

Erdnussmus

In vernünftigen Mengen gegessen, kann Erdnussmus einen wichtigen Beitrag zu Ihrer Gesundheit leisten. Allerdings sollte das Erdnussmus keinen Zucker und kein Salz und – besonders wichtig! – keine teilweise gehärtete Fette enthalten. Hier noch ein Tipp zur Lagerung: Wenn Sie das Glas vor dem Öffnen ein paar Tage lang auf den Kopf stellen, verteilt sich das Öl, das sich oft als oberste Schicht absetzt, und Sie müssen nicht so lange rühren.

Nüsse, die Lebensretter

Zwar sind die Beweise dafür, dass Nüsse einen wichtigen Beitrag zur Gesundheit des Herzens leisten und eine Rolle bei der Vorbeugung gegen Diabetes Typ II spielen, wirklich beeindruckend, doch darf man nicht aus den Augen verlieren, dass sie – wie alle anderen in diesem Buch empfohlenen Nahrungsmittel – mitnichten lediglich einige isolierte Systeme in unserem Körper beeinflussen. Tatsächlich gelten Nüsse deshalb als *SuperFood*, weil sie sich positiv auf unserer gesamte Gesundheit auswirken. Das breite Spektrum ihrer gesundheitsfördernden Eigenschaften macht die Nüsse sogar zu einem ganz außergewöhnlichen *SuperFood*. Und dabei gibt es über die Kraft der Nüsse bestimmt noch eine Menge mehr zu entdecken.

Ballaststoffe: Nüsse enthalten viele Ballaststoffe. Eine Studie ergab, dass der zusätzliche Verzehr von zehn Gramm Ballaststoffen über die Nahrung täglich zu einem um 19 Prozent verringerten Risiko für koronare Herzkrankheit führte. 30 Gramm Erdnüsse oder gemischte Nüsse liefern ungefähr zweieinhalb Gramm Ballaststoffe und leisten damit einen guten Beitrag zu Ihrer täglichen Ballaststoffaufnahme.

Vitamin E: Die meisten Menschen nehmen über die tägliche Ernährung nicht einmal annähernd genug Vitamin E auf, das in Nüssen und Kernen reichlich enthalten ist. Einer der Bestandteile des Vitamins E – das Gamma-Tokopherol – verfügt über stark entzündungshemmende Eigenschaften. Ich vermute, dass dies einer der Gründe ist, warum sich der Verzehr von Nüssen so deutlich auf die Gesundheit des Herzens auswirkt, obwohl diese Vermutung noch durch Studien belegt werden muss. Die verschiedenen Nussarten weisen ein unterschiedliches Verhältnis der einzelnen Bestandteile des Vitamins E auf – ein guter Grund also, sie alle abwechselnd zu essen. Mandeln sind zum Beispiel gute Lieferanten für Alpha-Tokopherol, während Pistazien wenig Alpha-Tokopherol, dafür aber sehr viel Gamma-Tokopherol und darüber hinaus Gamma-Tokotrienol enthalten. Die meisten Nahrungsergänzungsmittel enthalten übrigens nur D-Alpha-Tokopherol und bieten damit nur einen Teil der gesundheitlichen Vorteile des in natürlichen Nahrungsmitteln enthaltenen Vitamins E.

Nüsse steigen zu Kopf

Im Jahr 2002 veröffentlichte das *Journal of the American Medical Association* einen Bericht, in dem es darum ging, dass die reichliche Aufnahme von Vitamin C und Vitamin E über die Nahrung (nicht über Nahrungsergänzungsmittel!) das Risiko für die Entwicklung einer Alzheimer-Erkrankung senken kann. In einer anderen Studie wurde die Aufnahme von Vitamin E in einem Vier-Jahres-Zeitraum mit einem um 70 Prozent verringerten Risiko für diese Erkrankung in Verbindung gebracht. Nüsse gehören zu denjenigen Nahrungsmitteln, die am meisten Vitamin E enthalten.

Folsäure: In letzter Zeit wurde diesem Nährstoff einige Aufmerksamkeit zuteil, da er dabei hilft, Geburtsfehlern vorzubeugen, insbesondere Hemmungsmissbildungen der Wirbelsäule wie die hintere Wirbelsäulenspaltbildung (Spina bifida). Nüsse enthalten reichlich Folsäure, deren gesundheitsfördernde Wirkung über die entscheidende Rolle bei der Vorbeugung gegen solche Geburtsfehler hinausgeht. So senkt sie zum Beispiel den Homocysteinspiegel (ein unabhängiges Risiko für Herzerkrankungen) und hilft, gegen Krebserkrankungen und verschiedene Altersbeschwerden vorzubeugen.

Kupfer: Das in Nüssen enthaltene Kupfer hilft dem Körper, den Cholesterinspiegel auf einem gesunden Level zu halten. Daneben trägt es zur Normalisierung des Blutdrucks bei und unterstützt die Vorbeugung gegen einen krankhaften Zuckerstoffwechsel.

NÜSSE UND WEIN

Eine Hand voll Walnüsse enthält deutlich mehr Polyphenole als ein Glas Apfelsaft oder sogar ein Glas Rotwein. Eine Studie belegte, dass eine Portion Walnüsse ohne Schale (14 Hälften) einen Polyphenolgehalt aufweist, der dem von 2,2 Portionen Rotwein entspricht.

Magnesium: Dieser wichtige Nährstoff ist in beeindruckenden Mengen in Nüssen enthalten. Dies ist interessant, wenn man bedenkt, dass eine zu geringe Magnesiumaufnahme mit einem erhöhten Herzinfarktrisiko in Verbindung gebracht wird. Magnesium verringert Arrhythmien und hilft, einem Bluthochdruck vorzubeugen. Doch es ist auch von Bedeutung für die normale Muskelentspannung, die Übertragung der Nervenimpulse, den Kohlehydratstoffwechsel sowie den Erhalt eines gesunden Zahnschmelzes. Eine zu geringe Magnesiumaufnahme birgt zudem das Risiko für Migräne. Interessanterweise wurde beobachtet, dass die Hälfte der Patienten, die unter Migräne leiden, einen zu niedrigen Magnesiumspiegel aufwies.

Resveratrol: Dieses Flavonoid, das in Weintraubenschalen und in der braunen Haut der Erdnüsse in großen Mengen enthalten ist, hat krebsbekämpfende Eigenschaften. Darüber hinaus wirkt es entzündungshemmend und soll dabei helfen, den Cholesterinspiegel auf einem gesunden Level zu halten.

Ellagsäure: Dieses Polyphenol ist in hohen Konzentrationen in Nüssen enthalten, insbesondere in Walnüssen. Tierversuche haben gezeigt, dass Ellagsäure hilft, Krebserkrankungen vorzubeugen, indem sie potenzielle Karzinogene bekämpft.

Nüsse in der Küche

Aufgrund ihres hohen Fettgehalts können Nüsse schnell ranzig werden. Wärme, Feuchtigkeit und Licht tragen dazu bei, dass sie schneller verderben. Achten Sie darauf, dass Sie Nüsse nur in Geschäften kaufen, die einen hohen Warenumsatz haben, insbesondere für den Fall, dass Sie sie lose kaufen. Die Nüsse sollten auf jeden Fall einen süßen, »nussigen« Geruch verströmen. Ein scharfer oder bitterer Geruch kann ein Hinweis dafür sein, dass die Nüsse bereits ranzig sind.

Grundsätzlich halten sich ganze Nüsse besser als gehackte, rohe besser als verarbeitete und solche mit Schale besser als Nusskerne. In einem geschlossenen Behälter können Sie die Nüsse an einem kühlen Ort ungefähr einen Monat lang lagern. Im Kühlschrank halten sie sich ungefähr für sechs Monate und in der Tiefkühltruhe bis zu ein Jahr lang.

Fettfrei geröstete Nüsse sind stets eine gute Wahl. Achten Sie wie immer auf die Zutatenliste: Manche Sorten enthalten Zu-

Man kann Nüsse auch selbst rösten, wenn man behutsam dabei vorgeht, denn bei zu hohen Temperaturen werden die darin enthaltenen Omega-3-Fettsäuren zerstört. Verteilen Sie die Nüsse auf einem Backblech, das Sie bei 75 bis 80 Grad für 15 bis 20 Minuten – oder bis die Nüsse dunkel werden – in den Backofen schieben.

satzstoffe wie Zucker oder Salz. Falls Sie keine ungesalzenen Nüsse mögen, können Sie bedenkenlos gesalzene essen. Sorgen Sie in diesem Fall nur dafür, dass Sie an anderer Stelle in Ihrer Ernährung entsprechend weniger Salz essen.

Viele meiner Patienten, die so verrückt nach Nüssen sind, dass sie buchstäblich nicht schlafen können, wenn sie wissen, dass irgendwo ein angebrochenes Glas mit einer Nussmischung herumsteht, schwören darauf, sie in der Tiefkühltruhe aufzubewahren. (Denselben Trick wende ich übrigens bei den von meiner Tochter heiß geliebten Hafer-Rosinen-Keksen an. Wenn man die Kekse erst auftauen muss, um weiterzuessen, ist man zumindest erst einmal gezwungen, darüber nachzudenken, was man vorhat.)

Frieren Sie am besten verschiedene Nuss- und Kernmischungen in Gefrierbeuteln ein. Bei Bedarf tauen Sie dann eine kleine Menge auf – aber nicht mehr, als Sie in dem Moment benötigen! Wenn Sie die Nüsse lieber in den Kühlschrank legen wollen, beachten Sie bitte, dass sie sich dort ungefähr ein halbes Jahr halten.

Die meisten Nüsse schmecken geröstet oder gebraten besser als roh. Oft gebe ich eine Hand voll gehackter Walnüsse oder Mandelstifte in eine beschichtete Pfanne und röste sie bei mittlerer Hitze, während ich einen Salat zubereite. Ich schüttle die Pfanne alle paar Minuten, bis die Nüsse hellbraun geröstet sind, und verteile sie dann auf dem Salat.

Hier ein paar Tipps, wie Sie Ihr Leben ein wenig »nussiger« gestalten können:

- Rühren Sie ein paar Nüsse unter Ihren Joghurt.
- Streuen Sie geröstete Nüsse über einen gemischten Salat.
- Verfeinern Sie Eintöpfe und Currys mit einem Esslöffel Erdnussmus.
- Panieren Sie Fischfilet oder Putenschnitzel mit fein gehackten Nüssen.
- Probieren Sie einmal Pfannkuchen mit Erdnussmus.
- Dünsten Sie gehackte Nüsse mit Brotwürfeln und gehacktem Knoblauch in Olivenöl und geben Sie die Mischung über frische Nudeln.
- Geben Sie zwei Teelöffel geröstete Sonnenblumenkerne über Ihr Müsli.

Wildlachs

Alternativen: Alaskaheilbutt, Albacore-Thunfisch (Dose), Sardinen, Hering, Forelle, Seebarsch, Austern, Muscheln
Empfohlene Menge: zwei- bis viermal pro Woche Fisch

Lachs enthält:

- Omega-3-Fettsäuren
- B-Vitamine
- Selen
- Vitamin D
- Kalium
- Eiweiß

Es gab eine Zeit (und sie liegt noch gar nicht so lange zurück), da glaubten die Menschen, dass Fett eine Art Killermonster und die ideale Ernährung diejenige sei, die ganz ohne Fett auskommt. Es war die »magere Ära«, in der es fettarme Salatdressings, fettarme Kuchen und Kekse, fettarme Suppen und Eintöpfe gab. Sogar auf Fruchtsaftflaschen prangte der Aufdruck »fettfreies Lebensmittel«. (Gab es eigentlich jemals fetthaltigen Preiselbeersaft?) Doch woher kam diese Panik vor Fett? Alles begann mit einer gut gemeinten Kampagne zur Förderung des Gesundheitsbewusstseins. In der zweiten Hälfte des zwanzigsten Jahrhunderts kam es zu einer alarmierenden Zunahme von Herzerkrankungen. Zahllose Studien wurden durchgeführt, um die Ursache für diesen Trend zu ermitteln, und es stellte sich heraus, dass Rauchen, mangelnde Bewegung und eine zu fettreiche Ernährung mit der Zunahme der Herzerkrankungsrate einhergingen. Die Botschaft lag auf der Hand: Um das Herzinfarktrisiko – eine verbreitete Todesursache – zu reduzieren, sollte man so wenig Fett wie möglich essen. Schon bald gehörte das Wort Cholesterin zum alltäglichen Wortschatz, und die Amerikaner entwickelten eine wahre Fettphobie.

Es dauerte Jahre, bis sich die viel kompliziertere und interessante Wahrheit herausstellte. Als Erstes erreichten Forschungsergebnisse die Öffentlichkeit, die zeigten, dass nicht jedes Fett schlecht für die Gesundheit ist. Wir mussten viel über die verschiedenen in unserer Nahrung enthaltenen Fette lernen, was uns nach und nach auch gelang. Kurz gesagt, wir begriffen, dass unsere Nahrung vier verschiedene Grundtypen von Fett enthält: gesättigtes Fett, Trans-Fette (teilweise gehärtete Pflanzenfette), einfach ungesättigtes Fett und mehrfach ungesättigtes Fett. Die Fakten über gesättigte Fette sind gleich geblieben: Diese Art von Fett – es ist vor allem in rotem Fleisch, vollfetten Molkereiprodukten und einigen tropischen Ölen enthalten – hat die bekannten negativen Auswirkungen auf die Gesundheit. Gesättigtes Fett erhöht das Risiko für Diabetes, koronare Herzkrankheit, Schlaganfall, einige Krebsarten und Fettleibigkeit. Ein Forscher schrieb einmal im *Journal of the American Dietetic Association*: »Ein geringerer Verzehr von gesättigten Fettsäuren kann womöglich tausende Fälle von koronarer Herzkrankheit verhindern und dadurch Millionen Dollar an Gesundheitskosten sparen.« Über gesättigtes Fett gibt es nur wenig Positives zu sagen, und sein Anteil an Fettkalorien in Ihrer täglichen Ernährung sollte nicht mehr als sieben Prozent ausmachen.

Trans-Fette – die auf den Zutatenlisten als »teilweise gehärtete Pflanzenfette« ausgewiesen werden – sind genauso ungesund, womöglich sogar noch ungesünder als gesättigte Fette. Sie wurden von Lebensmittelchemikern erfunden, die ein Fett suchten, das sich besser lagern lässt als tierisches Fett, mit dem Ziel, dass die Produkte in den Regalen der Supermärkte länger halten.

Doch jetzt kommt die gute Nachricht: Es gibt auch gute Fette. Diese gesunden Mitglieder der Fettfamilie sind die einfach ungesättigten Fette, wie sie zum Beispiel in Oliven- oder Rapsöl vorkommen. Sie schützen nicht nur ihr Herz-Kreislauf-System, sondern verringern auch das Risiko einer Insulinresistenz, die zu Diabetes und womöglich sogar zu Krebs führen kann.

Heutzutage werden durchschnittlich drei Prozent der täglichen Kalorienmenge über Trans-Fettsäuren aufgenommen, die in teilweise gehärteten Pflanzenfetten enthalten sind. Dabei gibt es keine Empfehlung für eine sichere Verzehrmenge dieser Fette. Die Ergebnisse der *Nurses' Health Study* lassen darauf schließen, dass sich die Diabetes-Typ-II-Rate um 40 Prozent oder mehr verringern lassen könnte, wenn diese Fette in ihrer ursprünglichen, ungehärteten Form verzehrt würden.

Dann gibt es schließlich noch die mehrfach ungesättigten Fettsäuren. Sowohl Omega-6-Fettsäuren (Linolsäure oder LA), als auch Omega-3-Fettsäuren (Alpha-Linolensäure oder ALA) zählen zu den so genannten mehrfach ungesättigten, essentiellen Fettsäuren (EFA). Unser Körper kann diese beiden Fette nicht selbst herstellen, weshalb wir darauf angewiesen sind, sie über die Nahrung aufzunehmen, um einem Mangel an diesen (für unser Leben!) essentiellen Fettsäuren zu vermeiden. Die typische Ernährung der westlichen Länder enthält Omega-6-Fettsäuren im Überfluss; so sind sie zum Beispiel in Mais-, Distel-, Baumwollsamen- und Sonneblumenöl enthalten. In Amerika leidet praktisch niemand einen Mangel an diesen Fettsäuren. Wenn Sie die Zutatenlisten auf den Lebensmittelpackungen lesen, werden

Sie feststellen, dass in vielen Produkten eines der genannten Öle enthalten ist.

Doch lassen Sie uns einen Blick auf die Klasse der mehrfach ungesättigten Omega-3-Fettsäuren werfen, die in Pflanzen (ALA) oder fettem Fisch (Eicosapentaensäure oder EPA und Decosahexaenosäure oder DHA) enthalten sind. Beinahe jeden Monat werden neue Studien veröffentlicht, die die gesundheitsfördernden Eigenschaften der Omega-3-Fettsäuren bestätigen. Doch leider leiden viele Amerikaner derzeit einen Mangel an diesen essentiellen Fettsäuren. In unserer normalen Ernährung sind Omega-3-Fettsäuren – sie sind es, die den Lachs zu einem *SuperFood* machen – nicht in ausreichendem Maß enthalten. Dies liegt zum einen daran, dass die meisten Menschen zu wenig über diese speziellen Fettsäuren wissen, zum anderen daran, dass diese Fettsäuren durch das Haltbarmachen von Lebensmitteln entfernt werden. Ein Mangel an Omega-3-Fettsäuren hat langfristig gesehen katastrophale Auswirkungen auf die Gesundheit. William S. Harris drückte es im *American Journal of Clinical Nutrition* so aus: »Was ihren mächtigen Einfluss auf die Gesundheit in der westlichen Welt angeht, so werden die Omega-3-Fettsäuren eines Tages womöglich als einer der wichtigsten Aspekte in der Geschichte der modernen Ernährungswissenschaft angesehen werden.« Dr. Evan Cameron vom *Linus Pauling Institute* sagte einmal: »Womöglich ist die weite Verbreitung von Herzerkrankungen und Krebs auf einen erheblichen Mangel an Fischöl zurückzuführen, den wir nicht einmal erkannt haben.« Fazit: Es ist nicht nur ratsam, Omega-3-Fettsäuren in den täglichen Speiseplan aufzunehmen, es ist ein absolutes Muss, wenn Sie das richtige Gleichgewicht zwischen den verschiedenen Fettsäuren in ihrem Körper wiederherstellen wollen.

Und hier kommt der Lachs ins Spiel: Lachs ist einer der besten, wohlschmeckendsten Lieferanten von Omega-3-Fettsäuren und obendrein jederzeit verfügbar. Wenn Sie zwei- bis viermal pro Woche Lachs (oder seine Alternativen) verzehren (beachten

Sie die Information über Thunfisch auf Seite 280), schützen Sie sich optimal gegen eine ganze Reihe von Krankheiten, die mit einer zu geringen Aufnahme dieser wichtigen Fettsäuren in Verbindung gebracht werden.

Das kritische Gleichgewicht der mehrfach ungesättigten, essentiellen Fettsäuren

Das Entscheidende an den mehrfach ungesättigten, essentiellen Fettsäuren ist – wie bei so vielen für die Gesundheit wichtigen Themen – die Ausgewogenheit. Ohne ein ausgewogenes Verhältnis dieser Fettsäuren untereinander kann Ihr Körper nicht optimal funktionieren, wobei das optimale Verhältnis zwischen Omega-6- und Omega-3-Fettsäuren irgendwo zwischen eins zu eins und vier zu eins liegt. Doch leider enthält die typische Ernährung der westlichen Welt 14- bis 25-mal mehr Omega-6- als Omega-3-Fettsäuren. Dieses unausgewogene Verhältnis, mit dem die meisten von uns leben, beeinflusst unzählige biochemische Vorgänge in unserem Körper, die eine Rolle für die Gesundheit spielen. So kann zum Beispiel ein Zuviel an Omega-6-Fettsäuren (jenes Öl, das in unserer Ernährung am meisten vertreten ist) einen Entzündungszustand hervorrufen, der seinerseits das Risiko für die Bildung von Blutgerinnseln und verengten Blutgefäßen erhöht.

Man weiß heute, dass der Körper nicht ausreichend intakte Zellmembranen aufbauen kann, wenn ihm nicht genug Omega-3-Fettsäuren zugeführt werden. Mangelhaft aufgebaute Zellmembranen können aber nicht optimal die Gesundheit der Zelle gewährleisten, was wiederum ein gesteigertes Risiko mit sich bringt: für Gesundheitsprobleme wie Schlaganfall, Herzinfarkt, Herzrhythmusstörungen, einige Krebsarten, Insulinresistenz – die zu einer Diabeteserkrankung führen kann –, Asthma, Bluthochdruck, Ma-

Wie Sie eine gesunde Menge Omega-3- und Omega-6-Fettsäuren zu sich nehmen können

- Essen Sie mit Omega-3-Fettsäuren angereicherte, so genannte Omega-DHA-Eier.
- Verwenden Sie beim Kochen Rapsöl anstatt Mais- oder Distelöl.
- Essen Sie öfter Sojanüsse und Walnüsse.
- Streuen Sie Weizenkeime über Müsli und Joghurt und verwenden Sie sie auch beim Backen.
- Essen Sie zwei- bis viermal pro Woche Wildlachs oder die entsprechenden Alternativen.
- Achten Sie beim Kauf von fertigen Salatdressings darauf, dass sie zumindest einen Anteil Soja- oder Rapsöl enthalten.
- Verwenden Sie für selbst hergestellte Salatdressings sparsam Leinöl (in einer dunklen Flasche hält es sich im Kühlschrank ein paar Monate).
- Rühren Sie gemahlenen Leinsamen unter Muffin-, Brot- und Pfannkuchenteige.
- Verzichten Sie so gut es geht auf haltbar gemachte Lebensmittel, einschließlich abgepacktem Kuchen, Keksen und anderen Backwaren.

kuladegenration, chronisch obstruktive Lungenerkrankung, Störungen des Autoimmunsystems, Aufmerksamkeitsdefizitsyndrom und Depressionen. Diese Aufzählung umfasst die am weitesten verbreiteten Leiden der heutigen Zeit. Manche Wissenschaftler sind der Meinung, dass das verstärkte Auftreten dieser Gesundheitsstörungen zumindest teilweise auf den Mangel an Omega-3-Fettsäuren in unserer Ernährung zurückzuführen ist.

In einem wissenschaftlichen Bericht wurde vermutet, dass fast 99 Prozent aller Amerikaner nicht genug Omega-3-Fettsäuren verzehren, und 20 Prozent weisen einen so niedrigen Omega-3-Fettsäuren-Spiegel auf, dass er nicht einmal ermittelt werden kann. Dieser Mangel an essentiellen Fettsäuren wird jedoch kaum zur Kenntnis genommen, weil die durch ihn hervorgerufenen Symptome so vage sind. Trockene Haut, Müdigkeit, brüchige Fingernägel und Haare, Verstopfung, häufige Erkältungen, Konzentrationsschwäche, Depressionen und Gelenkschmerzen können mit einem Mangel an Omega-3-Fettsäuren einhergehen. Viele von uns leben mit solchen Beeinträchtigungen, ohne auch nur im Traum daran zu denken, dass es sich um die Symptome eines Nährstoffmangels handeln könnte, der auf Dauer zu chronischen Erkrankungen und sogar zum Tod führen kann.

Was ist von Lebertran zu halten?

Immer wieder fragen mich meine Patienten, ob der berühmte tägliche Teelöffel Lebertran die Lösung des Problems eines zu niedrigen Omega-3-Fettsäuren-Spiegels sein könnte. Nun, die Antwort lautet: ja und nein. Zwar enthält Lebertran tatsächlich eine ganze Menge Omega-3-Fettsäuren (die womöglich die Generation unserer Großeltern vor so manchem Leiden bewahrt hat), doch kann er – abgesehen davon, dass er einfach grauenhaft schmeckt – mit Quecksilber und PCB belastet sein.

Unsere Ernährung wird immer schlechter

Der Rückgang des Omega-3-Fettsäuren-Gehalts in unserer Nahrung ist eine interessante Geschichte. Bis zum zwanzigsten Jahrhundert waren diese essentiellen Fettsäuren in unseren Nahrungsmitteln im Überfluss enthalten. Manche Wissenschaftler gehen sogar davon aus, dass es die Aufnahme von Omega-3-Fettsäuren war, die es dem menschlichen Gehirn ermöglichte, eine höhere Entwicklungsstufe zu erreichen. Diese lebensnotwendigen Fettsäuren sind nicht nur in Seefisch enthalten, sondern auch in grünem Blattgemüse (wir essen nur noch ungefähr ein Drittel der Menge an Gemüse, die unsere Vorfahren verzehrt haben!) und im Fleisch von Tieren, die sich von Gras ernähren (im Unterschied zu dem heute am meisten konsumierten, Omega-3-Fettsäuren-armen Fleisch von Tieren, die mit Getreide gefüttert werden). Durch die zunehmende Verarbeitung der Nahrungsmittel nahm der Omega-3-Fettsäuren-Gehalt stetig ab, wohingegen der Gehalt an Omega-6-Fettsäuren zunahm, bis das heutige ungesunde Verhältnis erreicht war. Vor siebzig Jahren, als es noch keine gehärteten Pflanzenfette und kein ausschließlich mit Getreide gefüttertes Vieh gab, nahmen die Menschen deutlich weniger Omega-6-Fettsäuren zu sich als heute. Ein Wissenschaftler drückte es so aus: »Vielleicht erleben wir heute das ›Linolsäure-Paradoxon‹, wo eine als gesund angesehen Fettsäure (zum Beispiel eine, die das Gesamtcholesterin senkt) gleichzeitig mit steigenden Raten von Krebs, Entzündungen und Herzerkrankungen in Verbindung gebracht wird. Dieses verwirrende Paradoxon hängt mit dem niedrigen Verzehr von pflanzlichen Omega-3-Ölen und Omega-3-Fischölen zusammen.«

Denjenigen Menschen, deren Ernährung ein optimal ausgewogenes Verhältnis zwischen den essentiellen Fettsäuren aufweist, bleiben viele der weit verbreiteten Leiden erspart. Das Phänomen, dass die Eskimos in Grönland kaum unter Herzerkrankungen leiden, obwohl ihre Ernährung sehr viel Fett enthält (40 Prozent der gesamten Kalorienzufuhr, darunter mehr als zehn Gramm EPA/DHA), lenkte zum ersten Mal das Interesse der Ernährungswissenschaftler auf das Fett in der Ernährung. In der *Lyon Heart Study* wurden die Auswirkungen einer modifizierten Kreta-Diät – sie wurde mit Omega-3-Fettsäuren angereichert –

und der *American-Heart-Association*-Diät verglichen. Diese bahnbrechende Studie zeigte eine Verringerung des Sterberisikos um 56 Prozent sowie des Krebsrisikos um 61 Prozent bei der Gruppe, die die mit Alpha-Linolensäure angereicherte Diät erhalten hatten, verglichen mit der Kontrollgruppe. Auch jene Japaner, die sich auf traditionelle Art ernähren und deshalb viel Fisch essen, sind dadurch vor Herzerkrankungen geschützt, während ihre Nachbarn, die Landwirtschaft betreiben, eine höhere Herzerkrankungsrate aufweisen. Interessant ist auch die Beobachtung, dass in Gesellschaften, in denen viel Omega-3-Fettsäuren-haltiger Fisch gegessen wird, weit weniger Menschen unter Depressionen leiden, als in solchen, deren Ernährung von Omega-6-Fettsäuren dominiert wird. Eine faszinierende epidemiologische Studie zeigte, dass der Verzehr von Fisch beim Vergleich der Rate an Depressionen und koronarer Herzkrankheit den bedeutendsten Einfluss hatte.

Wichtiges zum Thema Thunfisch

Thunfisch in Dosen ist ein beliebter Lieferant von Omega-3-Fettsäuren.
Hier ein paar Tipps, die Sie beim Kauf von Thunfisch beachten sollten:

- Da Dosenthunfisch Blei enthalten kann, sollten Erwachsene nicht mehr als eine Dose pro Woche verzehren.
- Kaufen Sie Albacore-Thunfisch – er enthält am meisten Omega-3-Fettsäuren.
- Wählen Sie Thunfisch ohne Öl, so vermeiden Sie eine Extraportion Fett.
- Achten Sie darauf, dass der Dosenthunfisch möglichst kein Salz enthält.

Fazit: Die optimale Ausgewogenheit zwischen Omega-3- und Omega-6-Fettsäuren ist im Zusammenspiel mit anderen Nährstoffen wie Mineralstoffen, Vitaminen, Ballaststoffen, Antioxidantien und Elektrolyten von großer Bedeutung für die Vermeidung vieler degenerativer Erkrankungen, die derzeit in den westlichen Ländern weit verbreitet sind.

Warum Omega-3-Fettsäuren so gesund sind

Hier ein paar der Vorteile, die Sie genießen, wenn Sie den *Super-Food*-Empfehlungen folgen und regelmäßig Wildlachs und anderen Seefisch essen und dadurch mehr Omega-3-Fettsäuren zu sich nehmen:

- Sie reduzieren das Risiko, an koronarer Herzkrankheit zu erkranken. Wir wissen, dass Omega-3-Fettsäuren dem Körper helfen, das HDL (high-density lipoprotein, das »gute« Cholesterin) zu erhöhen, den Blutdruck zu senken und den Puls zu stabilisieren und so einer der Ursachen für Herzinfarkte vorzubeugen: plötzlicher Arrhythmie. Außerdem wirken Omega-3-Fettsäuren als Blutverdünner und vermindern die »Klebrigkeit« der Blutplättchen, die zu Gerinnseln und Schlaganfällen führen kann. In einer Studie zeigte sich, dass die Sterberate von Patienten, die nach einem Herzinfarkt täglich ein Gramm Omega-3-Fettsäuren erhielten, im Vergleich zu einer anderen Gruppe mit Herzinfarktpatienten, die kein Mittel oder nur Vitamin E erhielten, um 20 Prozent sank. Dieselbe Patientengruppe wies eine um 30 Prozent verringerte Sterberate wegen der Herzerkrankung und eine um 45 Prozent verringerte Sterberate wegen plötzlicher Todesfälle auf.
- Sie beeinflussen Ihren Bluthochdruck günstig. Man kann sagen, dass Ihr Blutdruck umso niedriger sein wird, je mehr

Omega-3-Fettsäuren Sie zu sich nehmen. Dies ist auf die positive Auswirkung zurückzuführen, die diese essentiellen Fettsäuren auf die Elastizität der Gefäßwände haben. Eine im Jahr 1993 durchgeführte Metaanalyse der Auswirkungen von Fischöl auf den Blutdruck zeigte, dass der dreimal wöchentliche Verzehr von Seefisch hinsichtlich der Senkung der Blutdruckwerte bei Bluthochdruckpatienten genauso effektiv zu sein schien, wie ein hochdosiertes Nahrungsergänzungsmittel mit Fischöl.

- Sie beugen Krebserkrankungen vor. Erste Forschungsergebnisse lassen vermuten, dass Omega-3-Fettsäuren bei der Vorbeugung gegen Brust- und Darmkrebs eine Rolle spielen können.
- Sie beugen der altersbedingten Makuladegeneration vor. Bei der *Nurses' Health Study* wiesen diejenigen Testpersonen, die viermal pro Woche oder öfter Fisch aßen, ein niedrigeres Risiko für die altersbedingte Makuladegeneration auf als diejenigen, die nur dreimal pro Monat oder seltener Fisch aßen. DHA ist diejenige Fettsäure, die in der Netzhaut unseres Auges am meisten enthalten ist, und die besten Nahrungsquellen für dieses »gute Fett« sind Lachs und andere Seefische. DHA scheint auch die ungünstigen Auswirkungen, die das Sonnenlicht auf die Zellen der Netzhaut hat, zu reduzieren.
- Sie lindern die Symptome von Autoimmunerkrankungen wie Lupus erythematodes (Schmetterlingsflechte, eine Hauterkrankung), rheumatoider Arthritis und der Raynaud-Krankheit (arterielle Gefäßkrämpfe). Wissenschaftler glauben, dass die entzündungshemmenden Eigenschaften von Omega-3-Fettsäuren daran beteiligt sind, nicht nur die Beschwerden bei Autoimmunkrankheiten zu lindern, sondern auch das Leben derjenigen, die unter einer solchen Erkrankung leiden, zu verlängern. Viele Studien haben die Beweise für diese Annahme geliefert.
- Sie lindern Depressionen und eine Vielzahl anderer seelischer Erkrankungen. Die vielleicht interessanteste Erforschung der

Omega-3-Fettsäuren bezog sich auf ihre Wirkung im Hinblick auf psychische Erkrankungen wie Depressionen, Aufmerksamkeitsdefizitsyndrom, Demenz, Schizophrenie, manisch-depressive Erkrankung und Alzheimer-Krankheit. Unsere Gehirne sind erstaunlich fett: Mehr als 60 Prozent der Hirnmasse besteht aus Fett. Omega-3-Fettsäuren fördern die Fähigkeit des Gehirns, stimmungsbezogene Signale zu regulieren. Sie sind ein wichtiger Bestandteil der Gehirnzellmembrane und spielen bei der Funktion des Nervensystems, der Regulation von Stimmungsschwankungen sowie bei Aufmerksamkeits- und Erinnerungsfunktionen eine Rolle.

Wie viel Omega-3-Fettsäuren sollte man zu sich nehmen?

Die verschiedenen Arten von Omega-3-Fettsäuren (ALA und EPA/DHA) haben einige gemeinsame, aber auch individuelle Eigenschaften. Deshalb ist es besser, eine Kombination aus beiden mit der Nahrung aufzunehmen. Derzeit liegen keine klinischen Studienergebnisse vor, die ein optimales Verhältnis von ALA zu EPA/DHA in der Nahrung festlegen. Bis solche Studien verfügbar sind, schlage ich eine Kombination aus beiden Fettsäuren vor.

Viele Menschen sind der Meinung, dass, wenn eine kleine Menge von einer Substanz gut ist, eine große Menge davon umso besser sein muss. Doch Vorsicht: Ein Zuviel an Omega-3-Fettsäuren kann das Schlaganfallrisiko fördern, da das Blut übermäßig verdünnt wird. Die Blutungszeit verlängert sich bei einer Zufuhr von mehr als drei Gramm Omega-3-Fettsäuren täglich. (Die in Grönland lebenden Eskimo, die täglich im Durchschnitt 10,5 Gramm Omega-3-Fettsäuren zu sich nehmen, tragen ein erhöhtes Risiko, einen hämorrhagischen Schlaganfall zu erleiden.) Eine zu hohe Tagesdosis kann aber auch das Immunsystem negativ beeinflussen. Eine im Mai 2003 im *American Journal of Clinical Nutrition* veröffentlichte Studie ergab jedoch, dass der Verzehr von 9,5 Gramm oder weniger ALA oder 1,7 Gramm oder weniger EPA/DHA die funktionelle Aktivität dreier maßgeblich bei Entzündungs- und Immunabwehrprozessen beteiligten Zellen nicht veränderte. Falls Sie blutverdünnende Medikamente und/oder Aspirin einnehmen, sollten Sie Ihren Arzt befragen, bevor Sie Ihre Ernährung umstellen und mehr Omega-3-Fettsäuren verzehren.

Vor kurzem hat das *Food and Nutrition Board* des *Institute of Medicine* der nationalen Wissenschaftsakademie der USA die empfohlene Tagesdosis für ALA (Omega-3-Fettsäuren pflanzlichen Ursprungs) auf 1,6 Gramm für erwachsene Männer und 1,1 Gramm für erwachsene Frauen geändert. Man sah sich nicht in der Lage, empfohlene Tagesdosen für alle drei Omega-3-Fettsäuren festzulegen (ALA, DHA, EPA) und empfahl deshalb, dass eine erstrebenswerte Menge an EPA oder DHA für Männer 160 Milligramm und für Frauen 110 Milligramm täglich seien. Ich persönlich bin der Meinung, dass die empfohlene Tagesdosis für EPA/DHA höher sein sollte, um eine optimale Gesundheit zu erreichen. Mein Ziel ist der tägliche Verzehr von ungefähr einem Gramm EPA/DHA aus Seefisch. Bezüglich der empfohlenen Tagesdosis an ALA stimme ich mit dem *Food and Nutrition Board* überein: Es empfiehlt eine Menge, wie sie in weniger als einem Teelöffel Leinsamen enthalten ist.

Wildlachs als Retter

Einige meiner Patienten verdrehen die Augen, wenn ich anfange, über das richtige Verhältnis von Omega-6- zu Omega-3-Fettsäuren zu sprechen. Die biochemische Zusammensetzung von Fett ist ihnen ziemlich gleichgültig; das Einzige, wofür sie sich interessieren, sind einfache Möglichkeiten, wie sie ihre Gesundheit erhalten oder verbessern können. Wenn es um Omega-3-Fettsäuren geht, kann ich eine einfache Möglichkeit bieten: Essen Sie regelmäßig Wildlachs. Er schmeckt köstlich, enthält viel Eiweiß, ist das ganze Jahr über erhältlich, leicht zuzubereiten und enthält - viel wichtiger noch - jede Menge der gesundheitsfördernden Omega-3-Fettsäuren. Wenn Sie zwei- bis viermal pro Woche Wildlachs oder andere Kaltwasserfische, wie zum Beispiel Sardinen oder Forelle, essen und einige der Empfehlungen beherzigen, die Sie in diesem Kapitel über Öl lesen, werden Sie ein ausgewogenes Verhältnis der verschiedenen Fettsäuren in Ihrem Körper erreichen. Sie sind dadurch auf dem besten Weg, die Gesundheit Ihrer Zellen zu steigern. Es liegen reichlich Hinweise dafür vor, dass es Ihrer Gesundheit kurz- und langfristig gut tut, wenn Sie regelmäßig Kaltwasserfische wie Wildlachs auf den Speiseplan setzen. Vergessen Sie nicht, dass es bis zu vier Monate dauern kann, bis die ideale Konzentration an Omega-3-Fettsäuren in Ihrem Körper vorliegt. Die Amerikanische Herzgesellschaft empfiehlt Menschen ohne bekannte Herzerkrankung, zweimal wöchentlich Fisch (vorzugsweise fette Fischsorten wie Wildlachs) zu essen. Menschen, bei denen bereits eine Herzerkrankung bekannt ist, sollten dies noch öfter tun. Meiner Meinung nach schützen Sie sich am besten vor einer Vielzahl chronischer Erkrankungen, wenn Sie drei- bis viermal pro Woche verschieden Arten von Fisch essen.

Das »D«-Dilemma

Der Vitamin-D-Mangel ist heutzutage ein unter den erwachsenen Männern und Frauen in den USA weit verbreitetes, jedoch größtenteils unerkanntes Phänomen. Bei einer Untersuchung gesunder Achtzehn- bis Zwanzigjähriger in Boston stellte sich heraus, dass 36 Prozent dieser jungen Menschen unter einem Vitamin-D-Mangel litten. Eine andere Studie berichtete, dass es 42 Prozent der afroamerikanischen Frauen im Alter zwischen 15 und 49 Jahren und 4,2 Prozent der gleichaltrigen weißen Frauen an Vitamin D mangelte. Dies ist deshalb von großer Bedeutung, da ein zu niedriger Vitamin-D-Spiegel ein erhöhtes Risiko, an Brust-, Darm-, Eierstock- oder Prostatakrebs zu sterben, nach sich zu ziehen scheint. Afroamerikaner, die häufig unter einem chronischen Vitamin-D-Mangel leiden, erkranken häufiger und an aggressiveren Formen verschiedener Krebsarten, einschließlich Brust- und Prostatakrebs. (Dies ist eine wichtige Feststellung, denn obwohl wir von »Vitamin« D sprechen, wirkt es in unserem Körper mehr wie ein Hormon.) Studien weisen darauf hin, dass bei Männern, die dem Sonnenlicht ausgesetzt sind, ein Prostatakrebs um mehr als fünf Jahre später ausbricht, und dass Kinder, die ab dem Alter von einem Jahr ein Vitamin-D-Präparat erhalten, ein um 80 Prozent verringertes Risiko tragen, einen Diabetes Typ I zu entwickeln. Eine ausreichende Vitamin-D-Zufuhr wird bei Frauen nach den Wechseljahren mit einem verringerten Risiko für Hüftfrakturen in Verbindung gebracht, die durch Osteoporose verursacht wurden. In einer Studie, die sich mit diesem Problem beschäftigte, schienen dagegen weder Milch noch eine kalziumreiche Ernährung das Hüftfrakturrisiko zu senken.

Das meiste Vitamin D wird von der Haut hergestellt, wenn wir unseren Körper dem Sonnenlicht aussetzen. Sowohl Menschen, die weit entfernt vom Äquator leben (und deshalb weniger Sonnenlicht abbekommen), als auch solche die Sunblocker benutzen oder eine starke Pigmentation der Haut aufweisen (die Haut von Afroamerikanern enthält eine große Menge Melanin, wodurch die Vitamin-D-Synthese begrenzt ist), tragen ein größeres Risiko für einen Vitamin-D-Mangel. Sunblocker können die Vitamin-D-Produktion in der Haut um 95 Prozent drosseln. Ich plädiere nicht dafür, auf Sonnenschutzmittel zu verzichten, doch es ist wichtig, die Vitamin-D-Zufuhr über die Nahrung zu erhöhen. Interessanterweise gab es einen Vitamin-D-Mangel vor dem Beginn der Industrialisierung kaum, die dazu führte, dass die Menschen weniger dem Sonnenlicht ausgesetzt waren, da sie zunehmend in geschlossenen Räumen arbeiteten.

Die besten Vitamin-D-Lieferanten unter den Nahrungsmitteln sind fetthaltige Fischsorten wie Sardinen, Lachs und Thunfisch sowie mit Vitamin D angereicherte Lebensmittel, wie zum Beispiel einige Frühstückscerealien und Milchprodukte.

Wie kann man sich vor einem Vitamin-D-Mangel schützen? Ganz einfach: Ergänzen Sie Ihren Speiseplan um Wildlachs, Sardinen und Thunfisch. Versuchen Sie darüber hinaus, mindestens dreimal pro Woche Arme und Gesicht für fünfzehn Minuten der Sonne auszusetzen (vor 10 Uhr oder nach 15 Uhr, wenn die ultravioletten Strahlen weniger schädlich sind). Lesen Sie die Zutatenliste von angereicherten Lebensmitteln wie Milch, Cerealien oder Sojamilch. Das *Food and Nutrition Board* sah sich nicht in der Lage, eine empfohlene Tagesdosis für Vitamin D festzulegen. Die derzeitigen Empfehlungen für eine ausreichende Zufuhr lauten: Männer und Frauen im Alter zwischen 19 und 50 Jahren sollten täglich 200 IE Vitamin D erhalten, Männer und Frauen im Alter zwischen 51 und 70 Jahren 400 IE täglich und über 70-Jährige 600 IE Vitamin D täglich. Wenn Sie über die Nahrung nicht genug Vitamin D zu sich nehmen, sollten Sie eventuell ein Ergänzungsmittel einnehmen. Doch Vitamin-D-Präparate müssen mit Bedacht dosiert werden, da sie bei einer Überdosierung toxisch wirken können.

Fische – früher und heute

Wildlachs, Heilbutt, Thunfisch, Sardinen und andere Fischsorten wiesen früher einen zuverlässigen gesunden Nährstoffgehalt auf. In ihrem natürlichen Lebensraum ernähren sich diese Fische nämlich von Phytoplankton (winzige einzellige Organismen), das äußerst reich an Omega-3-Fettsäuren ist. Doch durch das Überfischen und die Verschmutzung der Weltmeere hat sich das Bild geändert. Zum einen ist der Atlantiklachs so gut wie ausgestorben (der meiste in den USA verkaufte Atlantiklachs stammt aus Lachsfarmen). Doch schlimmer noch, einige Kaltwasserfische sind sogar mit Quecksilber verseucht. Hierzu gehören Schwertfisch, Hai, Ziegelbarsch und Königsmakrele.

Annähernd acht Prozent aller Frauen in den Vereinigten Staaten im Alter zwischen 16 und 49 weisen einen Quecksilberwert im Blut auf, der über der von der *U.S. Environmental Protection Agency* empfohlenen Dosis liegt. Schellfisch, Tilapia, Lachs, Kabeljau, Seelachs, Albacore-Thunfisch in Dosen, Seezunge und die meisten Schalentiere enthalten in der Regel relativ wenig Quecksilber.

Heutzutage dominieren Fische aus Fischfarmen in weiten Teilen den amerikanischen Markt. Bei Lachs zum Beispiel gibt es eine enorme Preisspanne von sehr preisgünstigem Lachs aus Lachsfarmen bis hin zu sehr teurem frischem Alaska-Lachs. Viele Umweltschützer lehnen Fisch aus Fischfarmen ab, und auch über den Omega-3-Fettsäuren-Gehalt solcher Zuchtfische wird kontrovers diskutiert, da sie nicht immer mit jenem Plankton ernährt werden, das große Mengen an Omega-3-Fettsäuren enthält. Meiner Meinung nach ist der pazifische Wildlachs der beste, ob Sie ihn nun frisch, tiefgekühlt oder in Dosen kaufen.

Die folgenden Fische und Meeresfrüchte sind im Hinblick auf den Umweltschutz unbedenklich und fördern die Gesundheit des Herzens: Arctic Char, Wels (aus amerikanischen Zuchtfarmen), Muscheln (aus Zuchtfarmen), Krabben (Dungeness), Langusten,

Wegen der ungelösten Streitfrage im Zusammenhang mit dem möglichen Vorkommen von Umweltgiften in Zuchtlachs und der scheinbar großen Bedrohung, die die Lachsfarmen für die Umwelt bedeuten, können wir Lachs aus Fischfarmen zum jetzigen Zeitpunkt nicht empfehlen (weder in Dosen, tiefgekühlt noch frisch).

Heilbutt (aus Alaska), Hering, Goldmakrele (Mahi Mahi), Sardinen, Kammmuscheln (aus Zuchtfarmen), Streifenbarsch und Tilapia (aus Zuchtfarmen).

Die meisten Amerikaner essen nicht genug Fisch und Meeresfrüchte – oder zumindest genug von der richtigen Art (frittierte Shrimps zählen nicht!). Der Grund dafür liegt auf der Hand: Es ist gar nicht so leicht, überall hochwertigen, frischen Fisch zu finden. Manche Menschen leben in Gegenden, wo es fantastische Fischmärkte gibt, andere können im Umkreis von Meilen keinen frischen Fisch kaufen (außer vielleicht in der Zoohandlung für das Aquarium). Eine echte Alternative ist Wildlachs aus Alaska in Dosen, Albacore-Thunfisch in Dosen oder tiefgekühlte Ware.

Dosenlachs hält sich monatelang in Ihrer Speisekammer. Eine Dose Blaurückenlachs enthält übrigens obendrein 203 Milligramm Kalzium – 17 Prozent der empfohlenen Tagesmenge –, da er mit den Gräten eingelegt wird. Aber keine Sorge, durch das Garen werden sie so weich, dass Sie sie kaum spüren. Für eine besonders köstliche und leichte Mahlzeit können Sie den Lachs zum Beispiel unter einen frischen Salat mengen, und auch schmackhafte Lachsburger lassen sich aus Dosenlachs zubereiten. Thunfisch in Dosen ist ebenfalls eine gute Wahl (auch wenn er nicht die Extraportion Kalzium enthält). Kaufen Sie aber nur in Wasser eingelegten Albacore-Thunfisch. Auch Dosensardinen sind köstliche Lieferanten essentieller Fettsäuren, die zudem Vitamin D und gesundes Kalzium aus den Fischgräten enthalten. Kaufen Sie auch einmal Sardinen in Tomatensauce – so kommen Sie in den zusätzlichen Genuss von Lycopin – oder in Soja- oder Olivenöl eingelegte Sardinen. Wenn Sie noch nie Dosensardinen gegessen haben, probieren Sie zunächst die in Olivenöl eingelegten; meiner Meinung nach schmecken sie am besten.

Vorschlag für eine Verbraucheraktion

Schreiben Sie Konservenhersteller an und regen Sie an, dass sie salzarme Fischkonserven herstellen! Sie können zu Hause immer noch nachsalzen, wenn Ihre Geschmacksknospen danach verlangen.

Tiefgekühlter Fisch kann eine wunderbare Alternative zu frischem Fisch sein. Um die Konsistenz und den vollen Geschmack zu bewahren, sollten Sie tiefgekühlten Fisch immer langsam im Kühlschrank auftauen.

Doch natürlich sind auch frischer Wildlachs, Barsch oder frische Forelle wahre Delikatessen. Scheuen Sie sich nicht, Ihren Fischhändler zu fragen, welches der frischeste Fisch ist, den er Ihnen anbieten kann.

Sind Sie der Meinung, dass Sie Ihre Familie niemals überreden können, zwei- oder dreimal in der Woche Fisch zu essen? Geben Sie nicht so schnell auf! In einer Studie, die über elf Jahre mit 20.000 männlichen Ärzten in den Vereinigten Staaten durchgeführt wurde, führte schon eine einzige Portion Fisch pro Woche zu einer deutlich verringerten Todesrate aufgrund von Herzerkrankungen. Also: Wenig ist besser als gar nichts!

Gegrillter Lachsburger

ERGIBT 4 PORTIONEN

Rezept von der »Alaska Seafood Marketing website«

1 Dose Alaska-Wildlachs (ca. 420 Gramm)
2 TL Zitronensaft
1 1/2 TL Dijon-Senf
3/4 Tasse Paniermehl
1/2 Tasse grüne Zwiebel, gehackt
2 Omega-DHA-Eier

Lachs abtropfen lassen und klein zupfen. Den Zitronensaft mit dem Senf verrühren. Lachsfleisch mit Paniermehl, Zwiebelstückchen und Senf-Zitronen-Mischung vermengen. Die Eier dazugeben und alle Zutaten gut vermengen. Aus dem Fischteig vier Klopse formen (wenn Sie sie für eine Stunde in den Kühlschrank legen, behalten sie besser ihre Form) und auf dem Grill oder in einer leicht mit Öl gefetteten Pfanne unter mehrmaligem Wenden braten, bis die Klopse von beiden Seiten goldbraun sind.

Mit Salat, Tomatenscheiben und Gewürzen nach Geschmack auf einem Vollkornbrötchen als Burger anrichten.

Fisch und Meeresfrüchte können Sie sogar im Internet bestellen:

www.lachskontor.de
www.seidlers-wildlachs.de
www.vitalchoiceseafood.com

Und wenn man nun überhaupt keinen Fisch mag?

Hin und wieder begegne ich einem Patienten, der mir voller Überzeugung sagt, dass er keinen Fisch essen kann oder will. Wenn diese Beschreibung auch auf Sie zutrifft, sollten Sie täglich ein Nahrungsergänzungsmittel mit mindestens einem Gramm EPA/DHA zu einer Mahlzeit einnehmen. Wenn ich an einem Tag einmal keine Omega-3-Fettsäuren esse, nehme ich ein Ergänzungsmittel mit 500 Milligramm EPA/DHA zu zwei meiner Mahlzeiten. Wenn Sie Fischölkapseln kaufen, nehmen Sie zusätzlich täglich 200 bis 400 IE Vitamin E ein. Kaufen Sie Fischölkapseln, die auch eine kleine Menge D-Alpha-Tokopherol (Vitamin E) enthalten, es hält das Fischöl frisch. Bewahren Sie die Packung nach dem Öffnen im Kühlschrank auf. Ein eventuelles »Fisch-Aufstoßen« verschwindet in der Regel drei oder vier Tage nach der ersten Einnahme.

TEIL III

Die *SuperFood*-Menüs und Informationen zu den Nährstoffen

Die *SuperFood*-Menüs

Wenn Sie jemals das *Rancho La Puerta* oder das *Golden Door* besucht haben, wissen Sie, um welch außergewöhnliche Orte es sich bei diesen beiden Spas handelt. Es ist nicht nur ihre Schönheit und die erholsame Ruhe, die diese Spas zu etwas ganz Besonderem machen, sondern die Tatsache, dass sich dort Körper und Geist gleichermaßen erholen können. In einer äußerst angenehmen Atmosphäre heiterer Gelassenheit können Sie sich sportlich betätigen, sich mit Wellnessbehandlungen verwöhnen lassen und dabei die köstliche, gesunde Küche genießen. Die Erholung, die man in einer Woche im Spa erfährt, wirkt viele Monate nach. Ich kann mich noch gut an meinen letzten Aufenthalt im *Rancho La Puerta* erinnern, sodass ich in einem besonders stressigen Moment einfach nur die Augen zu schließen brauche, um mich in das Gefühl der absoluten Ruhe und des Friedens zurückversetzen zu können, das ich in jener Woche empfand. Ich wünsche allen Leserinnen und Lesern dieses Buches, dass sie eines Tages die Möglichkeit haben, eine ebenso intensive Erfahrung zu machen.

Als die Idee zu dem *SuperFood*-Buch Form annahm, wurde mir schnell klar, dass ich meine Leser nicht nur mit Hilfe von Nährstofftabellen davon würde überzeugen können, ihre Ernährung umzustellen. Damals kam mein Freund und Kollege Dr. Hugh Greenway auf die Idee, dass der weltberühmte Chefkoch des *Golden Door* und seine Kollegen im *Rancho La Puerta* die geeigneten Personen wären, die *SuperFood*-Rezepte kreieren können – Gerichte, die nicht nur gesund, sondern zugleich köstlich und leicht zuzubereiten sind. Beide Spas sind für ihre fantastische und gesunde Küche bekannt. Dr. Greenway ist diesen beiden Orten schon seit langen Jahren verbunden, weil er Alex Szekely – den Sohn der Gründer der beiden Spas – behandelte, als bei ihm zum ersten Mal die Diagnose Krebs gestellt wurde. Alex hat den Kampf gegen den Hautkrebs leider verloren, doch sein Vermächtnis lebt in beiden Spas weiter. Er vollendete die Vision seiner Eltern von einem Ort der Ruhe und Erholung, indem er den Gästen nicht nur allein die Möglichkeit gab, in einer angenehmen Atmosphäre abzunehmen, sondern ihnen eine Rundumbehandlung anbot, die Körper, Geist und Seele miteinander in Einklang bringt.

Die Spas *Rancho La Puerta* und *Golden Door* und ihre talentierten Köche, allen voran Michel Stroot, griffen die *SuperFood*-Idee sofort begeistert auf – jene Idee, dass man sich nicht nur besser fühlt, sondern auch gegen viele zum Teil lebensbedrohliche Erkrankungen vorbeugen kann und ganz nebenbei auch noch besser aussieht, wenn man sich mit den gesunden *SuperFoods* ernährt.

Die folgenden Rezepte wurden von den Spa-Köchen kreiert, die sich dabei an die Richtlinien des *SuperFood*-Programms hielten. Ich freue mich sehr, dass mir diese Menschen dabei geholfen haben, meine Vision zum Leben zu erwecken, und hoffe, dass Sie und Ihre Familie viel Freude an diesen köstlichen Rezepten haben werden.

Mehr Informationen über die beiden Spas erhalten Sie im Internet (www.goldendoor. com und www.rancholapuerta.com).

Speiseplan

Frühstück: Hafergrütze mit Beeren, Nüssen und Sojamilch

Zwischenmahlzeit am Morgen: Eine Tasse Papayastücke

Mittagessen: Gebackener Acorn-Kürbis mit Quinoa, Tofu, getrockneten Aprikosen und Walnüssen, Tomaten-Gurken-Salat

Zwischenmahlzeit am Nachmittag: 15 Gramm fettfrei geröstete oder rohe Mandeln, 240 Milliliter Gemüsesaft, eine kleine Möhre

Abendessen: Gegrilltes Filet Mignon mit Egerlingen auf Rübenblättern, Süßkartoffelnester, *SuperFood*-Salat (s. Seite 327), Wassermelonen-Bananen-Sorbet

Frühstück

Eine halbe Tasse Hafergrütze nach der Anweisung auf der Packung zubereiten. Einen Teelöffel Leinsamenschrot, zwei Teelöffel geröstete Pekannüsse, eine Hand voll Himbeeren und eine halbe Tasse Sojamilch hinzufügen.

Getränk: Eine Tasse Traubensaft ohne Zucker.

Gebackener Acorn-Kürbis mit Quinoa, Tofu, getrockneten Aprikosen und Walnüssen

ERGIBT 4 PORTIONEN

Aprikosensauce

1/4 Tasse getrocknete Aprikosen, halbiert

1 Tasse Wasser

1 TL tiefgekühltes Orangensaftkonzentrat

Gebackener Acorn-Kürbis

2 mittelgroße Acorn-Kürbisse

1 TL Zwiebelpulver

2 Tassen plus 2 TL Gemüsebrühe oder Wasser

1 TL Meersalz

1 Tasse Quinoa (unter fließendem Wasser abspülen und abtropfen lassen)

1/2 Tasse glatte Petersilie, gehackt

1/2 Tasse grob gehackte Walnüsse

1/2 Pfund Tofu (fest)

1 TL salzarme Sojasauce

1/2 TL getrockneter Oregano

1 TL Olivenöl

1/2 Tasse getrocknete Aprikosen, geviertelt

1. Für die Sauce getrocknete Aprikosenhälften und Wasser bei mittlerer Hitze köcheln lassen, bis die Flüssigkeit um die Hälfte reduziert ist. Beiseite stellen und abkühlen lassen.
2. Die abgekühlte Mischung mit dem Orangensaftkonzentrat in der Küchenmaschine oder mit dem Mixer verrühren, bis eine

glatte Sauce entstanden ist. Bis zum Verzehr beiseite stellen, bei Bedarf später noch einmal erhitzen.

3. Ofen auf 190 Grad vorheizen.
4. Die Kürbisse quer halbieren, Kerne entfernen. Die Böden der Kürbishälften mit Hilfe eines Messers abflachen, sodass sie gerade stehen bleiben. Nebeneinander in eine Auflaufform setzen und mit Zwiebelpulver bestreuen. Kaltes Wasser in die Auflaufform gießen (ca. einen Zentimeter hoch). Form mit Alufolie abdecken und für ca. 50 Minuten in den Backofen schieben, bis das Kürbisfleisch weich ist. Während der Backzeit eventuell Wasser nachgießen. Kürbisse aus der Form nehmen.
5. In der Zwischenzeit in einem kleinen Topf bei mittlerer Hitze zwei Tassen Gemüsebrühe mit Salz zum Kochen bringen. Quinoa hinzufügen, Deckel auflegen und das Ganze für ca. 20 Minuten köcheln lassen. Topf vom Herd nehmen und für weitere zehn Minuten zugedeckt stehen lassen. Dann Petersilie und Walnüsse hinzufügen und unterheben. Topf abgedeckt beiseite stellen und warm halten.
6. Den Tofu würfeln (ca. ein Zentimeter dick), in eine Schüssel geben. Sojasauce und Oregano hinzufügen und vorsichtig unterheben.
7. Olivenöl in einer beschichteten Pfanne bei mittlerer Hitze erhitzen. Tofuwürfel und alle Flüssigkeit aus der Schüssel in die Pfanne geben und ca. vier Minuten anbraten. Getrocknete Aprikosenviertel und zwei Teelöffel Gemüsebrühe hinzufügen. Umrühren, um gebräunte Stellen vom Pfannenboden zu lösen.
8. Tofu-Aprikosen-Mischung vorsichtig mit Quinoa vermengen. Mischung in die Kürbishälften füllen und vor dem Servieren mit Aprikosensauce beträufeln.

Tomaten-Gurken-Salat

ERGIBT 4 PORTIONEN

Vinaigrette mit Balsamessig

2 EL Balsamessig

1 EL Olivenöl

1 ½ EL Dijon-Senf

1 ½ EL Wasser

½ TL getrocknetes Basilikum

¼ TL schwarzer Pfeffer, frisch gemahlen

Salat

4 reife mittelgroße Tomaten

1 Salatgurke

1. Essig und Öl in einer kleinen Schüssel mit dem Schneebesen verrühren. Senf und Wasser hinzufügen und weiterrühren. Basilikum und Pfeffer einrühren. Vinaigrette vor dem Servieren noch einmal durchschlagen.
2. Tomaten waschen, entkernen und vierteln. Jedes Viertel noch einmal halbieren. Gurke gut waschen oder schälen und in ca. einen Zentimeter dicke Scheiben schneiden. Gurkenscheiben vierteln.
3. Tomaten- und Gurkenstücke in eine große Schüssel geben, Vinaigrette hinzufügen und behutsam untermengen. Den Salat bei Zimmertemperatur mindestens zehn Minuten und bis zu einer Stunde ziehen lassen.

Gegrilltes Filet Mignon mit Egerlingen auf Rübenblättern

ERGIBT 4 PORTIONEN

1 Tasse Egerlinge, geputzt und geviertelt
2 EL Schalotten, gehackt
1/2 Tasse Rotwein, zum Beispiel Merlot
1/2 Tasse dunkle Bratensauce (s. Seite 302) oder gekaufte Bratensauce (salzarm)
2 EL Olivenöl
1/2 Tasse Zwiebeln, fein gehackt
2 TL Knoblauch, gehackt
4 Tassen Rübenblätter, zerpflückt
1 Pfund Rinderlende oder -filet, in vier Scheiben geschnitten
2 EL glatte Petersilie, gehackt

1. Eine beschichtete Pfanne dünn mit Rapsöl fetten und bei mittlerer Hitze vorheizen. Pilze und Schalotten ca. fünf Minuten lang hellbraun anbraten. Rotwein hinzufügen und ungefähr zehn Minuten auf die Hälfte einkochen lassen. Bratensauce dazugeben und das Ganze ca. zwei bis drei Minuten köcheln lassen, bis eine gleichmäßige Sauce entstanden ist.
2. Olivenöl in einer großen Pfanne bei mittlerer Hitze erhitzen. Zwiebeln und Knoblauch darin unter Rühren dünsten, bis die Zwiebeln glasig sind. Rübenblätter hinzufügen und unter Rühren ein paar Minuten weiterdünsten, bis die Blätter zusammengefallen sind. Pfanne vom Herd nehmen und warm halten.
3. Holzkohle- oder Elektrogrill vorbereiten und den Grillrost dünn mit Pflanzenöl einreiben.

4. Fleisch je nach Geschmack von jeder Seite ca. fünf Minuten oder länger grillen. (Falls Sie ein Bratenthermometer benutzen: nach ungefähr fünf Minuten beträgt die Temperatur im Inneren des Filets ca. 60 Grad [blutig/medium], nach sechs bis sieben Minuten 70 Grad [medium]). Fleisch vom Grill nehmen.
5. Die Rübenblätter auf einer Servierplatte verteilen und die gegrillten Steaks darauf anrichten. Pilzsauce auf dem Fleisch verteilen und mit gehackter Petersilie garnieren.

Dunkle Bratensauce

ERGIBT CA. 1½ TASSEN

2 ½ Pfund Suppenfleisch (z. B. Beinfleisch), gewürfelt (ca. 2–3 cm dick)
1 kleine Zwiebel, grob gehackt
1 mittelgroße Möhre, grob gehackt
1 Stange Staudensellerie, grob gehackt
1 EL Tomatenmark
2 TL schwarze Pfefferkörner, zerstoßen
2 TL getrockneter Estragon
2 Zweige frischer oder 1 TL getrockneter Thymian
2 Lorbeerblätter
2 EL Mehl
knapp 2 Liter Gemüsebrühe oder Wasser
1 EL Speisestärke, in 2 EL Wasser angerührt

1. Eine große Bratpfanne dünn mit Rapsöl fetten, auf mittlerer Hitze erhitzen und die Fleischwürfel ca. zehn bis 15 Minuten anbraten, bis sie von allen Seiten gebräunt sind. Zwiebel-, Möhren- und Selleriestücke hinzufügen und ca. fünf

bis zehn Minuten weiter anbraten, bis alle Zutaten gut gebräunt sind.

2. Tomatenmark, Pfefferkörner, Estragon, Thymian und Lorbeer unterrühren und das Mehl darüberstreuen. In einen großen Topf umfüllen.
3. Zwei Tassen Gemüsebrühe in die Bratpfanne geben und den Bratensatz mit einem Pfannenwender lösen. Ebenfalls in den großen Topf geben. Restliche Gemüsebrühe hinzufügen und das Ganze ungefähr zwei Stunden köcheln lassen, dabei gelegentlich den Schaum abschöpfen. Wenn die Flüssigkeit zu zwei Dritteln eingekocht ist, durch ein feinmaschiges Sieb in einen kleineren Topf umfüllen.
4. Topf auf den Herd stellen, zum Kochen bringen und weitere 30 bis 40 Minuten kochen lassen, bis die Sauce auf ca. eineinhalb Tassen eingekocht ist. Angerührte Speisestärke einrühren und die Sauce ein bis zwei Minuten weiterköcheln lassen, bis sie angedickt ist.

Süßkartoffelnester

ERGIBT 4 PORTIONEN

2 mittelgroße Süßkartoffeln
¼ Tasse Orangensaft, frisch gepresst
¼ Tasse Gemüsebrühe oder Wasser
1 TL Piment

1. Die ungeschälten Süßkartoffeln mit reichlich kaltem Wasser in einem großen Topf zum Kochen bringen. Hitze reduzieren und ca. 15 bis 20 Minuten kochen lassen, bis die Süßkartoffeln gerade beginnen, weicher zu werden, aber noch fest sind. Abgießen, beiseite stellen und etwas abkühlen lassen.

2. Süßkartoffeln schälen und in gut einen Zentimeter dicke Scheiben schneiden. (Sie erhalten ca. 16 Scheiben.) In einem mittelgroßen Topf vier Kartoffelscheiben ringförmig anordnen, sodass sie sich an den Enden leicht überlappen und kleine Nester bilden. Mit den anderen Kartoffelscheiben entsprechend fortfahren.
3. Kartoffelnester mit Orangensaft und Gemüsebrühe beträufeln und mit Piment würzen. Bis zum Servieren abgedeckt beiseite stellen; bei Bedarf im Backofen noch einmal kurz erhitzen.

Wassermelonen-Bananen-Sorbet

ERGIBT 4 PORTIONEN

2 große, reife Bananen, geschält und in dünne Scheiben geschnitten
$^{3}/_{4}$ Tasse Wassermelone in Würfeln
$^{1}/_{2}$ Tasse Orangensaft, frisch gepresst
$^{1}/_{3}$ Tasse Limonensaft, frisch gepresst

1. Bananenscheiben und Melonenwürfel in einer flachen Edelstahlform verteilen. Orangen- und Limonensaft darüber gießen und die Form für mindestens vier Stunden in die Tiefkühltruhe stellen, bis die Fruchtstücke hart gefroren sind.
2. Fruchtstücke an der Oberfläche ca. zehn Minuten antauen lassen. Gefrorene Masse in kleine Stücke zerteilen und in der Küchenmaschine verarbeiten, bis eine glatte, cremige Masse entstanden ist.
3. In kleine Schälchen füllen und sofort servieren oder für höchstens eine Stunde erneut in die Tiefkühltruhe stellen. Wenn das Sorbet zu lange tiefgekühlt wurde, vor dem Servieren erneut mit der Küchenmaschine verarbeiten.

Speiseplan

FRÜHSTÜCK: »Angereichertes« Müsli mit Sojamilch, 120 Milliliter rosa Grapefruitsaft

ZWISCHENMAHLZEIT AM MORGEN: Eine Tasse frische Papayastücke

Mittagessen: *SuperFood*-Spinatnudeln mit Puten-Tomaten-Sauce, *SuperFood*-Salat (s. S. 327) mit Himbeervinaigrette

ZWISCHENMAHLZEIT AM NACHMITTAG: Eine halbe gelbe Gemüsepaprika in Streifen

ABENDESSEN: Asiatischer Wildlachs auf Sesamspinat, Hirse mit gedämpften Spargelspitzen, Beeren-Knusperspeise mit Nüssen und Haferflocken

FRÜHSTÜCK

Vermengen Sie eine Dreivierteltasse zuckerfreies Müsli mit einem Esslöffel gerösteten Weizenkeime, zwei Esslöffeln gerösteten Mandelsplittern, zwei Esslöffeln Weizenkeimen und einem halben Esslöffel Leinsamenschrot und gießen Sie ca. 240 Milliliter Vanille-Sojamilch dazu. Genießen Sie ein 120-Milliliter-Glas rosa Grapefruitsaft, während Sie Ihr gesundes Morgenmüsli zusammenmischen.

SuperFood-*Spinatnudeln mit Puten-Tomaten-Sauce*

ERGIBT 6 PORTIONEN

9 mittelreife Tomaten (ungefähr 1350 g), halbiert oder geviertelt, oder 900 g Dosentomaten und 480 ml Tomatensauce aus der Dose
½ Tasse Wasser
225 g Tomatenmark
2 EL Olivenöl
1 Tasse Zwiebeln, gehackt
2 bis 3 Knoblauchzehen, gehackt
1 Pfund mageres Putenhack
1 kleine Fenchelknolle, gehackt (ca. 1 Tasse), oder
1 Tasse Sellerie, gehack
½ TL Fenchelsamen, zerstoßen
2 EL glatte Petersilie, fein gehackt, oder 2 TL getrocknete Petersilie
2 EL frisches Basilikum, gehackt, oder 2 TL getrocknetes Basilikum
1 EL frisches Oregano, gehackt, oder 1 TL getrocknetes Oregano
¼ TL schwarzer Pfeffer, frisch gemahlen
¼ bis ½ TL grobes Meersalz
1 Prise Cayennepfeffer
1 Pfund Spinatnudeln, frisch gekocht

1. Frische Tomaten mit Wasser in einem großen Topf bei kleiner Hitze ca. 30 bis 40 Minuten kochen. In die Rührschüssel der Küchenmaschine oder einen Mixer umfüllen, Tomatenmark hinzufügen und zu einer glatten Sauce verarbeiten. (Dosentomaten und –saft gleich mit dem Mixer oder der Küchenmaschine weiterverarbeiten.) Falls nötig in kleineren Teilmengen verarbeiten.

2. Olivenöl in einer großen Pfanne bei mittlerer Hitze erhitzen. Zwiebeln und Knoblauch hinzufügen und unter Rühren ca. fünf Minuten weich dünsten, aber nicht bräunen. Putenhack in die Pfanne geben und ca. zehn Minuten krümelig anbraten. Fenchel hinzufügen und weitere ein bis zwei Minuten dünsten, bis der Fenchel weich ist. Inhalt der Pfanne in ein Sieb geben und Fett abtropfen lassen.
3. Das Fleisch wieder in die Pfanne (oder in einen schweren Topf) geben und Tomatenpüree, Petersilie, Basilikum, Oregano, schwarzen Pfeffer, Salz und Cayennepfeffer hinzufügen. Deckel auflegen und ca. 45 Minuten kochen. Zu frischen Spinatnudeln servieren.

Himbeervinaigrette

½ Tasse Himbeeren
3 EL Balsamessig
1 EL ungesüßter Apfelsaft
1 TL Rapsöl
1 TL Honig

Alle Zutaten in einer kleinen Schüssel mit dem Schneebesen verrühren und das Dressing über den Salat geben.

Asiatischer Wildlachs auf Sesamspinat

ERGIBT 6 PORTIONEN

Marinade

$^{1}/_{2}$ Tasse Reisweinessig

$^{1}/_{2}$ Tasse Wasser

6 EL salzarme Sojasauce

2 TL geröstetes Sesamöl

Saft von 2 kleinen Limonen

1 Knolle frischer Ingwer (ca. 4 bis 5 cm lang), geschält und gehackt

6 Wildlachsfilets à ca. 110 Gramm

Sauce

1 EL Schalotten, gehackt

1 TL Knoblauch, gehackt

1 TL Ingwer, gehackt

$^{1}/_{4}$ Tasse frisches Koriandergrün, gehackt

Spinatnester

$^{1}/_{2}$ TL Sonnenblumen- oder Färberdistelöl

1 EL Schalotten, gehackt

1 Knoblauchzehe, gehackt

ca. 600 Gramm frischer Spinat, gewaschen, geputzt und gehackt

1 EL Sesamkerne

Garnierung, Beilage

$^{1}/_{4}$ Tasse Schnittlauch in feinen Röllchen

$^{1}/_{4}$ Tasse rote Gemüsepaprika, fein gehackt

Hirse mit gedämpften Spargelspitzen (s. Seite 310)

1. Für die Marinade Essig, Wasser, Sojasauce, Öl und Limonensaft im Mixer oder in der Küchenmaschine verrühren. Ingwer hinzufügen und bei höchster Stufe ca. drei Minuten weiterverarbeiten, bis eine glatte Masse entstanden ist.
2. Lachsfilets in eine flache Glas- oder Keramikschüssel legen und die Hälfte der Marinade darübergießen. Abgedeckt für ca. eine halbe Stunde in den Kühlschrank stellen. Restliche Marinade aufheben.
3. Backofen auf 175 Grad vorheizen.
4. Lachsfilets aus der Marinade nehmen (Marinade weggießen), in eine flache Auflaufform legen und ca. 15 bis 20 Minuten im Backofen garen. Der Fisch ist gar, wenn er beim Hineinstechen mit einer Gabel gerade beginnt zu zerfallen, oder wenn das Bratenthermometer 60 Grad anzeigt.
5. In der Zwischenzeit restliche Marinade in einen Topf geben, Schalotten, Knoblauch und Ingwer hinzugeben und bei mittlerer Hitze zum Kochen bringen. Ungefähr fünf Minuten köcheln lassen, bis Schalotten und Knoblauch weich sind. Koriandergrün unterrühren und ungefähr eine Minute weiterköcheln lassen, dann den Topf vom Herd nehmen.
6. Für die Spinatnester Öl in einem großen Topf bei mittlerer Hitze erhitzen und Schalotten und Knoblauch darin weich dünsten. Spinat hinzufügen und dünsten, bis er eben zusammenfällt. Sesamkerne darüberstreuen.
7. Spinat auf sechs Teller verteilen und jeweils ein Lachsfilet darauf legen. Sauce mit einem Löffel über dem Lachs verteilen und mit Schnittlauchröllchen und gehackter roter Paprika garnieren. Als Beilage Hirse mit gedämpften Spargelspitzen servieren.

Hirse mit gedämpften Spargelspitzen

ERGIBT 6 PORTIONEN

1 Tasse Hirse
2 Tassen Gemüsebrühe oder Wasser
1 TL Salz
18 Spargelspitzen (ca. 5 cm lang)

1. Hirse in ein feinmaschiges Sieb geben, abspülen und abtropfen lassen.
2. Gemüsebrühe mit Salz in einem Topf bei mittlerer Hitze zum Kochen bringen. Hirse hinzufügen, umrühren und die Hitze reduzieren. Abgedeckt ca. 20 Minuten sieden lassen, bis die Hirse gar ist. Topf vom Herd nehmen und die Hirse mit einer Gabel auflockern.
3. In der Zwischenzeit die Spargelspitzen in einem Dämpfeinsatz über kochendem Wasser ca. zwei bis drei Minuten dämpfen, sodass sie noch Biss haben.
4. Zum Servieren Spargelspitzen auf oder neben der Hirse anrichten.

Beeren-Knusperspeise mit Nüssen und Haferflocken

ERGIBT 8 PORTIONEN

Knuspermasse
$^1/_3$ Tasse Mandeln, gehackt
$^1/_3$ Tasse Pekannüsse, gehackt
$^1/_3$ Tasse Walnüsse, gehackt
1 Tasse Haferflocken

3 bis 4 EL Ahornsirup
2 EL Weizenkeime
2 EL Vollkornmehl
1 TL Zimt
½ TL Muskatnuss
½ TL Vanillemark

Füllung
4 Tassen Brombeeren, Blaubeeren, Erdbeeren oder Himbeeren oder Beerenmischung
2 EL Ahornsirup
1 TL Zimt
1 TL geriebene Zitronen- oder Limonenschale
450 g Magermilch-Vanillejoghurt

1. Backofen auf 160 Grad vorheizen.
2. Für die Knuspermasse Nüsse auf einem Backblech verteilen und ca. fünf bis acht Minuten goldbraun rösten. Zwischendurch ein- oder zweimal wenden. Geröstete Nüsse in eine Rührschüssel geben.
3. Haferflocken, Sirup, Weizenkeime, Mehl, Zimt, Muskatnuss und Vanillemark hinzufügen und alle Zutaten gut miteinander vermengen.
4. Für die Füllung gewaschene Beeren gegebenenfalls zerkleinern und mit Sirup, Zimt und Zitronenschale vermengen. Beerenmischung in eine eckige Auflauf- oder Pieform füllen. Nussmischung über den Beeren verteilen und das Ganze ca. 15 bis 20 Minuten garen, bis an den Rändern kleine Blasen aufsteigen und die Knusperschicht leicht gebräunt ist. Mit einem Klecks Joghurt servieren.

Speiseplan

FRÜHSTÜCK: Joghurtparfait mit tropischen Früchten, 120 Milliliter Orangensaft, Vollkorntoast mit Mandelmus

MITTAGESSEN: Pochierter Wildlachssalat mit Gurken-Dill-Sauce, gebackene Süßkartoffelspalten

ZWISCHENMAHLZEIT AM NACHMITTAG: eine halbe orangefarbene Gemüsepaprika in Streifen, 15 Gramm ungesalzene, geröstete Sojakerne, eine kleine Möhre

ABENDESSEN: Tofupfanne mit Buchweizennudeln, *SuperFood*-Salat (s. S. 327), *Golden Door*-Blaubeerbrot

FRÜHSTÜCK

Joghurtparfait mit tropischen Früchten

ERGIBT 4 PORTIONEN

½ mittelgroße Papaya, entkernt und in 1-cm-Würfeln (ca. 1 Tasse)
3 Tassen Magermilch-Vanillejoghurt (oder Magermilch-Naturjoghurt mit 2 EL Ahornsirup)
4 EL Leinsamenschrot
½ Tasse Mandeln, gehobelt
1 Tasse Blaubeeren
1 Mango in 1-cm-Würfeln (ca. 1 Tasse)

1. In vier Eisbecher oder Glasschälchen (ca. 350 ml) jeweils zwei Esslöffel Papayawürfel geben. Jeweils ca. zwei Esslöffel Joghurt, einen Teelöffel Leinsamenschrot und einen Teelöffel gehobelte Mandeln darauf geben.
2. Zwei Esslöffel Blaubeeren in jede Schale geben und mit jeweils zwei Esslöffeln Joghurt, einem Teelöffel Leinsamenschrot und einem Teelöffel gehobelten Mandeln bedecken. Dann zwei Esslöffel Mangowürfel und zwei Esslöffel Joghurt, einen Teelöffel Leinsamenschrot und einen Teelöffel Mandeln in jede Schale geben. Mit den restlichen Zutaten entsprechend fortfahren, sodass in jedem Glas drei weitere Schichten Obst und Joghurt entstehen.
3. Kühl stellen oder sofort mit Vollkorntoast mit Mandelmus (siehe unten) und einer halben Tasse frisch gepresstem Orangensaft mit Fruchtfleisch servieren.

Vollkorntoast mit Mandelmus

ERGIBT 4 SCHEIBEN

4 Scheiben Vollkorntoast oder Vollkornbrot
1 EL Mandel- oder Cashewmus

Brotscheiben toasten und mit Mandelmus bestreichen. Diagonal halbieren und servieren.

Achtung: Statt Mandelmus können Sie auch Cashew- oder Haselnussmus oder anderes Nussmus verwenden.

Pochierter Wildlachssalat mit Gurken-Dill-Sauce

ERGIBT 6 PORTIONEN

Sauce

1 Tasse Magermilch-Naturjoghurt
½ Tasse fettarmer Hüttenkäse, Ricotta oder magerer Joghurt-Käse (s. Seite 329)
¼ Tasse glatte Petersilie, gehackt
2 EL frischer Dill, gehackt, oder 1 EL getrockneter Dill
1 Salatgurke, geschält, entkernt und zerkleinert
¼ Tasse Schalotten oder Zwiebeln, gehackt
1 Prise Cayennepfeffer
¼ TL Meersalz
¼ TL schwarzer Pfeffer, frisch gemahlen

Lachs

1 Tasse Weißwein
½ Tasse Gemüsebrühe oder Wasser
Saft von einer Zitrone
1 Schalotte oder kleine Zwiebel, gehackt
1 ½ TL getrockneter Thymian
¼ TL schwarzer Pfeffer, zerstoßen
6 Wildlachsfilets à ca. 110 Gramm

weitere Zutaten

6 Tassen Spinatblätter, gewaschen und abgetropft
2 TL Olivenöl
2 TL Balsamessig oder frischer Zitronensaft
1 kleine Gurke mit Schale in dünnen Scheiben
6 große Cherrytomaten zum Garnieren

1. Für die Sauce Joghurt und Hüttenkäse im Mixer oder in der Küchenmaschine zu einer glatten Masse verarbeiten. In eine Schüssel umfüllen und Petersilie, Dill, Gurke, Schalotten, Cayennepfeffer, Salz und Pfeffer unterrühren. Abschmecken und eventuell nachwürzen. Schüssel abdecken und für mindestens zwei Stunden in den Kühlschrank stellen.
2. Wein, Gemüsebrühe, Zitronensaft, Schalotten, Thymian und schwarzen Pfeffer in einen großen Topf geben und bei mittlerer Hitze zum Kochen bringen. Hitze reduzieren und die Pochierflüssigkeit für ca. zwei bis drei Minuten sieden lassen. Die Lachsfilets in den Topf geben und für 13 bis 15 Minuten pochieren, bis der Fisch leicht zerfällt, wenn man eine Gabel hineinsticht, oder das Bratthermometer 60 Grad anzeigt. Fischfilets mit einem Pfannenwender vorsichtig herausnehmen, auf eine Servierplatte legen und abgedeckt für ein bis zwei Stunden in den Kühlschrank stellen.
3. Zum Servieren den Spinat mit Öl und Essig vermengen und auf sechs Teller verteilen. Jeweils ein Lachsfilet auf dem Spinat anrichten und die Gurken-Dill-Sauce darauf verteilen. Die Teller jeweils mit zwei oder drei Gurken- oder Zucchinischeiben und einer Cherrytomate garnieren. Nach Wunsch mit Vollkornbrot oder -crackern servieren.

Gebackene Süßkartoffeln

ERGIBT 4 PORTIONEN

Genug frische Rosmarinzweige, um ein Backblech damit zu bedecken
1 TL Chilipulver
1 TL Kümmel, gemahlen
1 TL Paprikapulver
1 TL Salz
1 TL schwarzer Pfeffer, frisch gemahlen
2 mittelgroße Süßkartoffeln mit Schale (ca. 450 g), gründlich gewaschen und getrocknet

1. Backofen auf 200 Grad vorheizen. Ein großes Backblech leicht mit Olivenöl einfetten oder mit Pergament- oder Backpapier auskleiden.
2. Die Rosmarinzweige auf dem Backblech verteilen, sodass es komplett bedeckt ist.
3. Chilipulver, Kümmel, Paprika, Salz und Pfeffer in einer kleinen Schüssel vermengen.
4. Ungeschälte Süßkartoffeln in längliche Streifen schneiden (Größe wie Pommes frites).
5. Süßkartoffelspalten in einer Schicht auf den Rosmarinzweigen verteilen und großzügig mit der Gewürzmischung bestreuen. Ebenfalls großzügig Olivenöl darüberträufeln.
6. Kartoffeln 20 Minuten lang backen, aus dem Ofen nehmen und erneut mit Olivenöl beträufeln.
7. Blech wieder in den Ofen schieben und Kartoffeln für ungefähr weitere 25 Minuten goldbraun backen. Rosmarinzweige entfernen und Kartoffelspalten heiß servieren.

Tofupfanne mit Buchweizennudeln

ERGIBT 6 PORTIONEN

Tofu

2 TL extra natives Olivenöl
1 bis 3 Knoblauchzehen, gehackt
1 EL frischer Ingwer, gehackt oder gerieben
2 große rote Gemüsepaprika in Streifen
(ca. 5 cm lang und $^1/_2$ cm breit, ca. 1 Tasse)
$^1/_4$ TL schwarzer Pfeffer, frisch gemahlen
1 Prise roter Pfeffer
1 EL frisches Basilikum, fein gehackt, oder
1 TL getrocknetes Basilikum
2 EL salzarme Sojasauce
450 Gramm extra-fester Tofu, gewürfelt (1 cm)

Nudeln

170 Gramm Buchweizennudeln (Soba)
1 EL Olivenöl
2 bis 3 Knoblauchzehen, gehackt
3 EL Sesamkerne
1 bis 2 EL gehacktes Koriandergrün
$^1/_4$ TL schwarzer Pfeffer, frisch gemahlen

1. Für die Tofupfanne Olivenöl in einer beschichteten Bratpfanne bei mittlerer Hitze erhitzen. Knoblauch, Ingwer und rote Paprika darin unter Rühren ca. fünf Minuten lang dünsten, bis die Paprika beginnen, weich zu werden. Schwarzen Pfeffer, roten Pfeffer, Basilikum, Sojasauce und Tofuwürfel hinzufügen und umrühren.

Ca. zehn bis zwölf Minuten dünsten, bis alle Zutaten gut erhitzt sind.

2. Buchweizennudeln in kochendem Wasser ca. fünf bis sieben Minuten kochen. Kochwasser abgießen und Nudeln unter kaltem Wasser abspülen. Beiseite stellen.
3. Olivenöl in einer großen beschichteten Bratpfanne bei mittlerer Hitze erhitzen. Knoblauch hinzufügen und unter Rühren ca. 30 Sekunden weich dünsten. Sesamkerne dazugeben und für weitere 30 Sekunden dünsten, bis sie zu duften beginnen, dabei ständig rühren, um das Anbrennen zu vermeiden. Koriandergrün und Pfeffer unterrühren.
4. Nudeln in die große Pfanne geben und gut mit Knoblauch und Sesam vermengen. Dann auf sechs Suppenteller verteilen, Tofumischung darauf anrichten und servieren.

Golden Door-*Blaubeerbrot*

ERGIBT 1 BROT

1 Tasse Mehl
1 TL Backpulver
1/2 TL Natron
2 TL gemahlener Zimt
1/2 TL gemahlener Piment
1 1/4 Tasse Vollkorn-Weizenmehl
1/4 Tasse Maismehl (in der Steinmühle gemahlen)
1/2 TL Salz
2 mittelgroße reife Bananen, zerdrückt (ca. 1 Tasse)
1/2 Tasse brauner Zucker
1 großes Omega-DHA-Ei
1 großes Omega-DHA-Eiweiß
2 EL Rapsöl

$1\,^1/_2$ Tassen Buttermilch
2 EL abgeriebene Orangenschale
1 Tasse Walnüsse, gehackt
1 Tasse Blaubeeren (ca. 15 Minuten in warmem Wasser einweichen und abschütten)
Nach Geschmack Magermilch-Vanillejoghurt

1. Backofen auf 175 Grad vorheizen. Kastenform mit Pflanzenöl dünn einfetten.
2. Mehl, Backpulver, Natron, Zimt und Piment in eine große Rührschüssel sieben. Vollkornmehl, Maismehl und Salz unterrühren.
3. Im Mixer oder in der Küchenmaschine Bananen, braunen Zucker, Ei, Eiweiß, Rapsöl und Buttermilch verarbeiten, bis eine glatte Masse entsteht. Orangenschale hinzufügen und unterheben.
4. Eine Vertiefung in die Mitte der Mehlmischung machen, Bananenmischung hineingeben und kurz unterrühren. Walnüsse und Blaubeeren dazugeben und ebenfalls unterrühren. Den Teig nicht zu lange rühren.
5. Den Teig in die gefettete Kastenform geben und für ca. 55 Minuten backen. Das Brot ist fertig, wenn sich die Seiten von der Form zu lösen beginnen, sich die Oberfläche goldbraun färbt und keine Teigreste an einem Zahnstocher hängen bleiben, wenn man ihn in die Mitte des Brotes hineinsticht. Form aus dem Ofen nehmen und das Brot auf ein Kuchengitter stürzen. Vor dem Anschneiden kurz abkühlen lassen.
6. Brot in ca. zwei Zentimeter starke Scheiben schneiden. Nach Geschmack jede Scheibe mit einer halben Tasse Vanillejoghurt servieren.

Speiseplan

FRÜHSTÜCK: Süßkartoffelpie

ZWISCHENMAHLZEIT AM MORGEN: 240 Milliliter Granatapfelsaft (nach Geschmack mit Mineralwasser verdünnen)

MITTAGESSEN: Thunfischsalat mit Mesclun-Salat, Basilikum und Sprossen

ZWISCHENMAHLZEIT AM NACHMITTAG: eine Tasse Papayawürfel, 240 Milliliter Gemüsesaft, 30 Gramm geröstete oder rohe Mandeln, ungesalzen

ABENDESSEN: Asiatische Putenpfanne mit Basmatireis, grünem Blattgemüse und Erdnuss-Ingwer-Sauce, *SuperFood*-Salat (s. Seite 327), Kürbis-Joghurt-Käse-Pie

FRÜHSTÜCK

Süßkartoffelpie

ERGIBT 8 PORTIONEN

Süßkartoffelpie zum Frühstück? Allerdings! Bereiten Sie ihn am Vorabend zu und stellen Sie ihn nach dem Abkühlen in den Kühlschrank.

Kruste

$1\,{}^1/_2$ Tassen zerstoßene fettarme Vollkorn-Ingwerkekse (siehe Anmerkung am Ende des Rezeptes)

3 EL Leinsamenschrot oder Weizenkeime

1 EL brauner Zucker

1 großes Ei

Füllung

2 Süßkartoffeln

1 unbehandelte Orange, gewaschen

1 reife Banane

${}^1/_2$ Tasse magerer Ricottakäse oder weicher Tofu

2 große Omega-DHA-Eier

2 TL Vanillemark

1 TL gemahlener Zimt

${}^1/_4$ TL Muskatnuss, gemahlen

${}^1/_4$ TL Nelken, gemahlen

${}^1/_3$ bis ${}^1/_2$ Tasse Ahornsirup

Garnierung

Nach Geschmack Joghurt-Käse (s. Seite 329)

8 Himbeeren oder Erdbeeren

Frische Minze

1. Backofen auf 175 Grad vorheizen.
2. Für die Kruste Ingwerkekskrümel, Leinsamen und braunen Zucker im Mixer oder in der Küchenmaschine vermengen, bis ein gleichmäßiges Pulver entstanden ist. Ei hinzufügen und weiterverarbeiten, bis die Zutaten gut verrührt sind.
3. Mischung auf dem Boden einer leicht geölten Pieform (22 Zentimeter Durchmesser) verteilen, andrücken und an den Seiten hochziehen. Ungefähr 20 Minuten backen, bis die Masse goldbraun ist. Kruste auf einem Kuchengitter ganz abkühlen lassen. Backofen nicht ausschalten.

4. In der Zwischenzeit die Süßkartoffeln mit einer Gabel oder einem scharfen Messer mehrmals an mehreren Stellen einstechen. Ca. eineinviertel Stunden backen, bis sie weich sind, wenn man mit einem Messer hineinsticht. Beiseite stellen und abkühlen lassen. Backofen nicht ausschalten.
5. Süßkartoffeln pellen und zerdrücken. Zwei Tassen von der Kartoffelmasse abmessen.
6. Oberes und unteres Ende der ungeschälten Orange abschneiden. Orange vierteln und die Viertel in einen großen Mixer oder die Rührschüssel der Küchenmaschine geben. Zerdrückte Süßkartoffeln, Banane, Ricotta, Eier, Vanille, Zimt, Muskat und Nelken hinzufügen und alles zu einer glatten Masse verarbeiten. Eine Dritteltasse Ahornsirup unterrühren und abschmecken. Nach Geschmack mit Ahornsirup nachsüßen.
7. Füllung auf der abgekühlten Kruste verteilen und für 40 bis 50 Minuten auf mittlerer Schiene backen, bis der Pie in der Mitte fest ist. Wenn die Kruste während des Backens zu dunkel wird, am Rand mit Alufolie abdecken.
8. Pie auf einem Kuchengitter abkühlen lassen. Mit einem Klecks Joghurtkäse, Beeren und frischer Minze servieren.

Anmerkung: Sie können die Vollkorn-Ingwerkekse durch zerkrümelte Vollkornkekse ersetzen, die Sie mit einem Teelöffel gemahlenem Ingwer vermengen. Acht Vollkornkekse ergeben ungefähr eine Tasse Krümel.

Thunfischsalat mit Mesclun-Salat, Basilikum und Sprossen

ERGIBT 4 PORTIONEN

730 g Albacore-Thunfisch in Wasser aus der Dose, abgetropft
2 Stangen Sellerie, gewürfelt (ca. 1/2 Zentimeter)
1/2 Tasse rote Zwiebel, gewürfelt
3/4 Tasse Magermilch-Naturjoghurt
2 EL Dijon-Senf
2 TL Reisessig
2 TL getrockneter Dill
8 Tassen gemischter Mesclun-Salat, Spinat oder Römersalat, gewaschen und in mundgerechte Stücke zerpflückt
1/2 Tasse frische Basilikumblätter
1/4 Tasse Alfalfasprossen
1/4 Tasse Radieschensprossen
1/4 Tasse Himbeervinaigrette (s. Seite 307)
1/8 Avocado in Scheiben
1 großes hart gekochtes Omega-DHA-Ei in Scheiben
1/2 gelbe Gemüsepaprika in Scheiben
4 mittelgroße reife Tomaten, in Achtel geschnitten
Schwarzer Pfeffer, frisch gemahlen
1/4 Tasse essbare Blumen wie Brunnenkresse, Geranien oder Petunien (nach Geschmack)

1. Abgetropften Thunfisch zerpflücken und in eine kleine Schüssel geben. Sellerie, Zwiebel, Joghurt, Senf, Essig und Dill hinzufügen und alles gut miteinander vermengen.
2. In einer kleinen Schüssel Gemüse, Basilikum und Sprossen mit der Vinaigrette vermengen.

3. Zum Servieren Gemüse-Sprossen-Mischung auf vier große Teller verteilen. Avocado, Ei, Paprika und Tomaten gleichmäßig auf die Portionen verteilen. Mit einem Eiskugelbereiter den Thunfischsalat jeweils in der Mitte anrichten. Mit frischem Pfeffer und nach Geschmack mit essbaren Blumen garnieren.

Abendessen

Asiatische Putenpfanne mit Basmatireis, grünem Blattgemüse und Erdnuss-Ingwer-Sauce

ERGIBT 4 PORTIONEN

Pute und Marinade

1 TL frischer Ingwer, gehackt

1/2 TL geröstetes Sesamöl

2 TL salzarme Sojasauce

1 EL Limonensaft, frisch gepresst

1 TL zerdrückte Szechuan Pfefferkörner oder Chilipaste

4 Putenschnitzel ohne Haut (ca. 450 Gramm)

Basmatireis

3/4 Tasse brauner Basmatireis

1 3/4 Tasse Gemüsebrühe oder Wasser

Erdnuss-Ingwer-Sauce

2 EL frischer Ingwer, fein gehackt

2 bis 3 EL salzarme Sojasauce

2 EL Reisessig

1 EL Rotweinessig

2 EL Honig

1 1/2 TL getrocknetes Basilikum
2 EL Erdnussmus mit Stücken
2 EL Wasser

Gemüsepfanne
1/4 TL Rapsöl
1 mittelgroße Möhre, schräg in dünne Scheiben geschnitten
1 Selleriestange, schräg in Scheiben geschnitten
8 Shiitake-Pilze in dünnen Scheiben
1/4 Tasse Gemüsebrühe oder Wasser

Grünes Blattgemüse
1/4 TL Rapsöl
1 TL Knoblauch, gehackt
1 TL frischer Ingwer, gehackt
1/4 TL Fenchelsamen, zerdrückt
1 1/2 kleine Fenchelknollen in dünnen Scheiben (ca. 1 1/2 Tassen)
2 bis 3 EL Gemüse- oder Hühnerbrühe oder Wasser
1 Tasse Mangold, zerpflückt
1 Tasse frische Spinatblätter
2 Tassen Bok-Choy-Blätter, zerpflückt
2 TL salzarme Sojasauce
1/2 TL geröstetes Sesamöl

1. Ingwer, Sesamöl, Sojasauce, Limonensaft und zerdrückte Pfefferkörner in einer flachen Glas- oder Keramikform mit dem Schneebesen verrühren. Putenfleisch in die Marinade geben und mehrmals wenden. Form abdecken und für mindestens eine Stunde und bis zu acht Stunden in den Kühlschrank stellen.
2. Reis und Gemüsebrühe in einen mittelgroßen Topf geben. Auf großer Flamme zum Kochen bringen, Hitze reduzieren, Deckel auflegen und den Reis für ca. 30 Minuten garen lassen, bis die Flüssigkeit aufgenommen wurde. Topf vom Herd nehmen und Reis mit einer Gabel auflockern. Deckel auflegen und Topf warm halten.

3. Für die Erdnusssauce Ingwer, Sojasauce, Reisessig, Rotweinessig, Honig, Basilikum, Erdnussmus und Wasser im Mixer glatt rühren und beiseite stellen.
4. Backofen auf 175 Grad vorheizen. Eine ofenfeste, beschichtete Pfanne dünn mit Pflanzenöl einfetten.
5. Putenfleisch aus der Marinade nehmen und Marinade weggießen. Die gefettete Pfanne auf mittlerer Flamme erhitzen, Putenschnitzel hineingeben und ungefähr eine Minute scharf anbraten. Wenden und von der anderen Seite ebenfalls ungefähr eine Minute scharf anbraten. Pfanne teilweise abdecken und für zehn bis 15 Minuten in den Backofen schieben, bis die Putenschnitzel im Kern nicht mehr rosa, aber noch saftig sind. Ein Backthermometer sollte im Innern der dicksten Stelle 77 Grad anzeigen. Putenschnitzel auf eine angewärmte Servierplatte legen.
6. Für die Gemüsepfanne Öl in einem Wok oder einem beschichtetem Topf bei mittlerer Temperatur erhitzen. Möhren und Sellerie hinzufügen und zwei bis drei Minuten anbraten. Pilze dazugeben und das Ganze eine weitere Minute anbraten. Gemüsebrühe oder Wasser angießen und Bratensatz mit einem hölzernen Kochlöffel vom Boden lösen. Gemüsemischung in eine Schüssel füllen und warm halten.
7. Um das Blattgemüse zu garen, in demselben Wok oder Topf das Öl bei mittlerer Temperatur erhitzen. Knoblauch, Ingwer, Fenchelsamen und Fenchel hinzufügen und eine Minute dünsten. Wenn das Gemüse anzusetzen beginnt, ein wenig Gemüsebrühe oder entfettete Hühnerbrühe angießen. Mangold, Spinat und Bok Choy hinzufügen und weitergaren, bis die Blätter eben zusammenfallen. Wok vom Herd nehmen und Gemüse mit Sojasauce und Sesamöl vermengen.
8. Basmatireis, Blatt- und anderes Gemüse gleichmäßig auf vier Teller verteilen. Jeweils ein Putenschnitzel darauf anrichten und etwas Erdnusssauce darüber geben.

SuperFood-*Salat*

ERGIBT 1 PORTION

Im Sommer esse ich diesen Salat fast täglich – manchmal sogar zweimal an einem Tag. Die Zutaten können gegen ihre entsprechenden *SuperFood*-Alternativen ausgetauscht werden. Variieren Sie den Salat mit einer Hand voll ihrer Lieblingskräuter, einem Esslöffel geriebenem Parmesankäse oder zwei Esslöffeln gerösteter Nüsse oder Kerne. Die angegebenen Mengen reichen für eine Person, können aber leicht erhöht werden, falls Sie mehrere Portionen Salat zubereiten möchten.

1 Tasse Spinatblätter in mundgerechten Stücken
1 Tasse Römersalat, klein geschnitten
1/4 Tasse Rotkohl, gehobelt
1/2 Tasse rote Gemüsepaprika in Streifen
1/2 Tomate in Stücken
1/4 Tasse Kichererbsen (Dosenware gut abspülen)
1/2 Tasse Möhre, gerieben
1/4 Avocado in Würfeln
2 EL extra natives Olivenöl
1 TL Balsamessig

Spinatblätter, Römersalat, Rotkohl, Paprika, Tomate, Kichererbsen, Möhre und Avocado in einer Schüssel anrichten. In einer anderen Schüssel Olivenöl und Essig mit dem Schneebesen verrühren. Dressing erst kurz vor dem Servieren über den Salat geben.

Kürbis-Joghurt-Käse-Pie

ERGIBT 8 PORTIONEN

Knusperteig

1 Tasse Vollkornkekse, zerkrümelt

$^1/_2$ Tasse Vollkornweizenmehl

2 EL Rapskern- oder Sonnenblumenöl

2 EL brauner Zucker

2 EL Leinsamenschrot

2 EL Weizenkeime oder gemahlene Kürbiskerne

2 TL Orangenschale, fein gerieben

$^1/_2$ TL Ingwer, gemahlen

1 großes Omega-DHA-Ei, leicht verschlagen

Füllung

670 Gramm Kürbispüree aus der Dose oder

2 $^2/_3$ Tassen gegarter Butterkürbis

(entspricht ungefähr 1.800 Gramm rohem Kürbis)

1 Tasse magerer Naturjoghurt-Käse

(siehe Anmerkung am Ende des Rezeptes)

oder 1 Tasse magerer Ricotta

$^3/_4$ bis 1 Tasse Ahornsirup

14 g Gelatine, gemahlen

1 TL Zimt, gemahlen

$^1/_4$ TL Ingwer, gemahlen

$^1/_4$ TL Nelken, gemahlen

$^1/_4$ TL Piment, gemahlen

Frische Minze zum Garnieren

Frische Beeren zum Garnieren (nach Geschmack)

1. Backofen auf 175 Grad vorheizen.
2. Für den Teig Vollkornkekskrümel mit Mehl, Öl, braunem Zucker, Leinsamen, Weizenkeimen, Orangenschale und Ingwer

vermengen. Das Ei hinzufügen und unterrühren, bis die Mischung gleichmäßig feucht ist.

3. Die Teigmischung auf dem Boden einer Pieform (22 Zentimeter Durchmesser) verteilen und an den Rändern hochziehen. Ca. 20 Minuten goldbraun backen und auf einem Kuchengitter völlig abkühlen lassen.
4. Für die Füllung Kürbispüree und Joghurt-Käse im Mixer oder in der Küchenmaschine zu einer glatten Masse verarbeiten.
5. Sirup in einem kleinen Topf bei mittlerer Hitze zum Sieden bringen. Topf vom Herd nehmen, Gelatine, Zimt, Ingwer, Nelken und Piment hinzufügen und rühren, bis sich die Gelatine aufgelöst hat. Den größten Teil des Sirups zu dem Kürbispüree geben und unterrühren. Abschmecken und eventuell restlichen Sirup hinzufügen und unterrühren.
6. Kürbisfüllung vorsichtig auf den Knusperteig gießen. Pie mit Frischhaltefolie abdecken und für mindestens zwei Stunden in den Kühlschrank stellen, bis die Füllung fest ist.
7. Zum Servieren in acht Stücke schneiden und jedes Stück mit einem Zweig frische Minze und nach Geschmack mit ein oder zwei Beeren garnieren.

Anmerkung: Wenn Sie den Joghurt-Käse selbst herstellen wollen, geben Sie knapp einen Liter Magermilch-Naturjoghurt in ein mit einem großen ungebleichten Kaffeefilter ausgekleidetes Edelstahl- oder Plastiksieb und hängen Sie dieses über eine Schüssel. Stellen Sie die Schüssel mit dem Sieb in den Kühlschrank und lassen Sie den Joghurt für sechs oder acht Stunden abtropfen. Sie erhalten zwei Tassen Joghurt-Käse. Die aufgefangene Flüssigkeit können sie für Pfannkuchen- oder Kuchenteig an Stelle von Milch nutzen.

Speiseplan

FRÜHSTÜCK: Brokkoli-Frittata, 120 Milliliter rosa Grapefruitsaft

ZWISCHENMAHLZEIT AM MORGEN: eine Vierteltasse Dosenkürbis mit einer halben Tasse ungesüßter Apfelsauce

MITTAGESSEN: Putenburger, Gemüsepfanne, 240 Milliliter salzarmer Tomatensaft

ZWISCHENMAHLZEIT AM NACHMITTAG: 1 mittelgroße Netzmelone in Würfeln, vermengt mit einer Tasse Magermilch-Joghurt, einem Esslöffel Leinsamen und zwei Esslöffeln Weizenkeimen

ABENDESSEN: Bohnensuppe mit grünem Gemüse und Rosmarin, Geschmorter Heilbutt mit Tomaten und Weißwein, Aprikosen-Preiselbeer-Kompott mit Äpfeln

FRÜHSTÜCK

Brokkoli-Frittata

ERGIBT 4 PORTIONEN

2 mittelgroße Kartoffeln in Scheiben
(ca. 3 mm dick)
1 1/2 Tassen Brokkoliröschen
1/2 mittelgroße Zwiebel in Scheiben
1/2 rote Paprika, entkernt und fein gewürfelt
1/2 gelbe Paprika, entkernt und fein gewürfelt
4 große Omega-DHA-Eier

1 Tasse 1%iger Hüttenkäse oder magerer Ricotta
½ EL frischer Dill, gehackt, oder ¾ TL getrockneter Dill
3 EL geriebener Asiago oder Parmesankäse
4 Scheiben Vollkornbrot (nach Geschmack)
Tomatenscheiben zum Garnieren (nach Geschmack)
Melonenscheiben zum Garnieren (nach Geschmack)

1. Backofen auf 175 Grad vorheizen. Eine Pieform dünn mit Olivenöl einfetten.
2. Eine Schicht Kartoffelscheiben auf dem Boden der Pieform verteilen. Restliche Kartoffelscheiben halbieren und ringsum am Rand der Pieform anrichten. Kartoffeln zwölf bis 15 Minuten lang hellbraun backen.
3. In einem großen, dünn mit Olivenöl gefetteten Topf Brokkoli, Zwiebeln und Paprika drei bis vier Minuten weich dünsten. Eventuell einen Esslöffel Wasser oder Gemüsebrühe angießen, um ein Anbrennen zu vermeiden.
4. Eier und Hüttenkäse in einer Rührschüssel verschlagen. Gedünstetes Gemüse, Dill und die Hälfte des geriebenen Käses unterrühren. Eier-Gemüse-Mischung auf die Kartoffeln in die Pieform geben und für 20 bis 25 Minuten backen, bis die Eiermasse fest wird. Den restlichen geriebenen Käse auf der Frittata verteilen und die Form erneut für ein oder zwei Minuten in den Backofen schieben, damit der Käse schmelzen kann. Vor dem Servieren in Stücke schneiden und je nach Wunsch mit Vollkornbrot, Tomaten oder Melone anrichten.

Putenburger

ERGIBT 4 PORTIONEN

Frikadellen
340 Gramm mageres Putenhack aus Brust oder Schenkel ohne Haut
(siehe Anmerkung am Ende des Rezeptes)
1 1/2 TL Raps- oder Färberdistelöl
1 1/2 EL Schalotten, gehackt
1 EL Leinsamenschrot
1 EL Vollkornweizenmehl
1 EL glatte Petersilie, gehackt
Eiweiß von 2 großen Eiern
Schwarzer Pfeffer, frisch gemahlen

Brötchen
4 Vollkorn-Hamburgerbrötchen
Dijon-Senf
8 große Blatt Römer- oder Kopfsalat
2 reife Tomaten in Scheiben (6 mm)
1/2 mittelgroße rote Zwiebel in Scheiben (3 mm)
1/2 mittelgroße Avocado in Spalten
Ketchup oder Salsa

1. Für die Frikadellen in einer Schüssel Putenhack, Öl, Schalotten, Leinsamen, Mehl, Petersilie, Eiweiß und Pfeffer mit den Händen oder einem Kochlöffel vermengen. Vier Frikadellen formen, dabei das Fleisch nicht zu fest zusammenpressen. Frikadellen auf eine Platte legen und abgedeckt bis zum Grillen in den Kühlschrank stellen.

2. Holzkohle- oder Gasgrill vorbereiten und den Grillrost dünn mit Pflanzenöl einfetten.
3. Frikadellen von einer Seite ungefähr fünf Minuten lang grillen, dann wenden und acht bis zehn Minuten lang von der anderen Seite grillen. Sie sind durch, wenn ein Bratthermometer im Innern an der dicksten Stelle 77 Grad anzeigt und klarer Bratensaft austritt.
4. In der Zwischenzeit die Hamburgerbrötchen aufschneiden, mit der Schnittseite nach unten an den Rand des Grillrostes legen und hellbraun rösten. Die unteren Hälften jeweils mit Senf bestreichen.
5. Salatblätter, Tomaten- und Zwiebelscheiben und Avocadospalten auf die vier Brötchenunterhälften verteilen. Jeweils eine Frikadelle darauf legen, Ketchup oder Salsa darauf verteilen und Oberhälfte des Brötchens auflegen. Putenburger sofort servieren.

Anmerkung: Wenn Sie ganz sicher gehen wollen, dass das Putenhack von bester Qualität ist, drehen Sie am besten das Fleisch selbst durch den Wolf oder bitten Ihren Metzger, helles und dunkles Putenfleisch für Sie zu Hack zu verarbeiten. Wenn Sie abgepacktes Fleisch kaufen, wählen Sie am besten aus Putenbrust hergestelltes Hack, so wissen Sie genau, was Sie bekommen. Da Putenfleisch magerer als Rindfleisch ist, braucht der Fleischteig Öl und Eiweiß, um genug Feuchtigkeit zu behalten, sowie Mehl zum Binden.

Vegetarische Gemüsepfanne

ERGIBT 4 PORTIONEN

1 TL Rapsöl
2 TL Knoblauch, gehackt
$^1/_2$ TL frischer Ingwer, gehackt
12 Stangen Spargel, geputzt und diagonal in Stücke geschnitten (5 cm)
1 mittelgroße Möhre, diagonal in dünne Scheiben geschnitten (3 mm)
140 g Esskastanien aus der Dose, abgetropft und in dünne Scheiben geschnitten (3 mm)
6 Frühlingszwiebeln mit Grün, diagonal in Stücke geschnitten (12 mm)
4 TL salzarme Sojasauce
4 EL Gemüsebrühe oder Wasser
2 TL Maisstärke, in 2 EL Wasser angerührt
2 TL Sesamkerne

1. Öl in einer beschichteten Pfanne oder im Wok bei mittlerer Temperatur erhitzen. Knoblauch und Ingwer hinzufügen und für ca. eine Minute unter Rühren weich garen.
2. Spargel, Möhre und Esskastanien rasch hintereinander in die Pfanne geben und zwei bis drei Minuten anbraten, bis das Gemüse gerade weich wird. Frühlingszwiebel hinzufügen und das Ganze für eine weitere Minute garen.
3. Sojasauce in die Pfanne geben und mit einem Holzkochlöffel gut verteilen. Gemüsebrühe hinzufügen und unterrühren. Angerührte Maisstärke hinzufügen und ebenfalls unterrühren. Das Ganze für zwei bis drei Minuten kochen lassen, bis die Flüssigkeit siedet und anzudicken beginnt. Gemüsepfanne mit Sesamkernen bestreuen und servieren.

Bohnensuppe mit grünem Gemüse und Rosmarin

ERGIBT 6 PORTIONEN

1 Tasse getrocknete weiße Bohnen
4 Tassen Gemüsebrühe oder Wasser
1 Lorbeerblatt
1 EL Olivenöl
2 mittelgroße Möhren, gewürfelt
1 mittelgroße Zwiebel, gewürfelt
2 Knoblauchzehen, gehackt
2 ½ EL salzarme Sojasauce
1 EL frischer Rosmarin, gehackt
1 TL frischer Thymian, gehackt
¼ TL schwarzer Pfeffer, frisch gemahlen
1 Prise Cayennepfeffer
ca. 300 Gramm Spinat, Mangold oder Grünkohl, gewaschen und geputzt
3 EL geriebener Parmesankäse (nach Geschmack)

1. Bohnen in eine große Schüssel geben und kaltes Wasser hinzufügen, bis es ca. drei bis fünf Zentimeter über den Bohnen steht. Beiseite stellen und für mindestens sechs Stunden und bis zu zwölf Stunden einweichen lassen. Wasser während der Einweichzeit zwei- bis dreimal wechseln. Bohnen abspülen.
2. Eingeweichte Bohnen, Gemüsebrühe, und Lorbeerblatt in einem Suppentopf bei mittlerer Hitze zum Kochen bringen. Hitze reduzieren, Deckel auflegen und das Ganze für ca. einein-

halb Stunden köcheln lassen, oder bis die Bohnen weich, aber nicht zerkocht sind.

3. In der Zwischenzeit in einem großen Topf Öl bei mittlerer Temperatur erhitzen und Möhren und Zwiebeln darin ca. eine Minute andünsten. Knoblauch hinzufügen und für fünf Minuten weitergaren, bis er weich ist. Mischung zu den Bohnen in den Suppentopf geben.
4. Suppe für ca. 15 Minuten bei mittlerer Hitze köcheln lassen. Sojasauce, Rosmarin, Thymian, Pfeffer und Cayennepfeffer hinzufügen und für weitere 15 Minuten köcheln lassen. Spinat in den Topf geben und das Ganze noch einmal fünf Minuten garen lassen, bis der Spinat eben zusammenfällt. (Grünkohl braucht ca. zehn Minuten zum Zusammenfallen.)
5. Die Suppe auf tiefe Teller oder Suppentassen verteilen und vor dem Servieren nach Geschmack mit geriebenem Parmesankäse bestreuen.

Geschmorter Heilbutt mit Tomaten und Weißwein

ERGIBT 4 PORTIONEN

2 EL Olivenöl
1/2 mittelgroße Zwiebel, fein gewürfelt
3/4 Tasse Sellerie, fein gehackt
3/4 Tasse Möhren, fein gehackt
2 Knoblauchzehen, gehackt
1 Tasse Weißwein
1 EL Tomatenmark
4 Tassen Geflügel- oder Gemüsebrühe
1 Tasse Tomatenstücke
1/4 Tasse glatte Petersilie, fein gehackt

2 EL frischer Thymian, fein gehackt
1 TL abgeriebene Zitronenschale
1 TL abgeriebene Orangenschale
4 Heilbutt-, Goldmakrelen- oder Seebarschfilets
à 110 bis 140 g
1/2 TL Salz
1 TL schwarzer Pfeffer, frisch gemahlen

1. Backofen auf 175 Grad vorheizen.
2. Olivenöl in einem großen Topf bei mittlerer Temperatur erhitzen und Zwiebeln, Sellerie, Möhren und Knoblauch für drei bis vier Minuten darin goldbraun braten. Wein und Tomatenmark einrühren, zum Sieden bringen und die Flüssigkeit zehn bis zwölf Minuten lang um die Hälfte einkochen lassen.
3. Gemüsebrühe und Tomatenstücke in den Topf geben und die Sauce 30 bis 35 Minuten weiterkochen lassen, bis sich die Menge auf ca. drei bis vier Tassen reduziert hat. Vorsichtig in eine Glas- oder Keramikform umgießen, zum Warmhalten abdecken und beiseite stellen.
4. Petersilie, Thymian, Zitronen- und Orangenschale in einer kleinen Schüssel miteinander vermengen. Bis zum Gebrauch in den Kühlschrank stellen.
5. Fischfilets salzen und pfeffern und auf der Tomatensauce anrichten. Mit Alufolie abdecken und für 20 bis 25 Minuten backen, bis der Fisch in der Mitte weiß, aber nicht mehr glasig ist. Fischfilets mit etwas Sauce servieren, mit Petersilienmischung bestreuen.

Aprikosen-Preiselbeer-Kompott mit Äpfeln

ERGIBT 8 PORTIONEN

1 1/2 Tassen getrocknete Aprikosen
3/4 Tasse getrocknete Preiselbeeren, Kirschen, oder Johannisbeeren oder Rosinen
2 mittelgroße Äpfel, geschält, entkernt und in große Stücke geschnitten
1/4 Tasse Apfelsaft ohne Zucker
3/4 Tasse brauner Zucker
1/2 Zimtstange
2 EL Orangen- oder Zitronenschale in ganz feinen Streifen (Julienne)
Magermilch-Natur- oder Vanillejoghurt (nach Geschmack)

1. Getrocknete Aprikosen und Preiselbeeren in eine kleine Schüssel geben und warmes Wasser hinzufügen, bis die Trockenfrüchte bedeckt sind. Ca. 30 Minuten einweichen lassen. Abgießen und Einweichwasser weggießen.
2. Eingeweichte Aprikosen und Preiselbeeren in einen mittelgroßen Topf umfüllen, Äpfel, Apfelsaft, braunen Zucker und Zimtstange hinzufügen und das Ganze bei mittlerer Hitze zum Kochen bringen. Deckel auflegen und zehn bis 15 Minuten köcheln lassen, bis sich die Früchte aufzulösen beginnen. Deckel vom Topf nehmen und das Ganze für ein paar Minuten weiterköcheln lassen, dabei mit einem Holzkochlöffel umrühren, bis die Früchte zerfallen sind und eine dickliche Masse entstanden ist. Zimtstange aus dem Topf nehmen und Topf zum Abkühlen beiseite stellen.
3. In der Zwischenzeit einen kleinen Topf drei bis fünf Zentimeter hoch mit Wasser füllen und Wasser bei mittlerer Hitze

zum Kochen bringen. Orangen- und Zitronenschale hinzufügen und ca. 45 Sekunden blanchieren. Wasser abgießen und Topf zum Abkühlen beiseite stellen.

4. Das abgekühlte Fruchtkompott in kleine Schälchen füllen und mit den Zitrusschalen garnieren. Nach Geschmack mit einem Klecks Joghurt servieren.

Tag 6

Speiseplan

Frühstück: *Rancho La Puerta*-Knusperpie, eine Tasse Papayastücke, 240 Milliliter Sojamilch

Zwischenmahlzeit am Morgen: zwei Tassen Wassermelonenwürfel

Mittagessen: Vollkorn-Pitabrot mit gebratenem Tofu, Kürbissuppe

Zwischenmahlzeit am Nachmittag: eine halbe mittelgroße orangefarbene Gemüsepaprika in Streifen, 240 Milliliter salzarmer Tomatensaft

Abendessen: Putenbrust mit Johannisbeer-Curry-Sauce und Spinat, Ricottatorte mit Blaubeeren

Rancho La Puerta-*Knusperpie*

ERGIBT 8 PORTIONEN

Trinken Sie 120 Milliliter Traubensaft ohne Zucker zum Frühstück.

Knuspermischung

1/3 Tasse Mandeln, gehackt
1/3 Tasse Pekannüsse, gehackt
1/3 Tasse Walnüsse, gehackt
1 Tasse Haferflocken
3 bis 4 EL Ahornsirup
2 EL Weizenkeime
2 EL Vollkornweizenmehl
1/2 TL Vanillemark
1/2 TL Zimt, gemahlen
1/4 TL Muskatnuss, gemahlen

Füllung

3 bis 4 Birnen, Äpfel, Pfirsiche oder Nektarinen, geschält, entkernt und in Scheiben geschnitten
1/2 Tasse getrocknete Beeren, Kirschen, Korinthen oder Rosinen
1/2 TL Zimt, gemahlen
1/4 TL Muskatnuss, gemahlen
2 TL Ahornsirup

Garnierung

450 g Magermilch-Vanillejoghurt

1. Backofen auf 160 Grad vorheizen.
2. Mandeln, Pekannüsse und Walnüsse auf einem Backblech ver-

teilen und fünf bis sieben Minuten lang goldbraun rösten, bis sie zu duften beginnen. Blech aus dem Backofen nehmen und Nüsse auf eine Servierplatte gleiten lassen.

3. In einer Rührschüssel Nüsse, Haferflocken, Sirup, Weizenkeime, Mehl, Vanille, Zimt und Muskatnuss gut miteinander vermengen.
4. Obst für die Füllung klein schneiden und in eine Rührschüssel geben. Getrocknete Beeren, Zimt und Muskatnuss hinzufügen. Ahornsirup darüber gießen und alle Zutaten gut miteinander vermengen. Mischung in eine rechteckige Auflauf- oder Pieform geben und mit der Knuspermischung bedecken.
5. Pie 15 bis 20 Minuten backen, bis die Fruchtstückchen weich sind und die Kruste leicht gebräunt ist. Mit einem Klecks Joghurt warm servieren.

MITTAGESSEN

Vollkorn-Pitabrot mit geschmortem Tofu

ERGIBT 4 PORTIONEN

Gebackener Paprikahummus
(Rezept siehe Seite 342)
2 mittelgroße Tomaten, in Scheiben
Gebratener Tofu (Rezept siehe Seite 344)
1/2 Tasse Bohnensprossen
1/2 Tasse gemischte Salatblätter
1/2 Tasse Möhren, geraspelt
1/2 Avocado, in Spalten
4 Vollkorn-Pitabrote, halbiert

Eineinhalb Esslöffel Hummus auf je eine Hälfte der Pitabrote verteilen. Tomatenscheiben, zwei Scheiben Tofu, Sprossen, Salatblätter, Möhren und Avocadospalten darauf anrichten. Andere Hälften auflegen und servieren.

Gebackener Paprikahummus

ERGIBT 8 PORTIONEN (CA. 5 TASSEN)

1 Tasse getrocknete Kichererbsen
6 Tassen Gemüsebrühe oder Wasser
2 Lorbeerblätter
1 TL Kümmelsamen, ganz, oder ½ TL Kümmel, gemahlen
1 mittelgroße rote Paprika
½ Tasse Magermilch-Naturjoghurt oder
¼ Tasse Silken-Tofu
¼ Tasse frische gepresster Zitronensaft
¼ Tasse Orangensaft
2 EL Tahini (Knoblauch-Sesamsauce)
1 EL Olivenöl
3 bis 5 Knoblauchzehen, gehackt
½ TL Meersalz

Garnierung/Beilagen

2 bis 3 Frühlingszwiebeln mit Grün,
in dünnen Scheiben
¼ Tasse glatte Petersilie, gehackt
1 EL Orangenschale, fein gehackt (nach Geschmack)
rote oder gelbe Paprika, Möhren, Zucchini und Brokkoli
in Scheiben zum Dippen
Vollkorn-Pitabrot, in Dreiecke geschnitten

1. Kichererbsen in eine große Schüssel geben. Kaltes Wasser dazugießen, bis die Kichererbsen um drei bis fünf Zentimeter bedeckt sind. Beiseite stellen und mindestens sechs Stunden, bis zu zwölf Stunden einweichen lassen. Wasser während der Einweichzeit zwei- bis dreimal wechseln. Kichererbsen abspülen.
2. Abgetropfte Bohnen, Gemüsebrühe, Lorbeerblätter und Kümmel in einem Suppentopf bei großer Hitze zum Kochen bringen. Hitze reduzieren, Deckel auflegen und das Ganze ungefähr eineinhalb bis zwei Stunden köcheln lassen, bis die Kichererbsen weich, aber nicht zerkocht sind. Abgießen.
3. Backofen auf 175 Grad vorheizen.
4. Rote Paprika halbieren, entkernen und beide Hälften mit der Schnittseite nach unten auf ein Backblech legen. In den Backofen schieben, bis die Paprika weich ist und sich die Schale kräuselt und bräunt. Schale mit der stumpfen Seite eines Messers entfernen und Paprikahälften in Stücke schneiden.
5. Kichererbsen, Paprikastücke, Joghurt, Zitronen- und Orangensaft, Tahini, Öl und Knoblauch in die Rührschüssel einer Küchenmaschine geben und zu einer glatten Masse verarbeiten. Salz hinzufügen und unterrühren. Abschmecken und eventuell nachwürzen.
6. Hummus in einer Servierschüssel anrichten und nach Geschmack mit grünen Zwiebeln, Petersilie und Zitrusschale garnieren. Mit Rohkost und Pitabrot-Dreiecken servieren.

Gebratener Tofu

ERGIBT CA. 450 G

450 Gramm frischer, fester Tofu, tiefgekühlt
und wieder aufgetaut
(siehe Anmerkung am Ende des Rezeptes)
1 TL extra natives Olivenöl
(siehe Anmerkung am Ende des Rezeptes)
8 Knoblauchzehen, grob gehackt
1 EL salzarme Sojasauce
1 EL frisch gepresster Zitronensaft, Balsamessig oder
Worcestershiresauce

1. Aufgetauten Tofu in Würfel schneiden (zwölf Millimeter dick).
2. Olivenöl in einer Bratpfanne bei mittlerer Temperatur erhitzen und Knoblauch ca. eine Minute darin braten. Sojasauce, Zitronensaft und Tofuwürfen hinzufügen, Hitze reduzieren und das Ganze unter gelegentlichem Wenden 20 bis 30 Minuten braten, bis der Tofu gebräunt ist.

Anmerkung: Durch das Einfrieren und Wiederauftauen verändert sich die Beschaffenheit des Tofus, er erhält einen fleischartigen »Biss«.

Frischen, festen Tofu abtropfen lassen und in acht Scheiben schneiden. Scheiben doppelt in Frischhaltefolie einwickeln und für mindestens acht Stunden einfrieren. Tofu langsam im Kühlschrank wieder auftauen oder – wenn es schnell gehen muss – die noch eingewickelten Scheiben in einen Topf mit heißem Wasser legen. Topf vom Herd nehmen und Tofuscheiben im heißen Wasser zehn bis 15 Minuten liegen lassen. Dann herausnehmen, Frischhaltefolie entfernen und mit dem Rezept fortfahren.

Um dem Tofu eine asiatische Note zu geben, ersetzen Sie das Olivenöl durch Sesamöl und geben Sie zwei Esslöffel frisch geriebenen Ingwer zu dem Knoblauch.

Kürbissuppe

ERGIBT 8 PORTIONEN

2 TL Olivenöl
2 Tassen Porree, nur die weißen Teile, gründlich gewaschen, in Scheiben (2,5 cm)
1/2 mittelgroße Zwiebel, grob gehackt
2 mittelgroße Möhren, in Scheiben (2,5 cm)
1 mittelgroßer grüner Apfel, geschält und entkernt, in Stücken (2,5 cm)
ca. 900 g ungewürztes Kürbispüree aus der Dose
1 Zweig frischer Thymian oder
1/2 TL getrockneter Thymian
1 Lorbeerblatt
2 TL Salz
1 TL schwarzer Pfeffer, frisch gemahlen
1 TL Piment, gemahlen
1 TL Zimt, gemahlen
7 Tassen Gemüsebrühe oder Wasser
1/4 Tasse tiefgekühltes Orangensaftkonzentrat, aufgetaut
3 EL Magermilch-Joghurt zum Garnieren
1 mittelgroßer grüner Apfel, geschält und entkernt, in dünnen Scheiben, zum Garnieren

1. Öl in einem großen Suppentopf bei mittlerer Temperatur erhitzen. Porree, Zwiebel, Möhren, Apfel, Kürbispüree, Thymian, Lorbeerblatt, Salz, Pfeffer, Piment und Zimt in den Topf geben. Deckel auflegen und alles ungefähr zehn Minuten kochen lassen, bis das Gemüse weich zu werden beginnt. Zwischendurch zwei- oder dreimal umrühren und, falls nötig, die Hitze regulieren.
2. Gemüsebrühe unterrühren und Suppe erneut zum Kochen bringen. Hitze reduzieren und Suppe ohne Deckel ungefähr 45 Minuten köcheln lassen, bis das Gemüse weich ist. Ca. 15 Minuten abkühlen lassen, dann Thymianzweig und Lorbeer aus der Suppe nehmen.
3. Suppe in mehreren Portionen nacheinander im Mixer oder in der Küchenmaschine verarbeiten, bis eine cremige Konsistenz erreicht ist.
4. Suppe in den Topf zurückgießen und bei mittlerer Hitze noch einmal aufkochen. Bei Bedarf salzen und pfeffern. Orangensaftkonzentrat unterrühren. Bei Bedarf etwas mehr Gemüsebrühe unterrühren, bis die Suppe die gewünschte Konsistenz hat.
5. Heiße Suppe in tiefe Teller oder Suppentassen geben und mit einem Klecks Joghurt und Apfelscheiben garnieren.

Putenbrust mit Johannisbeer-Curry-Sauce und Spinat

ERGIBT 4 PORTIONEN

Pute und Sauce

1350 g Putenbrust ohne Knochen und Haut
450 g Möhren
1 weiße Zwiebel, halbiert
2 Zweige frischer Thymian
1 Lorbeerblatt
2 TL schwarzer Pfeffer, frisch gemahlen
1 Tasse Gemüsebrühe oder Wasser, bei Bedarf mehr
1 TL Maisstärke
1 TL Currypulver
3/4 Tasse Johannisbeeren, in heißes Wasser getaucht und abgetropft

Spinat

1 TL Rapsöl
2 TL Knoblauch, gehackt
4 Tassen frische Spinatblätter
Glatte Petersilie, gehackt, zum Garnieren
2/3 Tasse Naturreis, gegart
2 EL Leinsamenschrot

1. Backofen auf 175 Grad vorheizen.
2. Putenbrust in eine tiefe Auflaufform legen, in die das Fleisch genau hineinpasst. Möhren, Zwiebel, Thymian und Lorbeer um das Fleisch herum verteilen. Pfeffern. Form mit Alufolie verschließen und ca. eindreiviertel Stunden backen, bis kla-

rer Bratensaft austritt und ein Bratthermometer im Innern der dicksten Stelle 77 Grad anzeigt.

3. Fleisch aus dem Backofen nehmen und 15 Minuten ruhen lassen. Dann aus der Form heben und in dünne Scheiben schneiden.
4. Thymianzweig und Lorbeerblatt entfernen. Gegarte Möhren und Zwiebel mit einem Pfannenwender in einen Mixer geben.
5. So viel Fett wie möglich aus der Auflaufform abschöpfen oder mit Küchenpapier aufsaugen. Entfetteten Bratensaft in einen Messbecher gießen, mit Gemüsebrühe auf zwei Tassen auffüllen und ebenfalls in den Mixer gießen. Maismehl und Currypulver hinzufügen und alles auf höchster Stufe verarbeiten, bis eine glatte Masse entstanden ist.
6. Masse in einen kleinen Topf umfüllen, abgetropfte Johannisbeeren hinzufügen und bei geringer Temperatur erhitzen, bis die Johannisbeeren zu platzen beginnen. Eventuell mit Pfeffer nachwürzen. Sauce bis zum Servieren warm halten.
7. Für den Spinat Öl in einem großen Topf bei mittlerer Temperatur erhitzen und Knoblauch darin unter Rühren eine Minute andünsten, bis er weich, aber nicht gebräunt ist. Spinat hinzufügen und weiterdünsten, bis die Blätter zusammenfallen. Topf vom Herd nehmen und warm halten.
8. Gegarten Naturreis mit Leinsamenschrot vermengen und auf vier vorgewärmte Teller verteilen. Auf jeden Teller ca. eine Tasse Spinat geben und mehrere Scheiben Putenbrust fächerförmig darauf anrichten. Jeweils drei Esslöffel Sauce über das Fleisch geben. Mit gehackter Petersilie bestreuen und servieren.

Ricottatorte mit Blaubeeren

ERGIBT 8 PORTIONEN

Teig
3 EL Leinsamen
3 EL Mandeln, geröstet
2 große Vollkornkekse
2 EL brauner Zucker
1/4 TL Mandelaroma

Füllung
4 große Omega-DHA-Eier
ca. 2 Tassen Ricottakäse
3 EL Vollkornweizenmehl
1/3 Tasse Zucker
1 TL Vanillemark
1 EL Zitronenschale, fein gerieben
3 Tassen Blaubeeren, frisch oder tiefgekühlt (aufgetaut)
Puderzucker zum Garnieren

1. Backofen auf 160 Grad vorheizen. Eine Soufflé-Form (Fassungsvermögen ca. ein Liter) mit Butter oder Öl fetten.
2. Leinsamen und Mandeln in der Küchenmaschine fein zerkleinern. Vollkornkekse, braunen Zucker und Mandelaroma hinzufügen und weiter verarbeiten, bis eine feinkrümelige Masse entstanden ist. Mischung auf dem Boden der Soufflé-Form verteilen, andrücken und an den Seiten hochziehen.
3. Eier, Ricotta, Mehl, Zucker und Vanillemark in die gereinigte Rührschüssel der Küchenmaschine geben und zu einer glatten Masse verarbeiten, oder die Zutaten mit dem Schneebesen in einer mittelgroßen Schüssel verrühren. Zitronenschale unterrühren und die Masse vorsichtig in die Soufflé-Form füllen.

4. Ricottatorte ca. 50 Minuten backen, bis sie fest geworden ist und keine Teigreste an einem Zahnstocher hängen bleiben, wenn man ihn in die Mitte der Torte sticht. Auf einem Kuchengitter ca. 20 Minuten lang abkühlen lassen.
5. Zum Servieren Rand der Torte mit einem Messer von der Form lösen. Torte in Stücke schneiden und mit Beeren und Puderzucker garniert servieren.

TAG 7

Speiseplan

FRÜHSTÜCK: Süßkartoffeltörtchen, Traubensaftschorle

ZWISCHENMAHLZEIT AM MORGEN: 30 Gramm Walnüsse, 240 Milliliter Gemüsesaft

MITTAGESSEN: Gefüllte Papayas mit Krabbenfleisch, Spinat-Pilz-Eier-Salat

ZWISCHENMAHLZEIT AM NACHMITTAG: eine mittelgroße Möhre, 30 Gramm ungesalzene Sojakerne

ABENDESSEN: Orange-Ingwer-Hähnchen mit Aprikosen-Mandel-Couscous, Geschmorter Grünkohl mit Sesam, eine halbe Tasse Vanillejoghurt

Süßkartoffeltörtchen

ERGIBT 18 TÖRTCHEN

1 Tasse plus 2 EL Vollkornweizenmehl
$^{1}/_{4}$ Tasse Hafer- oder Weizenkleie
2 EL Leinsamenschrot
2 EL Weizenkeime
2 TL Backpulver
$^{1}/_{2}$ TL Natron
$^{1}/_{4}$ TL Zimt, gemahlen
$^{1}/_{8}$ TL Muskatnuss, gemahlen
2 EL brauner Zucker
$^{1}/_{3}$ Tasse getrocknete Blaubeeren, Johannisbeeren oder Rosinen
1 Tasse Süßkartoffeln oder Winterkürbis
(z. B. Butternut- oder Acorn-Kürbis), zerkleinert
$^{1}/_{3}$ Tasse Magermilch-Joghurt oder Buttermilch
1 großes Omega-DHA-Ei
1 $^{1}/_{2}$ EL Raps- oder Färberdistelöl
2 TL Orangenschale, fein gerieben
Nussbutter zum Servieren, nach Geschmack
Marmelade zum Servieren, nach Geschmack

1. Backofen auf 220 Grad vorheizen. Ein Backblech einölen.
2. In einer großen Schüssel Mehl, Kleie, Leinsamen, Weizenkeime, Backpulver, Natron, Zimt, Muskatnuss, braunen Zucker, getrocknete Beeren und Süßkartoffeln vermengen. Joghurt, Ei, Öl und Orangenschale unterrühren und gut mit den restlichen Zutaten vermengen.
3. Den Teig in der Schüssel mit leicht bemehlten Händen gut durchkneten. Wenn er geschmeidig ist, auf eine leicht be-

mehlte Arbeitsfläche geben und ca. sechs Millimeter dick ausrollen. Mit einer Keksform oder einem Glas Kreise (ca. sechs Zentimeter Durchmesser) ausstechen. Teigreste zusammenkratzen, zu einer Kugel formen, erneut ausrollen und weitere Törtchen ausstechen.

4. Die Törtchen mit ca. zweieinhalb Zentimetern Abstand voneinander auf das gefettete Backblech legen. Ca. acht bis zehn Minuten goldbraun backen. Warm mit oder ohne Nussbutter oder Marmelade servieren.

Trinken Sie eine Traubensaftschorle zu den Süßkartoffeltörtchen. Dafür mischen Sie ungesüßten Traubensaft zu gleichen Teilen mit Mineralwasser und servieren die Schorle mit einem Spritzer Limonensaft.

Mittagessen

Gefüllte Papayas mit Krabbenfleisch

ERGIBT 4 PORTIONEN

Couscous

1/2 Tasse Vollkorn-Couscous

1/2 TL Raps- oder Färberdistelöl

1/8 Tasse glatte Petersilie, gehackt

1 TL Zitronensaft, frisch gepresst

Gefüllte Papayas

3/4 Tasse Sellerie, gewürfelt

12 Zuckerschoten

2 mittelgroße Papayas (à ca. 225 g), längst halbiert und entkernt

340 g gegartes Krabbenfleisch, gewürfelt
2 TL Zitronensaft, frisch gepresst
2 TL Currypulver
2 EL Schnittlauch, in feinen Röllchen
2 EL geröstete Sonnenblumenkerne (siehe Anmerkung am Ende des Rezeptes)
Salz und schwarzer Pfeffer, frisch gemahlen, zum Abschmecken

Garnierung
8 große rote Salatblätter
4 Orangenspalten

1. Couscous in eine mittelgroße Schüssel geben und mit einer halben Tasse kochendem Wasser übergießen. Abdecken und fünf Minuten stehen lassen, bis das Couscous weich ist. Couscous mit einer Gabel auflockern, Öl, Petersilie und Zitronensaft untermengen und beiseite stellen.
2. Drei bis vier Tassen Wasser in einem mittelgroßen Topf zum Kochen bringen. Selleriewürfel in ein hitzebeständiges Sieb geben und darin für eine Minute in das kochende Wasser tauchen. Sieb aus dem Topf heben und Sellerie unter fließendem kaltem Wasser ca. 30 Sekunden abspülen. Sellerie gut abtropfen lassen, in ein kleines Gefäß umfüllen und beiseite stellen. Die Zuckerschoten auf dieselbe Art blanchieren.
3. Für den Salat mit einem kleinen Kugelausstecher das Fruchtfleisch der Papayas zu Kugeln formen, dabei genug in der Schale lassen, dass sie ihre Form behalten. Papayaschale beiseite legen und die Fruchtfleischkugeln in eine mittelgroße Rührschüssel geben. Krabbenfleisch, blanchierten Sellerie, Zitronensaft, Currypulver, Schnittlauch, Sonnenblumenkerne, Salz und Pfeffer hinzufügen und alles gut miteinander vermengen. Couscous hinzufügen und ebenfalls unterrühren. Mischung gleichmäßig auf die vier Papayaschalen verteilen.

4. Jeweils zwei rote Salatblätter auf vier Salatteller legen und jeweils eine gefüllte Papayahälfte darauf anrichten. Jeden Teller mit drei Zuckerschoten und einer Orangenspalte garnieren und servieren.

Anmerkung: Zum Rösten der Sonnenblumenkerne diese gleichmäßig auf dem Boden einer kleinen Pfanne verteilen und bei mittlerer Hitze ca. 30 bis 45 Sekunden rösten, bis die Kerne leicht gebräunt sind und duften. Pfanne während des Röstens immer wieder schütteln. Geröstete Sonnenblumenkerne sofort aus der Pfanne auf einen Teller geben.

Spinat-Pilz-Eier-Salat

3 hart gekochte Omega-DHA-Eier, abgekühlt
2 Tassen junge Spinatblätter, gehackt
3/4 Tasse Champignons, gewürfelt
Himbeervinaigrette (s. Seite 307)

1. Ein Eigelb und die drei Eiweiß hacken. (Die beiden anderen Eigelbe für eventuelle spätere Zwecke in den Kühlschrank legen.)
2. Spinat, Champignons und gehackte Eier in einer großen Glasschüssel vermengen. Eine Dritteltasse Vinaigrette darüber gießen und sofort servieren.

Orange-Ingwer-Hähnchen mit Aprikosen-Mandel-Couscous

ERGIBT 4 PORTIONEN

3/4 Tasse Orangensaft, frisch gepresst
3 EL salzarme Sojasauce
3 TL frischer Ingwer, frisch gehackt
4 Hähnchenbrüste ohne Haut und Knochen (à 110–140 g)
2 EL Olivenöl
20 grüne Bohnen
8 zarte Möhren
1 mittelgroße rote Paprikaschote, in feinen Streifen
Aprikosen-Mandel-Couscous (siehe Seite 356)
4 Zweige glatte Petersilie

1. Orangensaft, Sojasauce und Ingwer in einer flachen Glas- oder Keramikform vermengen. Die Hälfte der Marinade in eine Frischhaltedose gießen, Dose schließen und bis zum späteren Gebrauch in den Kühlschrank stellen. Hähnchenbrüste zu der restlichen Marinade in die Form geben – sie müssen ganz bedeckt sein – und mehrmals wenden. Form mit Frischhaltefolie abdecken und für mindestens eine Stunde und bis zu sechs Stunden in den Kühlschrank stellen. Fleisch in dieser Zeit mehrmals wenden.
2. Öl in einer beschichteten Pfanne bei mittlerer Temperatur erhitzen. Hähnchenbrüste aus der Marinade nehmen, überschüssige Marinade in die Form abtropfen lassen und Marinadereste weggießen. Fleisch von beiden Seiten jeweils zwei bis drei Minuten goldbraun anbraten. Aufgesparte Marinade aus der Frischhaltedose über die Hähnchenbrüste gießen.

Deckel auf die Pfanne legen, Hitze reduzieren und das Fleisch ca. fünf bis acht Minuten garen lassen, bis klarer Fleischsaft austritt, wenn man mit einer Gabel oder einem scharfen Messer hineinsticht.

3. In der Zwischenzeit Bohnen, Möhren und rote Paprika in einem Dämpfeinsatz über kochendem Wasser drei bis vier Minuten lang bissfest dämpfen.
4. Aprikosen-Mandel-Couscous auf vier Teller verteilen und jeweils eine Hähnchenbrust darauf anrichten. Bratensaft aus der Pfanne auf dem Fleisch verteilen und grüne Bohnen, Möhren und Paprika daneben anrichten. Mit frischer Petersilie garnieren und servieren.

Aprikosen-Mandel-Couscous

ERGIBT CA. 2 TASSEN

$^1/_2$ Tasse getrocknete Aprikosen, gewürfelt
$^1/_4$ Tasse Orangensaft
1 $^1/_4$ Tassen Gemüsebrühe oder Wasser
1 Tasse Vollkorn-Couscous
1 Prise Cayennepfeffer
$^1/_3$ Tasse geröstete Mandeln, gehobelt
1 EL Orangenschale

1. Aprikosen und Orangensaft in einer kleinen Schüssel vermengen und ungefähr für eine Viertelstunde beiseite stellen, damit die Aprikosen aufquellen können.
2. Gemüsebrühe in einem Topf bei großer Hitze zum Kochen bringen.
3. Couscous und Cayennepfeffer in eine hitzebeständige Rührschüssel geben. Kochende Gemüsebrühe dazu gießen und das

Ganze ca. fünf Minuten lang stehen lassen. Couscous mit einer Gabel auflockern. Aprikosen mit verbliebenem Orangensaftrest, Mandeln und Orangenschale unterrühren. Sofort servieren.

Schmeckt auch gut als Nachtisch mit einer halben Tasse Magermilch-Joghurt.

Geschmorter Grünkohl mit Sesam

ERGIBT 8 PORTIONEN

1 TL Sesamöl
4 Knoblauchzehen, gehackt
1 EL frischer Ingwer, gehackt
2 bis 3 EL Gemüsebrühe oder Wasser
ca. 450 g Grünkohl, geputzt und gehackt
1 TL salzarme Sojasauce
1 EL Sesamkerne

1. Öl in einer großen beschichteten Pfanne bei mittlerer Temperatur erhitzen. Knoblauch und Ingwer hinzufügen und unter häufigem Rühren ca. eine Minute lang weich dünsten.
2. Gemüsebrühe und Grünkohl in die Pfanne geben. Hitze reduzieren, Deckel auflegen und Grünkohl ca. zwei bis drei Minuten lang kochen lassen, bis er zusammengefallen und weich ist. Eventuell überflüssige Flüssigkeit abgießen. Sojasauce zum Grünkohl geben und unterrühren. Pfanne abgedeckt für mindestens 20 Minuten bis zu einer Stunde stehen lassen, damit sich die Aromen verbinden können.
3. Grünkohl auf einer Servierplatte anrichten und mit Sesamkernen bestreut servieren.

Nährstoffanalysen

Sämtliche *SuperFood*-Menüpläne wurden von geprüften Ernährungswissenschaftlern analysiert und die Nährstoffe unter Zuhilfenahme der neuesten Computersoftware und Nährstoff-Datenbanken berechnet. Dadurch ist gewährleistet, dass die empfohlenen täglichen Zielmengen der einzelnen Nährstoffe erreicht oder überschritten werden. Berechnet wurde der gesamte Vitamin-, Mineralstoff-, Eiweiß-, Fett- und Kaloriengehalt der Menüs, bei denen besonderer Wert auf jene 14 Nahrungsmittel gelegt wurde, die die Grundlage des *SuperFood*-Konzeptes darstellen.

Eine Anmerkung für die deutsche Ausgabe des Buches: Wegen der teils nicht genau festgelegten Mengenangaben (110–140 g usw.) sowie der erfolgten Umrechnung der amerikanischen Maßeinheiten auf deutsche dienen die zu den verschiedenen Nährwerten gemachten Angaben als ungefähre Anhaltspunkte.

Der Sieben-Tage-Menüplan liefert die 14 »Supernährstoffe« sowie die Nährstoffe, für die das amerikanische *Food and Nutrition Board* des *Institute of Medicine* Empfehlungen bezüglich der Zufuhr (Dietary Reference Intakes, DRI) herausgegeben hat. Ein Nährstoff, dessen Wert in den folgenden Tabellen immer unterhalb des DRI liegt, ist das Vitamin D. Um die für dieses Vitamin empfohlene Tagesdosis zu erreichen, müssen Sie ein Vitamin-D-Ergänzungsmittel einnehmen und/oder sich regelmäßig in der Sonne aufhalten.

Auch Kalzium, Molybdän, Biotin und Zink liegen häufig unter den veröffentlichten DRIs. Diese Tatsache unterstützt die bei der *SuperFoods*-Lifestyle-Pyramide gemachte Empfehlung, täglich ein Multivitaminpräparat einzunehmen.

Es ist aber nicht nötig, dass Sie sich sklavisch an die täglichen Zielmengen der einzelnen Nährstoffe halten. Dies gilt insbesondere für die Carotinoide. Bei dieser wichtigen Klasse von Phytonährstoffen reicht es völlig, wenn Sie im Wochendurchschnitt auf die empfohlenen Tagesmengen kommen. (Wenn Sie an einem Tag zum Beispiel zu viel, an einem anderen zu wenig Carotinoide aufnehmen, nehmen Sie auf die Woche bezogen im Durchschnitt doch die empfohlene Tagesmenge auf.)

Bitte beachten Sie, dass die 14 »Supernährstoffe« in den folgenden Tabellen durch Fettdruck hervorgehoben wurden. Weitere Informationen zu diesen Nährstoffen finden Sie auf Seite 374 ff.

TAG 1

	Einheit	Wert	Ziel	% vom Ziel
Kalorien		2448		
Eiweiß	g	92		
Kohlehydrate	g	332		
Fett (insgesamt)	g	91		
Cholesterin	mg	88		
Gesättigt	g	20		
Einfach ungesättigt	g	38		
Mehrfach ungesättigt	g	21		
Linolsäure (LA)	**g**	**13,6**	*	*
Linolensäure (ALA)	**g**	**3,7**	**s. Seite 381**	**übertroffen**

	Einheit	*Wert*	*Ziel*	*% vom Ziel*
EPA	**g**	**0,0**	**1 g EPA/DHA**	**evtl. Ergänzungsmittel einnehmen**
DHA	**g**	**0,0**		**evtl. Ergänzungsmittel einnehmen**
Omega-6:Omega-3	**g**	**3,6:1**	**4:1 oder darunter**	**übertroffen**
Natrium	mg	2315		
Kalium	mg	7318		
Vitamine				
Vitamin A	RE	7084		
Vitamin C	**mg**	**580**	**350**	**166 %**
Vitamin D	IE	1,4		
Vitamin E	**mg**	**21,5**	**16**	**134 %**
Thiamin	mg	2,0		
Riboflavin	mg	2,0		
Niacin	mg	19,7		
Pyridoxin (B_6)	mg	3,2		
Folate	**µg**	**849**	**400**	**212 %**
Vitamin B_{12}	µg	3,1		
Biotin	µg	24,9		
Pantothensäure	mg	5,3		
Vitamin K	µg	342		
Mineralstoffe				
Kalzium	mg	1145		
Eisen	mg	27,3		
Phosphor	mg	1492		
Magnesium	mg	687		
Zink	mg	14,1		
Kupfer	mg	3,1		
Mangan	mg	6		
Selen	**µg**	**41**	**70–100**	**59 %**

	Einheit	*Wert*	*Ziel*	*% vom Ziel*
Chrom	µg	75		
Molybdän	µg	20		
Ballaststoffe	**g**	**53**	**s. Seite 379**	**übertroffen**
Carotinoide				
Lycopin	**mg**	**28,9**	**22**	**131 %**
Lutein/Zeaxanthin	**mg**	**12,5**	**12**	**104 %**
Alpha-Carotin	**mg**	**3,0**	**2,4**	**125 %**
Beta-Carotin	**mg**	**24**	**6**	**400 %**
Beta-Kryptoxanthin	**mg**	**1,5**	**1**	**151 %**
Glutathion		**vorhanden**	**nicht verfügbar**	**nicht verfügbar**
Resveratrol		**vorhanden**	**nicht verfügbar**	**nicht verfügbar**
Polyphenole		**vorhanden**	**nicht verfügbar**	**nicht verfügbar**

Verteilung der Kalorien

Eiweiß 15 % Kohlehydrate 53 % Fett 32 %

* Menge ist von der täglichen Omega-3-Aufnahme abhängig

	Einheit	*Wert*	*Ziel*	*% vom Ziel*
Kalorien		2186		
Eiweiß	g	99		
Kohlehydrate	g	293		
Fett (insgesamt)	g	80		
Cholesterin	mg	191		
Gesättigt	g	13		
einfach ungesättigt	g	37		
mehrfach ungesättigt	g	22		
Linolsäure (LA)	**g**	**13,8**	*	*
Linolensäure (ALA)	**g**	**2,8**	**s. Seite 381**	**übertroffen**
EPA	**g**	**0,4**	**s. Seite 380**	**übertroffen**
DHA	**g**	**1,3**	**s. Seite 380**	**übertroffen**
Omega-6:Omega-3	**g**	**3,1:1**	**4:1 oder darunter**	**übertroffen**
Natrium		mg	1916	
Kalium		mg	7259	
Vitamine				
Vitamin A	RE	3607		
Vitamin C	**mg**	**620**	**350**	**177 %**
Vitamin D	IE	103		
Vitamin E	**mg**	**18,2**	**16**	**114 %**
Thiamin	mg	2,5		
Riboflavin	mg	2,9		
Niacin	mg	34,3		
Pyridoxin (B_6)	mg	3,4		
Folate	**µg**	**684**	**400**	**171 %**
Vitamin B_{12}	µg	4,3		
Biotin	µg	25,7		
Pantothensäure	mg	7		
Vitamin K	µg	652		

	Einheit	*Wert*	*Ziel*	*% vom Ziel*
Mineralstoffe				
Kalzium	mg	957		
Eisen	mg	27,3		
Phosphor	mg	1694		
Magnesium	mg	642		
Zink	mg	11,6		
Kupfer	mg	2,4		
Mangan	mg	9		
Selen	**µg**	**83**	**70–100**	**übertroffen**
Chrom	µg	98		
Molybdän	µg	13,5		
Ballaststoffe	**g**	**63**	**s. Seite 379**	**übertroffen**
Carotinoide				
Lycopin	**mg**	**19,3**	**22**	**88 %**
Lutein/Zeaxanthin	**mg**	**25,7**	**12**	**214 %**
Alpha-Carotin	**mg**	**2,14**	**2,4**	**89 %**
Beta-Carotin	**mg**	**12,85**	**6**	**214 %**
Beta-Kryptoxanthin	**mg**	**1,47**	**1**	**147 %**
Glutathion		**vorhanden**	**nicht verfügbar**	**nicht verfügbar**
Resveratrol		**nicht vorhanden ****	**nicht verfügbar**	**nicht verfügbar**
Polyphenole		**vorhanden**	**nicht verfügbar**	**nicht verfügbar**

Verteilung der Kalorien

Eiweiß 17 % Kohlehydrate 52 % Fett 31 %

* Menge ist von der täglichen Omega-3-Aufnahme abhängig

** Kann durch den Verzehr von 120 ml rotem Traubensaft oder Rotwein aufgenommen werden

	Einheit	*Wert*	*Ziel*	*% vom Ziel*
Kalorien		2040		
Eiweiß	g	93		
Kohlehydrate	g	265		
Fett (insgesamt)	g	74		
Cholesterin	mg	96		
gesättigt	g	11		
einfach ungesättigt	g	35		
mehrfach ungesättigt	g	18		
Linolsäure (LA)	**g**	**11,3**	*	*
Linolensäure (ALA)	**g**	**3,7**	**s. Seite 381**	**übertroffen**
EPA	**g**	**0,4**	**s. Seite 380**	**übertroffen**
DHA	**g**	**1,3**	**s. Seite 380**	**übertroffen**
Omega-6:Omega-3	**g**	**2:1**	**4:1 oder darunter**	**übertroffen**
Natrium	mg	2192		
Kalium	mg	5131		
Vitamine				
Vitamin A	RE	4985		
Vitamin C	**mg**	**624**	**350**	**178 %**
Vitamin D	IE	3,5		
Vitamin E	**mg**	**23,4**	**16**	**146 %**
Thiamin	mg	1,7		
Riboflavin	mg	1,9		
Niacin	mg	23,2		
Pyridoxin (B_6)	mg	3,6		
Folate	**µg**	**570**	**400**	**143 %**
Vitamin B_{12}	µg	4,4		
Biotin	µg	20,4		
Pantothensäure	mg	5,7		
Vitamin K	µg	348		

	Einheit	Wert	Ziel	% vom Ziel
Mineralstoffe				
Kalzium	mg	1276		
Eisen	mg	19,2		
Phosphor	mg	1241		
Magnesium	mg	551		
Zink	mg	9,8		
Kupfer	mg	2,5		
Mangan	mg	5,4		
Selen	**µg**	**63**	**70–100**	**90 %**
Chrom	µg	47		
Molybdän	µg	23		
Ballaststoffe	**g**	**42**	**s. Seite 379**	**übertroffen**
Carotinoide				
Lycopin	**mg**	**23,9**	**22**	**109 %**
Lutein/Zeaxanthin	**mg**	**12,1**	**12**	**101 %**
Alpha-Carotin	**mg**	**5,3**	**2,4**	**219 %**
Beta-Carotin	**mg**	**25,7**	**6**	**430 %**
Beta-Kryptoxanthin	**mg**	**0,87**	**1**	**87 %**
Glutathion		**vorhanden**	**nicht verfügbar**	**nicht verfügbar**
Resveratrol		**nicht vorhanden ****	**nicht verfügbar**	**nicht verfügbar**
Polyphenole		**vorhanden**	**nicht verfügbar**	**nicht verfügbar**

Verteilung der Kalorien

Eiweiß 18 %   Kohlehydrate 51 %   Fett 31 %

* Menge ist von der täglichen Omega-3-Aufnahme abhängig

** Kann durch den Verzehr von 120 ml rotem Traubensaft oder Rotwein aufgenommen werden

	Einheit	Wert	Ziel	% vom Ziel
Kalorien		2260		
Eiweiß	g	128		
Kohlehydrate	g	304		
Fett (insgesamt)	g	64		
Cholesterin	mg	474		
gesättigt	g	12		
einfach ungesättigt	g	30		
mehrfach ungesättigt	g	13		
Linolsäure (LA)	**g**	**7,2**	*	*
Linolensäure (ALA)	**g**	**1,2**	**s. Seite 381**	**Männer: nicht erreicht Frauen: übertroffen**
EPA	**g**	**0,4**	**s. Seite 380**	**übertroffen**
DHA	**g**	**1,2**	**s. Seite 380**	**übertroffen**
Omega-6:Omega-3	**g**	**2,6:1**	**4:1 oder darunter**	**übertroffen**
Natrium	mg	3407		
Kalium	mg	6173		
Vitamine				
Vitamin A	RE	8673		
Vitamin C	**mg**	**590**	**350**	**169 %**
Vitamin D	IE	40		
Vitamin E	**mg**	**16,4**	**16**	**102 %**
Thiamin	mg	1,2		
Riboflavin	mg	2,2		
Niacin	mg	30		
Pyridoxin (B_6)	mg	3		
Folate	**µg**	**502**	**400**	**126 %**
Vitamin B_{12}	µg	4,2		
Biotin	µg	33		

	Einheit	*Wert*	*Ziel*	*% vom Ziel*
Pantothensäure	mg	7,4		
Vitamin K	µg	552		
Mineralstoffe				
Kalzium	mg	941		
Eisen	mg	24,5		
Phosphor	mg	1508		
Magnesium	mg	445		
Zink	mg	10,6		
Kupfer	mg	1,7		
Mangan	mg	5,6		
Selen	**µg**	**202**	**70–100**	**übertroffen**
Chrom	µg	57		
Molybdän	µg	38		
Ballaststoffe	**g**	**38**	**s. Seite 379**	**übertroffen**
Carotinoide				
Lycopin	**mg**	**23,8**	**22**	**108 %**
Lutein/Zeaxanthin	**mg**	**13,6**	**12**	**113 %**
Alpha-Carotin	**mg**	**8,8**	**2,4**	**366 %**
Beta-Carotin	**mg**	**22,7**	**6**	**378 %**
Beta-Kryptoxanthin	**mg**	**1,5**	**1**	**150 %**
Glutathion		**vorhanden**	**nicht verfügbar**	**nicht verfügbar**
Resveratrol		**vorhanden**	**nicht verfügbar**	**nicht verfügbar**
Polyphenole		**vorhanden**	**nicht verfügbar**	**nicht verfügbar**

Verteilung der Kalorien

Eiweiß 22 % Kohlehydrate 53 % Fett 25 %

* Menge ist von der täglichen Omega-3-Aufnahme abhängig

	Einheit	Wert	Ziel	% vom Ziel
Kalorien		1820		
Eiweiß	g	127		
Kohlehydrate	g	245		
Fett (insgesamt)	g	41		
Cholesterin	mg	340		
gesättigt	g	7,8		
einfach ungesättigt	g	17,5		
mehrfach ungesättigt	g	8,8		
Linolsäure (LA)	**g**	**4,4**	*	*
Linolensäure (ALA)	**g**	**2,8**	**s. Seite 381**	**übertroffen**
EPA	**g**	**0,1**	**s. Seite 380**	**evtl. Ergänzungsmittel einnehmen**
DHA	**g**	**0,5**	**s. Seite 380**	**evtl. Ergänzungsmittel einnehmen**
Omega-6 : Omega-3	**g**	**1,3:1**	**4:1 oder darunter**	**übertroffen**
Natrium	mg	3094		
Kalium	mg	6184		
Vitamine				
Vitamin A	RE	4937		
Vitamin C	**mg**	**419**	**350**	**120 %**
Vitamin D	IE	880		
Vitamin E	**mg**	**16**	**16**	**100 %**
Thiamin	mg	1,8		
Riboflavin	mg	2		
Niacin	mg	30,3		
Pyridoxin (B_6)	mg	3,8		
Folate	**µg**	**694**	**400**	**173 %**
Vitamin B_{12}	µg	4,2		

	Einheit	Wert	Ziel	% vom Ziel
Biotin	µg	26,8		
Pantothensäure	mg	7		
Vitamin K	µg	603		
Mineralstoffe				
Kalzium	mg	1118		
Eisen	mg	27,2		
Phosphor	mg	1747		
Magnesium	mg	644		
Zink	mg	13,9		
Kupfer	mg	2,2		
Mangan	mg	4,6		
Selen	**µg**	**138**	**70–100**	**übertroffen**
Chrom	µg	62		
Molybdän	µg	38,8		
Ballaststoffe	**g**	**48**	**s. Seite 379**	**übertroffen**
Carotinoide				
Lycopin	**mg**	**26,6**	**22**	**121 %**
Lutein/Zeaxanthin	**mg**	**20,8**	**12**	**173 %**
Alpha-Carotin	**mg**	**4,1**	**2,4**	**171 %**
Beta-Carotin	**mg**	**14**	**6**	**233 %**
Beta-Kryptoxanthin	**mg**	**1,2**	**1**	**120 %**
Glutathion		**vorhanden**	**nicht verfügbar**	**nicht verfügbar**
Resveratrol		**vorhanden**	**nicht verfügbar**	**nicht verfügbar**
Polyphenole		**vorhanden**	**nicht verfügbar**	**nicht verfügbar**

Verteilung der Kalorien

Eiweiß 27 %   Kohlehydrate 53 %   Fett 20 %

* Menge ist von der täglichen Omega-3-Aufnahme abhängig

	Einheit	Wert	Ziel	% vom Ziel
Kalorien		1997		
Eiweiß	g	103		
Kohlehydrate	g	288		
Fett (insgesamt)	g	57		
Cholesterin	mg	221		
gesättigt	g	9,6		
einfach ungesättigt	g	20		
mehrfach ungesättigt	g	21,8		
Linolsäure (LA)	**g**	**12,7**	*	*
Linolensäure (ALA)	**g**	**6,2**	**s. Seite 381**	**übertroffen**
EPA	**g**	**Spuren**	**s. Seite 380**	**evtl. Ergänzungsmittel einnehmen**
DHA	**g**	**Spuren**	**s. Seite 380**	**evtl. Ergänzungsmittel einnehmen**
Omega-6:Omega-3	**g**	**2,1:1**	**4:1 oder darunter**	**übertroffen**
Natrium	mg	1803		
Kalium	mg	4635		
Vitamine				
Vitamin A	RE	7393		
Vitamin C	**mg**	**355**	**350**	**101 %**
Vitamin D	IE	114		
Vitamin E	**mg**	**15,8**	**16**	**98 %**
Thiamin	mg	1,9		
Riboflavin	mg	2		
Niacin	mg	23,4		
Pyridoxin (B_6)	mg	3,3		
Folate	**µg**	**587**	**400**	**147 %**
Vitamin B_{12}	µg	1,2		

	Einheit	Wert	Ziel	% vom Ziel
Biotin	µg	31,8		
Pantothensäure	mg	6,5		
Vitamin K	µg	340		
Mineralstoffe				
Kalzium	mg	1205		
Eisen	mg	21,9		
Phosphor	mg	1828		
Magnesium	mg	630		
Zink	mg	12,6		
Kupfer	mg	2,6		
Mangan	mg	8,7		
Selen	**µg**	**110**	**70–100**	**übertroffen**
Chrom	µg	38		
Molybdän	µg	31,5		
Ballaststoffe	**g**	**48**	**s. Seite 379**	**übertroffen**
Carotinoide				
Lycopin	**mg**	**35,9**	**22**	**163 %**
Lutein/Zeaxanthin	**mg**	**11,8**	**12**	**98 %**
Alpha-Carotin	**mg**	**9,4**	**2,4**	**392 %**
Beta-Carotin	**mg**	**19,8**	**6**	**333 %**
Beta-Kryptoxanthin	**mg**	**1,6**	**1**	**160 %**
Glutathion		**vorhanden**	**nicht verfügbar**	**nicht verfügbar**
Resveratrol		**vorhanden**	**nicht verfügbar**	**nicht verfügbar**
Polyphenole		**vorhanden**	**nicht verfügbar**	**nicht verfügbar**

Verteilung der Kalorien

Eiweiß 20 %   Kohlehydrate 55 %   Fett 25 %

* Menge ist von der täglichen Omega-3-Aufnahme abhängig

	Einheit	*Wert*	*Ziel*	*% vom Ziel*
Kalorien		1909		
Eiweiß	g	110		
Kohlehydrate	g	254		
Fett (insgesamt)	g	59		
Cholesterin	mg	226		
gesättigt	g	7,9		
einfach ungesättigt	g	17,9		
mehrfach ungesättigt	g	21,6		
Linolsäure (LA)	**g**	**16,3**	*	*
Linolensäure (ALA)	**g**	**3,9**	**s. Seite 381**	**übertroffen**
EPA	**g**	**Spuren**	**s. Seite 380**	**evtl. Ergänzungsmittel einnehmen**
DHA	**g**	**Spuren**	**s. Seite 380**	**evtl. Ergänzungsmittel einnehmen**
Omega-6:Omega-3	**g**	**4,1:1**	**4:1 oder darunter**	**erreicht**
Natrium	mg	2047		
Kalium	mg	4123		
Vitamine				
Vitamin A	RE	3752		
Vitamin C	**mg**	**352**	**350**	**100 %**
Vitamin D	IE	22		
Vitamin E	**mg**	**14,8**	**16**	**87 %**
Thiamin	mg	0,9		
Riboflavin	mg	1,3		
Niacin	mg	26		
Pyridoxin (B_6)	mg	1,9		
Folate	**µg**	**384**	**400**	**96 %**
Vitamin B_{12}	µg	1		

	Einheit	Wert	Ziel	vom Ziel
Biotin	µg	22,2		
Pantothensäure	mg	5,2		
Vitamin K	µg	614		
Mineralstoffe				
Kalzium	mg	856		
Eisen	mg	13,8		
Phosphor	mg	1027		
Magnesium	mg	334		
Zink	mg	6,5		
Kupfer	mg	1,8		
Mangan	mg	5,3		
Selen	**µg**	**1490**	**70–100**	**übertroffen**
Chrom	µg	44		
Molybdän	µg	0,9		
Ballaststoffe	**g**	**36**	**s. Seite 379**	**übertroffen**
Carotinoide				
Lycopin	**mg**	**22**	**22**	**100 %**
Lutein/Zeaxanthin	**mg**	**30,3**	**12**	**253 %**
Alpha-Carotin	**mg**	**3,6**	**2,4**	**150 %**
Beta-Carotin	**mg**	**16,4**	**6**	**273 %**
Beta-Kryptoxanthin	**mg**	**0,25**	**1**	**25 %**
Glutathion		**vorhanden**	**nicht verfügbar**	**nicht verfügbar**
Resveratrol		**vorhanden**	**nicht verfügbar**	**nicht verfügbar**
Polyphenole		**vorhanden**	**nicht verfügbar**	**nicht verfügbar**

Verteilung der Kalorien

Eiweiß 22 % Kohlehydrate 51 % Fett 27 %

* Menge ist von der täglichen Omega-3-Aufnahme abhängig

Die 14 Supernährstoffe

Bei der Analyse der verschiedenen Ernährungsweisen, von denen man weiß, dass sie nicht nur die Gesundheit fördern und gegen Krankheiten vorbeugen, sondern auch gegen die Zeichen des Alterns wirken und Risikofaktoren begrenzen, stößt man unter anderen immer wieder auf 14 Nährstoffe, die mit der Reduktion einer ganzen Reihe von chronischen Leiden in Verbindung gebracht werden. Zahlreiche Studien belegen, dass man langsamer altert und weniger unter chronischen Erkrankungen leidet, je höher der Spiegel dieser Nährstoffe ist. Im Folgenden finden Sie eine Liste dieser 14 »Supernährstoffe«, wobei jeweils angegeben wird, in welchen Nahrungsmitteln sie am reichlichsten vorhanden sind.

Falls Sie unter Blutgerinnungsstörungen leiden oder gerinnungshemmende Medikamente einnehmen, sollten Sie unbedingt mit Ihrem Arzt sprechen, bevor Sie den Empfehlungen in diesem Kapitel folgen.

Eins: Vitamin C

Versuchen Sie, durch eine Kombination der folgenden Nahrungsmittel täglich mindestens 350 Milligramm Vitamin C aufzunehmen:

1 große gelbe Gemüsepaprika = 341 mg
1 große rote Gemüsepaprika = 312 mg

1 normale Guave = 165 mg
1 große grüne Gemüsepaprika = 132 mg
1 Tasse frisch gepresster Orangensaft = 124 mg
(97 mg pro Tasse gefrorenem Orangensaftkonzentrat)
1 Tasse frische Erdbeeren, in Scheiben = 97 mg
1 Tasse frischer Brokkoli, gehackt = 79 mg

Zwei: Folsäure

Versuchen Sie, durch eine Kombination der folgenden Nahrungsmittel täglich 400 Mikrogramm Folsäure aufzunehmen (In Nahrungsmitteln enthaltene Folsäure wird Folate genannt):

1 Tasse Spinat, gegart = 263 µg
1 Tasse Kidneybohnen, gekocht = 230 µg
1 Tasse grüne Sojabohnen, gekocht = 200 µg
½ Tasse Sojakerne = 177 µg
1 Tasse Orangensaft aus tiefgekühltem Konzentrat = 110 µg
4 Stangen Spargel, gegart
(Spitzen plus ca. 13 Millimeter) = 89 µg
1 Tasse Tiefkühlbrokkoli, gehackt, gegart = 103 µg

Drei: Selen

Versuchen Sie, durch eine Kombination der folgenden Nahrungsmittel täglich 70 bis 100 Mikrogramm Selen aufzunehmen:

85 g Pazifik-Austern = 131 µg
1 Tasse Vollkornweizenmehl = 85 µg
1 Paranuss, getrocknet = 68 bis 91 µg
½ Dose Pazifiksardinen = 75 µg
85 g weißer Dosenthunfisch = 56 µg
85 g Muscheln, gegart = 54 µg
6 Zuchtaustern = 54 µg
85 g Putenbrust ohne Haut, gegrillt = 27 µg

Vier: Vitamin E

Versuchen Sie, durch eine Kombination der folgenden Nahrungsmittel täglich mindestens 16 Milligramm Vitamin E aufzunehmen:

2 EL Weizenkeimöl = 41 mg (Tokopherol gesamt)
2 EL Sojaöl = 2,6 mg
2 EL Rapsöl = 13,6 mg
2 EL Erdnussöl = 9,2 mg
2 EL Leinöl = 4,8 mg
2 EL Olivenöl = 4 mg
ca. 30 g rohe Mandeln (23 - 24 Kerne) = 7,7 mg
$^1/_4$ Tasse Sonnenblumenkerne mit Schale,
fettfrei geröstet = 6,8 mg
2 EL Weizenkeime, nicht geröstet = 5 mg
1 mittelgroße orangefarbene Gemüsepaprika = 4,3 mg
ca. 30 g Haselnüsse (20–21 Kerne) = 4,3 mg
2 EL Erdnussbutter = 3,2 mg
1 Tasse Blaubeeren = 2,8 mg

Fünf: Lycopin

Versuchen Sie, durch eine Kombination der folgenden Nahrungsmittel täglich 22 Milligramm dieses Carotinoids aufzunehmen:

1 Tasse Tomatensauce aus der Dose = 37 mg
1 Tasse Tomatensaft = 22 mg
1 Stück Wassermelone
($^1/_{16}$ einer Melone von ca. 20 cm Durchmesser) = 13 mg
1 Tasse Dosentomaten = 10,3 mg
1 EL Tomatenmark = 4,6 mg
1 EL Ketchup = 2,9 mg
$^1/_2$ rosa Grapefruit = 1,8 mg

Denken Sie daran, dass das in gegarten Tomaten und Tomatenprodukten enthaltene Lycopin im Vergleich zu dem in frischen Tomaten enthaltenen besser vom Körper aufgenommen werden kann.

Das in Wassermelonen enthaltene Lycopin kann vom Körper sehr gut verwendet werden. (Derzeit liegen noch keine Studien zu den Absorptionseigenschaften anderer Lycopin-haltiger Obstsorten vor; vermutlich sind sie mit denen der Wassermelone vergleichbar.)

Sechs: Lutein/Zeaxanthin

Versuchen Sie, durch eine Kombination der folgenden Nahrungsmittel täglich zwölf Milligramm dieses Carotinoids aufzunehmen:

1 Tasse Grünkohl, gehackt, gegart = 23,7 mg
1 Tasse Spinat, gegart = 20,4 mg
1 Tasse Rübenblätter, gegart = 12,1 mg
1 große orangefarbene Gemüsepaprika = 9,2 mg
1 Tasse grüne Erbsen, gegart = 4,2 mg
1 Tasse Brokkoli, gegart = 2,4 mg

Sieben: Alpha-Carotin

Versuchen Sie, durch eine Kombination der folgenden Nahrungsmittel täglich 2,4 Milligramm dieses Carotinoids aufzunehmen:

1 Tasse Dosenkürbis = 11,7 mg
1 Tasse Möhren, in Scheiben, gegart = 6,6 mg
10 mittelgroße Babymöhren, roh = 3,8 mg
1 Tasse Butternut-Kürbis, gewürfelt, gegart = 2,3 mg
1 große rote Gemüsepaprika = 0,3 mg

Acht: Beta-Carotin

Versuchen Sie, durch eine Kombination der folgenden Nahrungsmittel täglich sechs Milligramm dieses Carotinoids aufzunehmen:

1 Tasse Süßkartoffeln, gegart = 23 mg
1 Tasse Dosenkürbis = 17 mg
1 Tasse Möhren, in Scheiben, gegart = 13 mg
1 Tasse Spinat, gegart = 11,3 mg
1 Tasse Grünkohl, gehackt, gegart = 10,6 mg
1 Tasse Butternut-Kürbis, gewürfelt, gegart = 9,4 mg

Neun: Beta-Kryptoxanthin

Versuchen Sie, durch eine Kombination der folgenden Nahrungsmittel täglich ein Milligramm dieses Carotinoids aufzunehmen:

1 Tasse Butternut-Kürbis, gewürfelt, gegart = 6,4 mg
1 Tasse rote Gemüsepaprika, in Streifen, gegart = 2,8 mg
1 japanische Dattelpflaume (ca. 6 cm Durchmesser) = 2,4 mg
1 Tasse Papaya, zerdrückt = 1,8 mg
1 große rote Gemüsepaprika, roh = 0,8 mg
1 Tasse frisch gepresster Mandarinensaft = 0,5 mg
1 mittelgroße Mandarine = 0,3 mg

Zehn: Glutathion

Es sind noch keine Empfehlungen für eine optimale Tagesdosis verfügbar. Die folgenden Nahrungsmittel enthalten viel Glutathion:

Spargel
Wassermelone
Avocado
Walnüsse
Grapefruit
Erdnussbutter
Hafergrütze
Brokkoli
Orangen
Spinat

Elf: Resveratrol

Es sind noch keine Empfehlungen für eine optimale Tagesdosis verfügbar. Studienergebnisse weisen darauf hin, dass dieser pflanzliche Nährstoff bei der Vorbeugung gegen Entzündungen und Krebs eine Rolle spielt. Zudem scheint er das Herz zu schützen. Die folgenden Nahrungsmittel enthalten viel Resveratrol:

Erdnüsse
Schale von roten Weintrauben
Rotwein
Roter Traubensaft
Preiselbeeren/Preiselbeersaft

Zwölf: Ballaststoffe

Vor kurzem hat das *Food and Nutrition Board* des *Institute of Medicine* die aktualisierte empfohlene Tagesmenge (Dietary Reference Intakes, DRI) für Ballaststoffe herausgegeben. Hier die Werte:

Frauen:	*Männer:*
19 bis 50 Jahre: 25 Gramm	19 bis 50 Jahre: 38 Gramm
51 bis 70 Jahre: 21 Gramm	51 bis 70 Jahre: 30 Gramm

Diese Tagesmengen halte ich für die minimalen Werte. Je mehr Ballaststoffe Sie über vollwertige Nahrungsmittel zu sich nehmen, desto besser.

Ballaststoffgehalt vollwertiger Nahrungsmittel:
1 Tasse schwarze Bohnen, gegart: 15 g
$^1/_4$ Tasse Pintobohnen, getrocknet = 14 g
1 Tasse Kichererbsen, gegart = 13 g
$^1/_4$ Tasse Linsen, getrocknet = 9 g
1 Tasse frische Himbeeren = 8 g

Dreizehn: Omega-3-Fettsäuren

Vor kurzem hat das *Food and Nutrition Board* des *Institute of Medicine* die ausreichenden täglichen Aufnahmemengen für Omega-3-Fettsäuren definiert. Danach sollten Männer täglich 1,6 Gramm und Frauen 1,1 Gramm Omega-3-Fettsäuren pflanzlichen Ursprungs (Alpha-Linolensäure, ALA) aufnehmen.

Die tägliche Aufnahme von Omega-3-Fettsäuren aus Seefisch (EPA/DHA) sollte bei Männern 160 Milligramm, bei Frauen 110 Milligramm täglich betragen.

Hinsichtlich der empfohlenen Tagesmengen für ALA stimme ich dem *Food and Nutrition Board* zu (sie sind meines Erachtens als Untergrenzen zu verstehen; wenn Sie den *SuperFood*-Ernährungstipps folgen und deshalb mehr ALA aufnehmen, ist dies völlig in Ordnung). Meine persönliche Empfehlung zur Aufnahme von Omega-3-Fettsäuren aus Seefisch ist ein Gramm EPA/DHA täglich für Männer und 0,7 Gramm täglich für Frauen.

Versuchen Sie, die oben genannten Tagesmengen durch eine Kombination der folgenden Nahrungsmittel zu erreichen:

EPA/DHA = Omega-3-Fettsäuren aus Meeresorganismen

85 g Königslachs (Chinook), gegart = 1,5 g
85 g Rotlachs (Sockeye) = 1 g
85 g Regenbogenforelle aus Fischzucht = 1 g
1 Dose Sardinen = 0,9 g
85 g weißer Thunfisch in Dosen, ohne Öl = 0,7 g

An Tagen, an denen Sie keine Omega-3-Fettsäuren aus Meeresorganismen aufnehmen, sollten Sie eventuell ein EPA/DHA-Ergänzungsmittel einnehmen.

Alpha-Linolensäure (ALA) = Omega-3-Fettsäuren pflanzlichen Ursprungs

Öle
1 EL Rapsöl = 1,3 g
1 EL Sojaöl = 0,7 g
1 EL Walnussöl = 1,4 g
1 EL Leinöl = 7,3 g

Grünes Blattgemüse
1 Tasse Spinat, gegart = 0,2 g

Andere Nahrungsmittel
$^1/_2$ Tasse geröstete Sojakerne = 1,2 g
1 EL Leinsamen = 2,2 g
$^1/_2$ Tasse Weizenkeime = 0,5 g
14 Walnusshälften = 2,6 g
1 Omega-DHA-Ei = Menge variiert, prüfen Sie die Angaben auf dem Eierkarton

Vierzehn: Polyphenole

Es sind noch keine Empfehlungen für eine optimale Tagesdosis dieser Gruppe pflanzlicher Nährstoffe beschlossen worden. Die folgenden Nahrungsmittel und Getränke enthalten eine bedeutende Menge Polyphenole:

Vollwertige Nahrungsmittel
Beeren
Datteln und Feigen
Pflaumen
Grünkohl, Spinat
Petersilie, getrocknete Petersilie
Äpfel mit Schale
Zitrusfrüchte
Weintrauben

Getränke
Grüner, schwarzer oder Oolong Tee
Sojamilch
Reine Fruchtsäfte (Beeren, Granatapfel, Kirsche, Apfel, Zitrus, Pflaume)

Literaturverzeichnis

Die Ernährung – ein Selbstmord auf Raten

Adlercreutz, H.: »Western diet and Western diseases: some hormonal and biochemical mechanisms and associations«. *Scand J Clin Lab Invest*, 201(suppl), 1990, S. 3–23.

Albanes, D., et al.: »Antioxidants and cancer: evidence from human observational studies and intervention trials«. In: »Antioxidant Status, Diet, Nutrition and Health«. Papas, A. M., ed., CRC Press, 1999: S. 497–544.

Albertson, A. M., et al.: »Consumption of grain and whole-grain foods by an American population during the years of 1990–1992«. *J Am Diet Assoc*, 95, 1995, S. 703f.

Ascherio, A., et al.: »Intake of potassium, magnesium, calcium, and fiber and risk of stroke among US men«. *Circulation*, 98(12), 1998, S. 1198–1204.

Bantle, J. P., et al.: »Effects of dietary fructose on plasma lipids in healthy subjects«. *Am J Clin Nutr*, 72, 2000, S. 1128–1134.

Bazzano, L. A., et al.: »Fruit and vegetables intake and risk of cardiovascular disease in US adults: the first National Health and Nutrition Examination Survey Epidemiologic Follow-up Study«. *Am J Clin Nutr*, 76(1), 2002, S. 93–99.

Brand, J., et al.: »Food processing and the glycemic index«. *Am J Clin Nutr*, 42, 1985, S. 1192–1196.

Centers for Disease Control and Prevention: »Chronic diseases and their risk factors: the nation's leading causes of death«. Atlanta, Centers for Disease Control and Prevention, 1999.

Coulston, A. M.: »The role of dietary fats in plant-based diets«. *Am J Clin Nutr*, 70(suppl), 1999, S. 512S-5S.

Davis, C. D.: »Diet and carcinogenesis«. In: »Vegetables, Fruits, and Herbs in Health Promotion«. Watson, R. R., ed. CRC Press, 2001, S. 273–292.

DeBoer, S. W., et al.: »Dietary intake of fruits, vegetables, and fat in Olmsted County, Minn«. *Mayo Clinical Proceedings*, 78, 2003, S. 161–166.

Dock, W.: »The reluctance of physicians to admit that chronic diseases may be due to faulty diet«. Reprinted from 1953. *Am J Clin Nutr*, 77(6), 2003, S. 1345–1347.

Fontaine, K. R., et al.: »Years of life lost due to obesity«. *JAMA*, 289(2), 2003, S. 187–193.

Food and Nutrition Board, Institute of Medicine: »Dietary Intake Data from the Third National Health and Nutrition Examination Survey (NHANESIII) 1988–1994«. In: »Dietary Reference Intakes«. Appendix C, Washington, D. C., National Academy Press, 2001, S. 594–643.

Fraser, G. E., et al.: »Effect of risk factor values on lifetime risk of and age at first coronary event. The Adventist Health Study«. *Am J Epidemiol*, 142, 1995, S. 746–758.

Fraser, G. E., et al.: »Risk factors for all-cause and coronary heart disease mortality in the oldest-old. The Adventist Health Study«. *Arch Intern Med*, 157, 1997, S. 2249–2258.

Fraser, G. E.: »Associations between diet and cancer, ischemic heart disease, and all-cause mortality in non-Hispanic white California Seventh-Day Adventists«. *Am J Clin Nutr*, 70(suppl), 1999, S. 532–538.

Friedenreich, C. M.: »Physical activity and cancer: lesson learned from nutritional epidemiology«. *Nutr Rev*, 59(II), 2001, S. 349–357.

Fung, T. T., et al.: »Association between dietary patterns and plasma biomarkers of obesity and cardiovascular disease risk«. *Am J Clin Nutr*, 73, 2001, S. 61–67.

Harnack, L. J., et al.: »Temporal trends in energy intake in the United States: an ecologic perspective«. *Am J Clin Nutr*, 71, 2000, S. 1478–1484.

Kanazawa, M., et al.: »Effects of a high-sucrose diet on body weight, plasma triglycerides, and stress tolerance«. *Nutr Rev*, 61(5, Part II), 2003, S. 27–33.

Kimura, S.: »Glycemic carbohydrate and health: background and synopsis of the symposium«. *Nutr Rev*, 61(5, Part II), 2003, S. 1–4.

O'Dea, K.: »Clinical implications of the ›thrifty genotype‹ hypothesis: where do we stand now?«. *Nutr Metab Cardiovasc Dis*, 7, 1997, S. 281–284.

Ramakrishnan, U.: »Prevalence of micronutrient malnutrition worldwide«. *Nutr Rev*, 60(5, Part II), 2002, S. 46–52.

Rolls, B. J., et al.: »Portion size of food affects energy intake in normal-weight and overweight men and women«. *Am J Clin Nutr*, 76(6), 2002, S. 1207–1213.

Rutledge, J. C.: »Links between food and vascular diesease«. *Am J Clin Nutr*, 75(I), 2002, S. 4.

Mikronährstoffe: Der Schlüssel zur Gesundheit

Cao, G., et al.: »Antioxiant capacity of tea and common vegetables«. *J Agric Food Chem*, 4, 1996, S. 3426–3431.

Hennekens, C. H.: »Antioxidant vitamins and cardiovascular disease«. In: »Antioxidant Status, Diet, Nutrition and Health«. Papas, A. M., ed, CRC Press 1999, S. 463–478.

Jacob, R. A., et al.: »Oxidative damage and defense«. *Am J Clin Nutr*, 63(suppl), 1996, S. 985–990.

O'Neill, K. L., et al.: »Fruits and vegetables and the prevention of oxidative DNA damage«. In: »Vegetables, Fruits, and Herbs in Health Promotion«. Watson, R. R., ed. CRC Press, 2001, S. 135–146.

Bidlack, W. R., Omaye, S. T., Meskin, M. S., Jahner, D., eds.: »Phytochemicals – A New Paradigm«. Lancaster, PA, Technomic Publishing Co. Inc., 1998.

Bidlack, W. R., Omaye, S. T., Meskin, M. S., Jahner, D., eds.: »Phytochemicals as Bioactive Agents.« Boca Raton, FL, CRC Press LLC, 2000.

Rimm, E. B., et al.: »Vegetable, fruit, and cereal fiber intake and risk of coronary heart diesease among men«. *JAMA*, 275, 1996, S. 447–451.

Shahidi, F., et al.: »Phenolics in Food and Nutraceuticals«. Boca Raton, FL, CRC Press LLC, 2004.

Simopoulos, A. P.: »The Mediterranean diets: what is so special about the diet of Greece? The scientific evidence«. *J Nutr*, 131, 2001, S. 3065–3073.

Trichopoulou, A., et al.: »Mediterranean Diet: are antioxidants central to its benefits?« In: »Antioxidant Status Diet, Nutrition and Health«. Papas, A. M., ed, CRC Press 1999, S. 107–118.

Waladkhani, A. R., et al.: »Effect of dietary phytochemicals on cancer development«. In: »Vegetables, Fruits, and Herbs in Health Promotion«. Watson, R. R., ed. CRC Press, 2001, S. 3–18.

Wattenberg, L. W.: »An overview of chemoprevention: current status and future prospects«. *Proc Soc Exp Biol Med*, 216, 1997, S. 133–141.

Wise, J. A.: »Health benefits of fruits and vegetables: the protective role of phytonutrients«. In: »Vegetables, Fruits, and Herbs in Health Promotion«. Watson, R. R., ed. CRC Press, 2001, S. 147–176.

Die vier Grundsätze der *SuperFood*-Ernährung

Cousins, N., ed.: »Anatomy of an Illness as Perceived by the Patient – Reflections on Healing and Regeneration«. New York, Norton, 1979.

Anderson, J. W.: »Diet first, the medication for hypercholesterolemia«. *JAMA*, 290(4), 2003, S. 531–538.

Appel, L. J.: »The role of diet in the prevention and treatment of hypertension«. *Curr Atheroscler Rep*, 2, 2000, S. 521–528.

Cao, G., et al.: »Increases in human plasma antioxidant capacity after consumption of controlled diets high in fruit and vegetables«. *Am J Clin Nutr*, 68, 1998, S. 1081–1087.

Carson, R.: »Silent Spring«. Boston, MA, Houghton Mifflin, 1994

Cordian, L.: »The nutritional characteristics of a contemporary diet based upon Paleolithic food groups«. *JANA*, 5(3), 2002, S. 15–24.

de Lorgeril, M., et al.: »Mediterranean dietary pattern in a randomized trial. Prolonged survival and possible reduced cancer rate«. *Arch Intern Med*, 158, 1998, S. 1181–1187.

de Lorgeril, M., et al.: »Modified Cretan Mediterranean diet in the prevention of coronary heart disease and cancer«. In: »Mediterranean Diets«. Simopoulos, A. P., Visioli, F., eds. Karger Basel, Switzerland, 87, 2000, S. 1–23.

Eastell, R., et al.: »Strategies for skeletal health in the elderly«. *Proc Nutr Soc*, 61(2), 2002, S. 173–180.

Fairfield, K. M., et al.: »Vitamins for chronic disease prevention in adults: scientiftic review«. *JAMA*, 287(23), 2002, S. 3116–3126.

Fan, W. Y., et al.: »Reduced oxidative DNA damage by vegetable juice intake: a controlled trial«. *J Physiol Anthropol Appl Human Sci*, 19, 2000, S. 287–289.

Fleet, J. C.: »DASH without the dash (of salt) can lower blood pressure«. *Nutr Rev*, 59(9), 2001, S. 291–297.

Gronbaek, M., et al.: »Type of alcohol consumed and mortality from all causes, coronary heart diseases, and cancer«. *Ann Intern Med*, 133, 2000, S. 411–419.

Gussow, J. D.: »This Organic Life: Confessions of a Suburban Homesteader«. White River Junction, VT, Chelsea Green Publishing Company, 2001.

Jenkins, D. J. A., et al.: »Effects of a dietary portfolio of cholesterol-lowering foods vs lovastatin on serum lipids and c-reactive protein«. *JAMA*, 290(4), 2003, S. 502–510.

Kant, A. K., et al.: »Dietary diversity and subsequent mortality in the First National Health and Nutrition Survey Epidemiologic Follow-up Study«. *Am J Clin Nutr*, 57, 1993, S. 434–440.

Marlett, J. A., et al.: »Position of the American Dietetic Association: health implications of dietary fiber«. *J Am Diet Assoc*, 102(7), 2002, S. 993–1000.

Milton, K.: »Nutritional characteristics of wild primate foods: do the natural diets of our closest living relatives have lessons for us?«. *Nutr*, 15, 1999, S. 488–498.

Mozaffarian, D., et al.: »Cereal, fruit, and vegetable fiber intake and the risk of cardiovascular disease in elderly individuals«. *JAMA*, 289(13), 2003, S. 1659–1666.

Nick, G. L.: »Detoxification properties of low-dose phytochemical complexes found within select vegetables«. *JANA*, 5(4), 2002, S. 34–44.

Pool-Zobel, B. L., et al.: »Consumption of vegetables reduces genetic damage in humans: first results of a human intervention trial with carotenoids-rich foods«. *Carcinogenesis*, 18, 1997, S. 1847–1850.

Pratt, et al.: »Nutrition and Skin Cancer Risk Prevention«. In: »Functional Foods and Neutraceuticals in Cancer Prevention«. Ronald R. Watson, editor, Iowa State Press, 2003, S. 105–120.

Simopoulos, A. P.: »Essential fatty acids in health and chronic disease«. *Am J Clin Nutr*, 70(suppl), 1999, S. 560–569.

Storper, B.: »Moving toward healthful sustainable diets«. *Nutr Today*, 38(2), 2003, S. 57–59.

Sun, J., et al.: »Antioxidant and antiproliferative activities of common fruits«. *J Agric Food Chem*, 50(25), 2002, S. 7449–7454.

Suter, P. M.: »Alcohol and mortality: if you drink, do not forget fruits and vegetables«. *Nutr Rev*, 59(9), S. 293–297.

Thompson, H. J., et al.: »Effect of increased vegetable and fruit consumption on markers of oxidative cellular damage«. *Carcinogenesis*, 20, 1999, S. 2261–2266.

USDA Nutrient Database for Standard Reference. http://www.nal.usda.gov./fnic/cgi-bin/nut_search.pl

White, I. R.: »The level of alcohol consumption at wich all-cause mortality is least«. *J Clin Epidemol*, 52, 1999, S. 967–975.

Willcox, B. J.: »The Okinawa Program«. Willcox, B. J., Willcox, D. C., Suzuki, M., eds., New York, Three Rivers Press, 2001.

Willett, W. C., et al.: »Mediterranean diet pyramid: a cultural model for healthy eating«. *Am J Clin Nutr*, 61(suppl), 1995, S. 1402–1406.
Willett, W. C., et al.: »Relation of meat, fat, and fiber intake to the risk of colon cancer in a prospective study among women«. *N Engl J Med*, 323, 1990, S. 1664–1672.
Willett, W. C.: »Eat, Drink and Be Healthy – The Harvard Medical School Guide to Healthy Eating«. New York, Simon & Schusters Source, 2001.
Willett, W. C.: »Micronutrients and cancer risk«. *Am J Clin Nutr*, 59, 1994, S. 162–165.

SuperFood in Ihrer Küche

American Institute for Cancer Research: »As restaurant portions grow, vast majority of Americans still belong to ›clean plate club‹, new survey finds«. January 15th, 2001. American Institute for Cancer Research homepage: www.aicr. org. Internet: http://www.aicr.org/ro11501.htm (accessed 8. November 2001).
American Institute for Cancer Research: »New survey shows Americans ignore imortance of portion size in managing weight«. March 24, 2000. American Institute for Cancer Research homepage: www.aicr. org. Internet: http://www.aicr. org/ro32400.htm (accessed 8. November 2001).
Duyff, R. L.: »American Dietetic Association Complete Food and Nutrition Guide«. 2nd edition. Hoboken, NJ, John Swiley & Sons, Inc., 2002.
Freedman, D. S., et al.: »Trends and correlates of class 3 obesity in the United States from 1990 through 2000«. *JAMA*, 288(14), 2002, S. 1758–1761.
Hu, F. B., et al.: »Optimal diets for prevention of coronary heart disease«. *JAMA*, 199(20), 2002, S. 2569–2578.
Kant, A. K., et al.: »A prospective study of diet quality and mortality in women«. *JAMA*, 283, 2000, S. 2109–2115.
Krebs-Smith, S. M., et al.: »The effects of variety in food choices on dietary quality«. *J Am Diet Assoc*, 87(7), 1987, S. 896–903.
Newby, P. K., et al.: »Dietary patterns and changes in body mass index and waist circumference in adults«. *Am J Clin Nutr*, 77(6), 2003, S. 1417–1425.
Ogden, C. L., et al.: »Prevalence and trends in overweight among US children and adolescents, 1999–2000«. *JAMA*, 288(14), 2002, S. 1728–1732.

Blaubeeren

Amakura, Y., et al.: »Influence of jam processing on the radical scavenging activity and phenolic content in berries«. *J Agric Food Chem*, 48(12), 2000, S. 6292–6297.

Bravo, L.: »Polyphenols: chemistry, dietary sources, metabolism, and nutritional significance«. *Nutr Rev*, 56(II), 1998, S. 317–333.

Cao, G., et al.: »Anthocyanins are detected in human plasma after oral administration of an elderberry extract«. *Clin Chem*, 45, 1999, S. 574–576.

Cao, G., et al.: »Serum antioxidant capcity is increased by consumption of strawberries, spinach, red wine or vitamin C in elderly women«. *J Nutr*, 128(12), 1998, S. 2383–2390.

Commenges, D., et al.: »Intake of flavonoids and risk of dementia«. *Eur J Epidemol*, 16, 2000, S. 357–363.

Das, D. K., et al.: »Cardioprotection of red wine: role of polyphenolic antioxidants«. *Drugs Exp Clin Res*, 25(2–3), 1999, S. 115–120.

Erlund, I., et al.: »Consumption of black currants, lingonberries and bilberries increases serum quercetin concentrations«. *Eur J Clin Nutr*, 57(1), 2003, S. 37–42.

Ferrandiz, M. L., et al.: »Anti-inflammatory activity and inhibition of arachidonic acid metabolism by flavonoids«. *Agents Actions*, 32, 1991, S. 283–288.

Fuhrman, B., et al.: »Consumption of red wine with meals reduces the susceptibility of human plasma and low-density lipoprotein to lipid peroxidation«. *Am J Clin Nutr*, 61, 1995, S. 549–554.

Gheldof, N., et al.: »Buckwheat honey increases serum antioxidant capcity in humans«. *J Agric Food Chem*, 51(5), 2003, S. 1500–1505.

Gil, M. I., et al.: »Antioxidant activity of pomegranate juice and its relationship with phenolic composition and processing«. *J Agric Food Chem*, 48(10), 2000, S. 4581–4589.

Girard, B., et al.: »Functional grape and citrus products«. In: »Functional Foods Biochemical & Processing Aspects«. Mazza, G., ed. Lancaster, PA, Technomic Publishing Company, Inc., 1998, S. 139–192.

Hertog, M. G. L., et al.: »Antioxidant flavonols and coronary heart disease risk«. *Lancet*, 349, 1997, S. 699.

Hertog, M. G. L., et al.: »Antioxidant flavonols and ischemic heart disease in a Welsh population of men: the Caerphilly study«. *Am J Clin Nutr*, 65, 1997, S. 1489–1494.

Hertog, M. G. L., et al.: »Dietary antioxidant flavonoids and risk of coronary heart disease: the Zutphen elderly study«. *Lancet*, 342, 1993, S. 1007–1011.

Hertog, M. G. L., et al.: »Dietary flavonoids and risk in the Zutphen Elderly Study«. *Nutr Cancer*, 22, 1994, S. 175–184.

Joseph, J. A., et al.: »Long-term dietary strawberry, spinach, or vitamin E supplementation retards the onset of age-related neuronal signal-transduction and cognitive behavioral defictis«. *J Neurosci*, 18(19), 1998, S. 8047–8055.

Joseph, J. A., et al.: »Oxidative stress protection and vulnerability in aging: putative nutritional implications for intervention«. *Mech Ageing Dev*, 31, 116(2–3), 2000, S. 141–153.

Joseph, J. A., et al.: »Reversals of age-related declines in neuronal signal transduction, cognitive, and motor behavioral deficits with blueberry, spinach, or strawberry«. *J Neurosic*, 19(18), 1999, S. 8114–8121.

Kay, C. D., et al.: »The effect of wild blueberry (Vaccinium angustifolium) consumption on postprandial serum antioxidant status in human subjects«. *Br J Nutr*, 88(4), 2002, S. 389–398.

Keevil, J. G., et al.: »Grape juice, but not orange juice or grapefruit juice, inhibits human platelet aggregation«. *J Nutr*, 130(I), 2000, S. 53–56.

Knekt, P., et al.: »Dietary flavonoids and the risk of lung cancer and other malignant neoplasms«. *Am J Epidemol*, 146, 1997, S. 223–230.

Knopp, P.: »Resveratrol, a phytoestrogen found in red wine: a possible explanation for the conundrum of the French paradox?« *Eur J Endocrinol*, 138(6), 1999, S. 619f.

Lansky, E., et al.: »Pharmacological and therapeutical properties of pomegranate«. In: »Proceedings 1st International Symposium on Pomegranate«, Megarejo, P., Martinez, J. J., Martinez J., eds., CIHEAM, Orihuela, Spain, 1998; Pr-07.

Maas, J. L., et al.: »Ellagic acid, an anticarcinogen in fruits, especially in strawberries: a review«. *Hortic Sci*, 26, 1991, S. 10–14.

Mazza, G., et al.: »Absorption of anthocyanins from blueberries and serum antioxidant status in human subjects«. *J Agric Food Chem*, 50(26), 2002, S. 7731–7737.

O'Byrne, D. J., et al.: »Comparison of the antioxidant effects of Concord grape juice flavonoids and α-tocopherol on makers of oxidative stress in healthy adults«. *Am J Clin Nutr*, 76(6), 2002, S. 1367–1374.

Oregon Berries Web Page: http://www.oregon-berries.com

Paper, D. H.: »Natural products as angiogenesis inhibitors«. *Planta Med*, 64, 1998, S. 686–695.

Saija, A., et al.: »Flavonoids as antioxidant agents: importance of their interaction with biomembranes«. *Free Radic Biol Med*, 19(4), 1995, S. 481–486.

Stacewicz-Sapuntzakis, M., et al.: »Chemical composition and potential health effects of prunes: a functional food?«. *Crit Rev Food Sci Nutr*, 41(4), 2001, S. 251–286.

USDA Database for the Flavonoid Content of Selected Foods. Accessed March 2003. www.nalusda.gov/fnic/foodcomp

Vinson, J. A.: »Total polyphenol content of selected juices and jams«. Personal communication. 2003.

Vinson, J. A., et al.: »Phenol antioxidant quantity and quality in foods: fruits«. *J Agric Food Chem*, 49(II), 2001, S. 5315–5321.

Bohnen

Adlercreutz, H. A., et al.: »Effect of dietary components, including lignins and phytoestrogens on enterohepatic circulation and live metabolism of estrogens and on sex hormone binding globulin«. *J Steroid Biochem*, 27, 1987, S. 1135–1144.

The American Cancer Society, Dietary Guidelines Advisory Committee: »Guidelines on diet, nutrition and cancer prevention: reducing the risk of cancer with healthy food choices and physical activity«. 1996.

Anderson, J. W., et al.: »Cardiovascular and renal benefits of dry bean and soybean intake«. *Am J Clin Nutr*, 70(3 suppl), 1999, S. 464S–474S.

Anderson, J. W., et al.: »Hypocholesterolemic effects of oat and bean products«. *Am J Clin Nutr*, 48, 1988, S. 749–753.

Barampama, Z., et al.: »Oligosaccharides, antinutritional factors, and protein digestibility of dry beans as affected by processing«. *J Food Sci*, 59, 1994, S. 833–838.

Bazzano, L. A., et al.: »Legume consumption and risk of coronary heart disease in US men and women: NHANES I Epidemiologic Follow-up Study«. *Arch Int Med*, 161(21), 2001, S. 2573–2578.

Brown, L., et al.: »Cholesterol-lowering effects of dietary fiber; a meta-analysis«. *Am J Clin Nutr*, 69, 1999, S. 30–42.

Correa, P.: »Epidemiologic correlations between diet and cancer frequency«. *Cancer Res*, 41, 1981, S. 3685–3689.

Deshpande, S. S.: »Food legumes in human nutrition: a personal perspective«. *CRC Crit Rev Food Sci Nutr*, 32, 1992, S. 333–363.

Geil, P. B., et al.: »Nutrition and health implications of dry beans: a review«. *J Am Coll Nutr*, 13, 1994, S. 549–558.
Graf, E., et al.: »Suppression of colonic cancer by dietary phytic acid«. *Nutr Cancer*, 19, 1993, S.11–19.
Jenkins, D. J. A., et al.: »Exceptionally low blood glucose response to dried beans: comparison with other carbohydrate foods«. *Br Med J*, 281, 1980, S. 578–580.
Kushi, L. H., et al.: »Cereals, legumes, and chronic disease risk reduction: evidence from epidemiologic studies«. *Am J Clin Nutr*, 70(suppl), 1999, S. 451–458.
McIntosh, M.: »A diet containing food rich in soluble and insoluble fiber improves glycemic control and reduces hyperlipidemia among patients with type 2 diabetes mellitus«. *Nutr Rev*, 59(2), 2001, S. 52–55.
Mazur, W., et al.: »Isoflavonoids and lignans in legumes: nutritional and health aspects in humans«. *J Nutr Biochem*, 9, 1998, S. 193–200.
Menotti, A., et al.: »Food intake patterns and 25-years mortality from coronary heart disease: cross-cultural correlations in the Seven Countries Study. The Seven Countries Study Research Group«. *Eur J Epidemol*, 15(6), 1999, S. 507–515.
Miller, J. W.: »Does lowering plasma homocysteine reduce vascular disease risk?« *Nutr Rev*, 59(7), 2001, S. 242–244.
Morrow, B.: »The rebirth of legumes«. *Food Technol*, 45(4), 1991, S. 96–101.
Schafer, G., et al.: »Comparison of the effects of dried peas with those of potatoes in mixed meals on postprandial glucose an insulin concentrations in patients with type 2 diabetes«. *Am J Clin Nutr*, 78(1), 2003, S. 99–103.
Shutler, S. M., et al.: »The effect of daily baked bean (Phaseolus vulgaris) consumption on the plasma lipid levels of young, normo-cholesterolemic men«. *Br J Nutr*, 61, 1989, S. 257–263.
Slattery, M. L., et al.: »Plant foods and colon cancer: an assessment of specific foods and their related nutrients (United States)«. *Cancer Causes Control*, 8, 1997, S. 575–590.
van Horn, L.: »Fiber, lipids, and coronary heart diseases: a statement for healthcare professionals from the Nutrition Committee, American Heart Association«. *Circulation*, 95, 1997, S. 2701–2704.
Vinson, J. A., et al.: »Phenol antioxidant quantity and quality in foods: vegetables«. *J Agric Food Chem*, 46(9), 1998, S. 3630–3634.

Brokkoli

Cohen, J. H., et al.: »Fruit and vegetable intakes and prostate cancer risk«. *J Natl Cancer Inst*, 92(I), 2000, S. 61–68.

Conaway, C. C., et al.: »Disposition of glucosinolates and sulforaphane in humans after ingestion of steadmed and fresh broccoli«. *Nutr Cancer*, 38(2), 2000, S. 168–178.

Ernster, L., et al.: »Biochemical, physiological and medical aspects of ubiquinone function«. *Biochem Biophys Acta*, 1271, 1995, S. 195–204.

Fahey, J. W., et al.: »Antioxidant functions of sulforaphane: a potent inducer of phase 2 detoxication enzymes«. *Food Chem Toxicol*, 37, 1999, S. 973–979.

Jeffery, E. H., et al.: »Cruciferous Vegetables and Cancer Prevention«. In: »Handbook of Nutraceuticals and Functional Foods«. Wildman, R. E. C., ed., Boca Raton, FL, CRCS Press LLC, 2001, S.169–192.

Michnovicz, J. J., et al.: »Altered estrogen metabolism and excretion in humans following consumption of I3C«. *Nutrition and Cancer*, 16, 1991, S. 59–66.

Murray, S., et al.: »Effect of cruciferous vegetable consumption on heterocyclic aromatic amine metabolism in man«. *Carcinogenesis*, 22(9), 2001, S. 1413–1420.

Nestle, M.: »Broccoli sprouts in cancer prevention«. *Nutr Rev*, 56(4 Pt I), 1998, S. 127–130.

Osborne, M. P.: »Chemoprevention of breast cancer«. *Surg Clin North Am*, 79(5), 1999, S. 1207–1221.

Telang, N. T., et al.: »Inhibition of proliferation and modulation of estradiol metabolism: novel mechanisms for breast cancer prevention by the phytochemical indole-3-carbinol«. *Proc Soc Exp Biol Med*, 216, 1997, S. 246–252.

Van Poppel, G., et al.: »Brassica vegetables and cancer prevention. Epidemiology and mechanisms«. *Adv Exp Med Biol*, 472, 1999, S. 159–168.

Verhagen, J., et al.: »Reduction of oxidative DNA-damage in humans by Brussels sprouts«. *Carcinogenesis*, 16(4), 1995, S. 969–970.

Verhoeven, D. E., et al.: »A review of mechanisms underlying anticarcinogenicity by brassica vegetables«. *Chem Biol Interact*, 103(2), 1997, S. 79–129.

Verhoeven, D. T. H., et al.: »Epidemiological studies on brassica vegetables and cancer risk«. *Cancer Epidemol Bio Prev*, 5(9), 1996, S. 733–748.

Wattenberg, L. W.: »Inhibition of carcinogenesis by minor anutrient constituents of the diet«. *Proc Nutr Soc*, 49, 1990, S. 173–183.

Hafer

Albertson, A., et al.: »Consumption of grain and whole-grain foods by an American population during the years 1990–1992«. *J Am Diet Assoc*, 95, 1995, S. 703f.

Boushey, C. J., et al.: »A quantitative assessment of plasma homocysteine as a risk factor for vascular disease. Probable benefit of increasing folic acid intakes«. *JAMA*, 274, 1995, S. 1049–1057.

Cleveland, L. E., et al.: »Dietary intake of whole grains«. *J Am Coll Nutr*, 19, 2000, S. 331–338.

Cunnane, S. C.: »Metabolism and function of α-linolenic acid in humans«. In: »Flaxseed in Human Nutrition«. Cunnane, S. C., and Thompson, L. U., eds., Champaign, IL, AOCS Press, 1995, S.99–127.

Cunanne, S. C., et al.: »Nutritional attributes of traditional flaxseed in healthy young adults«. *Am J Clin Nutr*, 61(1), 1995, S. 62–68.

de Lorgeril, M., et al.: »Mediterranean α-linolenic acid-rich diet in secondary prevention of coronary heart disease«. *Lancet*, 343(8911), 1994, S. 1454–1459.

Fung, T. T., et al.: »Whole-grain intake and the risk of type 2 diabetes: a prospective study in men«. *Am J Clin Nutr*, 76(3), 2002, S. 535–540.

Jacobs, D. R., et al.: »Is whole grain intake associated with reduced total and cause-specific death rates in older women? The Iowa Women's Health Study«. *Am J Public Health*, 89, 1999, S. 322–329.

Jacobs, D. R., et al.: »Whole grain intake and cancer: an expanded review and meta-analysis«. *Nutr Cancer*, 30(2), 1998, S. 85–96.

Jacobs, D. R., et al.: »Whole-grain intake may reduce the risk of ischemic heart disease death in postmenopausal women: the Iowa Women's Health Study«. *Am J Clin Nutr*, 68(2), 1998, S. 248–257.

Johnston, L., et al.: »Cholesterol-lowering benefits of a whole grain oat ready-to-eat cereal«. *Nutr Clin Care*, 1, 1998, S. 6–12.

Katz, D. L., et al.: »Acute effects of oats and Vitamin E on endothelial responses to ingested fat«. *Am J Prev Med*, 20(2), 2001, S. 1124–1129.

Kilkkinen, A., et al.: »Research Communication: intake of lignins is associated with serum enterolactone concentration in Finnish men and women«. *J Nutr*, 133(6), 2003, S. 1830–1833.

Lampi, A. M., et al.: »Tocopherols and tocotrienols from oil and cereal grains«. In: »Functional Foods: Biochemical and Processing Aspects«, vol. 2. Shi, J., Mazza, G., Le Maguer, M., eds., Boca Raton, FL, CRC Press, Inc., 2002, S. 1–38.

Levine, A. S., et al.: »Dietary fiber: does it affect food intake and body weight?« In: »Appetite and Body Weight Regulation: Sugar, fat and macronutrient substitutes«. Fernstrom, J. D., Miller, G. D., eds., Boca Raton, FL, CRC Press, Inc., 1994, S. 191–200.

Liu, S., et al.: »Is intake of breakfast cereals related to total and cause-specific mortality in men?«. *Am J Clin Nutr*, 77(3), 2003, S. 594–599.

Liu, S., et al.: »Relation between a diet with a high glycemic load and plasma concentration of high-sensitivity C-reactive protein in middle-aged women«. *Am J Clin Nutr*, 75(3), 2002, S. 492–498.

Liu, S., et al.: »Whole grain consumption and risk of ischemic stroke in women; a prospective study«. *JAMA*, 284, 2000, S. 1534–1540.

Liu, S., et al.: »Whole-grain consumption and risk of coronary heart disease: results from the Nurses' Health Study«. *Am J Clin Nutr*, 70(3), 1999, S. 412–219.

McKeown, N. M., et al.: »Whole grain intake and risk of ischemic stroke in women«. *Nutr Rev*, 59(5), 2001, S. 149–152.

Miller, H. E., et al.: »Antioxidant content of whole grain breakfast cereals, fruits and vegetables«. *J Am Coll Nutr*, 19(suppl), 2000, S. 312–319.

Montonen, J., et al.: »Whole-grain and fiber intake and the incidence of type 2 diabetes«. *Am J Clin Nutr*, 77(3), 2003, S. 622–629.

Oomah, B. D., et al.: »Flaxseed products for disease prevention«. In: »Functional Foods Biochemical & Processing Aspects«. Mazza, G., ed., Lancaster, PA, Technomic Publishing Company, Inc., 1998, S. 91–138.

Pedersen, B., et al.: »Nutritive value of cereal products with emphasis on the effect of milling«. *World Rev Nutr Diet*, 60, 1989, S. 1–91.

Saltzman, E., et al.: »An oat-containing hypocaloric diet reduces systolic blood pressure and improves lipid profile beyond effects of weight loss in men and women«. *J Nutr*, 131, 2001, S. 1465–1470.

Slavin, J., et al.: »Grain processing and nutrition«. *Crit Rev Food Sci Nutr*, 40, 2000, S. 309–326.

Slavin, J., et al.: »Plausible mechanisms for the protectiveness of whole grains«. *Am J Clin Nutr*, 70(3 suppl), 1999, S. 459–463.

Slavin, J., et al.: »Whole grain consumption and chronic diseases: protective mechanisms«. *Nutr Cancer*, 27, 1997, S. 14–21.

Thompson, L. U.: »Antioxidants and hormone-mediated health benefits of whole grains«. *Crit Rev Food Sci Nutr*, 34(586), 1994, S. 473–497.
Tousoulis, D., et al.: »L-arginine in cardiovascular disease: dream or reality?«. *Vasc Med*, 7(3), 2002, S. 203–211.
Trusswell, A. S.: »Cereal grains and coronary heart disease«. *Eur J Clin Nutr*, 56(1), 2002, S. 1–14.

Joghurt

Bornet, F. R. J., et al.: »Immune-stimulating and gut health-promoting properties of short-chain fructo-oligosaccharides«. *Nutr Rev*, 60 (10, part 1), 2002, S. 326–334.
Chan, J. M., et al.: »Dairy products, calcium, and prostate cancer risk in the Physicians' Health Study«. *Am J Clin Nutr*, 74(4), 2001, S. 549–554.
Duggan, C., et al.: »Protective nutrients and functional foods for the gastrointestinal tract«. *Am J Clin Nutr*, 75(5), 2002, S. 789–808.
Fortes, C., et al.: »Diet and overall survival in a cohort of very elderly people«. *Epidemiol*, 11(4), 2000, S. 440–445.
Gill, H. S., et al.: »Enhancement of immunity in the elderly by dietary supplementation with the probiotic *Bifidobacterium lactis* HN019«. *Am J Clin Nutr*, 74(6), 2001, S. 833–839.
Gluck, U., et al.: »Ingested probiotics reduce nasal colonization with pathogenic bacteria (Staphylococcus aureus, Streptococcus pneumoniae, and beta-hemolytic streptococci)«. *Am J Clin Nutr*, 77(2), 2003, S. 517–520.
Heaney, R. P., et al.: »Effect of yogurt on a urinary marker of bone resorption in post-menopausal women«. *J Am Diet Assoc*, 102, 2002, S. 1672–1674.
Hilton, E., et al.: »Ingestion of yogurt containing Lactobacillus acidophilus as prophylaxis for candidal vaginitis«. *Ann Intern Med*, 116(55), 1992, S. 353–357.
Hooper, L. V., et al.: »How host-microbial interactions shape the nutrient environment of the mammalian intestine«. In »Annual Review of Nutrition«, vol. 22. McCormick, D. B., Bier, D., Cousins, R. J., eds., Palo Alto, CA, Annual Reviews, 2002, S. 283–308.
Isolauri, E.: »Probiotics in human disease«. *Am J Clin Nutr*, 73 (6, suppl.), 2001, S. 1142S–1146S.

Jelen, P., et al.: »Functional milk and dairy products«. In: »Functional Foods Biochemical & Processing Aspects«. Mazza, G., ed., Lancaster, PA, Technomic Publishing Company, Inc., 1998, S. 357–380.

Kaur, N., et al.: »Applications of inulin and oligofructose in health and nutrition«. *J Biosci*, 27(7), 2002, S. 703–714.

Kent, K. D., et al.: »Effect of whey protein isolate on intracellular glutathione and oxidant-induced cell death in human prostate epithelial cells«. *Toxicol In Vitro*, 17(1), 2003, S. 27–33.

Liska, D., et al.: »Gut restoration and chronic disease«. *JANA*, 5(4), 2002, S. 20–33.

Madden, J. A., et al.: »A review of the role of the gut microflora in irritable bowel syndrome and the effects of probiotics«. *Brit J Nutr*, 88 (suppl. 1), 2002, S. S67–S72.

Mann, G. V., et al.: »Studies of a surfactant and cholesteremia in the Maasai«. *J Nutr*, 27, 1974, S. 464–469.

Mitral, B. K., et al.: »Anticarcinogenic, hypo-cholesterolemic, and antagonistic activities of lactobacillus acidophilus«. *Crit Rev Microbiol*, 21(3), 1995, S. 175–214.

Predigon, G., et al.: »Antitumour activity of yogurt: study of possible immune mechanisms«. *J Dairy Res*, 65(1), 1998, S. 129–138.

Rachid, M. M., et al.: »Effect of yogurt on the inhibition of an intestinal carcinoma by increasing cellular apoptosis«. *Int J Immunopathol Pharmacol*, 15(3), 2002, S. 209–216.

Saavedra, J. M.: »Clinical applications of probiotic agents«. *Am J Clin Nutr*, 73 (6, suppl.), 2001, S. 1147S–1151S.

Salminen, S., et al.: »Demonstration of safety of probiotics – a review«. *Int J Food Microbiol*, 44, 1998, S. 93–106.

Sanders, M. E.: »Probiotics: considerations for human health«. *Nutr Rev*, 61(3), 2003, S. 91–99.

Seppo, L., et al.: »A fermented milk high in bioactive peptides has a blood pressure-lowering effect in hypertensive subjects«. *Am J Clin Nutr*, 77(2), 2003, S. 326–330.

Teitelbaum, J. E., et al.: »Nutritional impact of pre- and probiotics as protective gastrointegstinal organisms«. In: »Annual Review of Nutrition«, vol. 22. McCormick, D. B., Bier, D., Cousins, R. J., eds., Palo Alto, CA, Annual Reviews, 2002, S. 107–138.

Wong, C. W., et al.: »Immunomodulatory effects of dietary whey proteins in mice«. *J Dairy Res*, 62(2), 1995, S. 359–368.

Kürbis

Albanes, D., et al.: »Alpha-tocopherol and beta carotene supplements and lung cancer incidence in the Alpha-Tocopherol, Beta-Carotene Cancer Prevention Study: Effects of base-line characteristics and study compliance«. *J Nutr Cancer Inst*, 88, 1996, S. 1560–1570.

The Alpha-Tocopherol, Beta-Carotene Cancer Prevention Study Group: »The effect of vitamin E and beta carotene on the incidence of lung cancer and other cancers in male smokers«. *N Engl J Med*, 330, 1994, S. 1029–1035.

Ascherio, A., et al.: »Relation consumption of vitamin E, vitamin C, and carotenoids to risk for stroke among men in the United States«. *Ann Intern Med*, 130(12), 1999, S. 963–970.

Bowen, P. E., et al.: »Variability of serum carotenoids in response to controlled diets containing six servings of fruits and vegetables per day«. *Ann NY Acad Sci*, 691, 1993, S. 241–243.

Cooper, D. A., et al.: »Dietary carotenoids and certain cancers, heart disease, and age-related macular degeneration: a review of recent research«. *Nutr Rev*, 57, 1999, S. 201–214.

D'Odorico, A., et al.: »High plasma levels of alpha- and beta-carotene are associated with a lower risk of atherosclerosis: results from the Bruneck study«. *Atherosclerosis*, 153(1), 2000, S. 231–239.

Erdman, J. W., Jr. : »Variable bioavailability of carotenoids from vegetables«. *Am J Clin Nutr*, 70, 1999, S. 179f.

Kohlmeier, L., et al.: »Epidemiologic evidence of a role of carotenoids in cardiovascular disease prevention«. *Am J Clin Nutr*, 62(suppl), 1995, S. 1370–1376.

Krinsky, N. I.: »The antioxidant and biologic properties of the carotenoids«. *Ann NY Acad Sci*, 854, 1998, S. 443–447.

McVean, M., et al.: »Oxidants and antioxidants in Ultraviolet-induced non-melanoma skin cancer«. In: »Antioxidant Satus, Diet, Nutrition and Health«. Papas, A. M., ed., CRC Press, 1999, S. 401–430.

Mayne, S. T.: »β-Carotene, carotenoids and disease prevention in humans«. *FASEB J*, 10, 1996, S. 690–701.

Omenn, G. S., et al.: »Effects of a combination of beta carotene and vitamin A on lung cancer and cardiovascular disease«. *N Engl J Med*, 334, 1996, S. 1150–1155.

Rock, C. L., et al.: »Responsiveness of serum carotenoids to a high-vegetable diet intervention designed to prevent breast cancer recurrence«. *Cancer Epidemiol Biomarkers Prev*, 6, 1997, S. 617–623.

Rock, C. L.: »Carotenoid update«. *J Am Diet Assoc*, 103(4), 2003, S. 423–425.

Stahl, W., et al.: »Carotenoids and carotenoids plus vitamin E protect against ultraviolet light-induced erythema in humans«. *Am J Clin Nutr*, 71(3), 2000, S. 795–798.

Van Poppel, G., et al.: »Epidemiologic evidence for beta-carotene and cancer prevention«. *Am J Clin Nutr*, 62(suppl), 1995, S. 1393–1402.

White, W. S., et al.: »Ultraviolet light-induced reductions in plasma carotenoids levels«. *Am J Clin Nutr*, 47, 1988, S. 879–883.

Yeum, K. J., et al.: »Carotenoid bioavailability and bioconversion«. In: »Annual Review of Nutrition«, vol. 22. McCormick, D. B., Bier, D. M., Cousins, R. J., eds., 2002, S. 483–504.

Orangen

Amparo, C., et al.: »Limonene from citrus«. In: »Functional Foods: Biochemical and Processing Aspects«, vol. 2. Shi, J., Mazza, G., Le Maguer, M., eds., CRC Press LLC, 2002, S. 169–188.

Block, G., et al.: »Ascorbic acid status and subsequent diastolic and systolic blood pressure«. *Hypertension*, 37, 2001, S. 261–267.

Crowell, P. L.: »Prevention and therapy of cancer by dietary monoterpenes«. *J Nutr*, 129(3), 1999, S. 775–778.

Gey, K. F., et al.: »Increased risk of cardiovascular disease at suboptimal plasma concentrations of essential antioxidants: an epidemiological update with special attention to carotene and vitamin C«. *Am J Clin Nutr*, 57(suppl), 1993, S. 787–797.

Gil-Izquierdo, A., et al.: »Effect of processing techniques at industrial scale on orange juice antioxidant and beneficial health compounds«. *J Agric Food Chem*, 50(18), 2002, S. 5107–5114.

Girard, B., et al.: »Functional grape and citrus products«. In: »Functional Foods Biochemical & Processing Aspects«. Mazza, G., ed., Lancaster, PA, Technomic Publishing Company, Inc., 1998, S. 139–192.

Hakim, I. A., et al.: »Citrus peel use is associated with reduced risk of squamous cell carcinoma of the skin«. *Nutr Cancer*, 37(2), 2000, S. 161–168.

Hallberg, L., et al.: »Effect of ascorbic acid on iron absorption from different types of meal. Studies with ascorbic acid rich roods and synthetic ascorbic acid given in different amounts in different meals«. *Hum Nutr Appl Nutr*, 40, 1986, S. 97–113.

Halliwell, B.: »Vitamin C and genomic stability«. *Mutat Res*, 475(1–2), 2001, S. 29–35.

Jacques, P. F., et al.: »Long-term vitamin C supplement use and prevalence of early age-related lens opacities«. *Am J Clin Nutr*, 66, 1997, S. 911–916.

Johnston, C. S., et al.: »People with marginal vitamin C status are at high risk of developing vitamin C deficieny«. *J Am Diet Assoc*, 99(7), 1999, S. 854–856.

Johnston, C. S., et al.: »Stability of ascorbic acid in commercially available orange juices«. *J Am Diet Assoc*, 102, 2002, S. 525–529.

Leonard, S. S., et al.: »Antioxidant properties of fruit and vegetable juices: more to the story than ascorbic acid«. *Ann Clin Lab Sci*, 332(2), 2002, S. 193–200.

Levine, M., et al.: »Criteria and recommendations for vitamin C intake«. *JAMA*, 281(15), 1999, S. 1415–1423.

Liu, L., et al.: »Vitamin C preserves endothelial function in patients with coronary heart disease after a high-fat meal«. *Clin Cardiology*, 25, 2002, S. 219–224.

Loria, C. M., et al.: »Vitamin C status and mortality in US adults«. *Am J Clin Nutr*, 72(1), 2000, S. 139–145.

Martini, L., et al.: »Relative bioavailability of calcium-rich dietary sources in the elderly«. *Am J Clin Nutr*, 76(6), 2002, S. 1345–1350.

Nagy, S.: »Vitamin C contents of citrus fruit and their products: a review«. *J Agric-Food Chem*, 28(1), 1980, S. 8–18.

Proteggente, A. R., et al.: »The antioxidant activity of regulary consumed fruit and vegetables reflects their phenolic and vitamin C composition«. *Free Radic Res*, 36(2), 2002, S. 217–233.

Tangpricha, V., et al.: »Fortification of orange juice with vitamin D: a novel approach for enhancing vitamin D nutritional health«. *Am J Clin Nutr*, 77(6), 2003, S. 1478–1483.

Vinson, J. A., et al.: »In vitro and in vivo lipoprotein antioxidant effect of a citrus extract and ascorbic acid on normal and hypercholesterolemic human subjects«. *J Med Food*, 4(4), 2001, S. 187–192.

Wang, Q., et al.: »Pectin from fruits«. In: »Functional Foods: Biochemical and Processing Aspects«, vol. 2. Shi, J., Mazza, G., Le Maguer, M., eds., CRC Press LLC 2002, S. 263–310.

Putenbrust (ohne Haut)

Anderson, J. J. B., et al.: »High protein meals, insular hormones and urinary calcium excretion in human subjects«. In: »Osteoporosis«. Christiansen, C., Johansen, J. S., Riis, B. D., eds., Viborg, Denmark, Nørhaven A/S, 1987, S. 240–245.

Bell, J., et al.: »Elderly women need dietary protein to maintain bone mass«. *Nutr Rev*, 60(10, part 1), 2002, S. 337–341.

Bingam, S. A.: »High meat diets and cancer risk«. *Proc Nutr Soc*, 58(2), 1999, S. 243–248.

Clark, L. C., et al.: »Effects of selenium supplementation for cancer prevention in patients with carcinoma of the skin: a randomized controlled trial. Nutritional Prevention of Cancer Study Group«. *JAMA*, 276, 1996, S. 1957–1963.

Cordain, L., et al.: »Plant-animal subsistence ratios and macronutrient energy estimations in worldwide hunter-gatherer diets«. *Am J Clin Nutr*, 71, 2000, S. 682–692.

Eaton, S. B., et al.: »An evolutionary perspective enhances understanding of human nurtitional requirements«. *J Nutr*, 126, 1996, S. 1732–1740.

Eaton, S. B., et al.: »Paleolithic nutrition; a consideration of its nature and current implications«. *N Engl J Med*, 312, 1985, S. 283–289.

Eaton, S. B., et al.: »Paleolithic nutrition revisited: a twelve-year retrospective on its nature and implications«. *Eur J Clin Nutr*, 51, 1997, S. 207–216.

Eisenstein, J., et al.: »High-protein weight-loss diets: are they safe and do they work? A review of the experimental and epidemiologic data«. *Nutr Rev*, 60(7), 2002, S. 189–200.

Fung, T., et al.: »Major dietary patterns and the risk of colorectal cancer in women«. *Arch Int Med*, 163(3), 2003, S. 309–314.

Hamer, D. H., et al.: »From the farm to the kitchen table: the negative impact of antimicrobial use in animals on humans«. *Nutr Rev*, 60(8), 2002, S. 261–264.

Morris, M. C., et al.: »Dietary fats and the risk of incident Alzheimer disease«. *Arch Neurol*, 60(2), 2003, S. 194–200.

Norat, T., et al.: »Meat consumption and colorectal cancer: a review of epidemiologic evidence«. *Nutr Rev*, 59(2), 2001, S. 37–47.

Norrish, A. E., et al.: »Heterocyclicamine content of cooked meat and risk of prostate cancer«. *J Natl Cancer Inst*, 91(23), 1999, S. 2038–2044.

O'Dea, K.: »Traditional diet and food preferences of Australian aboriginal

hunter-gatherers«. *Philos Trans R Soc Lond B Biol Sci*, 334, 1991, S. 233–241.
Pawlosky, R. J., et al.: »Effects of beef- and fish-based diets on the kinetics of n-3 fatty acid metabolism in human subjects«. *Am J Clin Nutr*, 77(3), 2003, S. 565–572.
Peregrin, T.: »Limiting the use of antibiotics in livestock: helping your patients understand the science behind the issue«. *J Am Diet Assoc*, 102(6), 2002, S. 768.
Promislow, J., et al.: »Protein consumption and bone mineral density in the elderly: the Rancho Bernardo study«. *Am J Epidemiol*, 155, 2002, S. 636–644.
Thorogood, M., et al.: »Risk of death from cancer and ischemic heart disease in meat and non-meat eaters«. *BMJ*, 308, 1994, S. 1667–1670.

Soja

Adlercreutz, H. H., et al.: »Plasma concentration of phytoestrogens in Japanese men«. *Lancet*, 342, 1993, S. 1209–1210.
Anderson, J. W., et al.: »Soy foods and health promotion«. In: »Vegetables, Fruits, and Herbs in Health Promotion«. Watson, R. R., ed., CRC Press, 2001, S. 117–134.
Anderson, J. W.: »Meta-analysis of the effects of soy protein intake on serum lipids«. *N Engl J Med*, 333(5), 1995, S. 276–282.
Bhathena, S. J., et al.: »Beneficial role of dietary phytoestrogens in obesity and diabetes«. *Am J Clin Nutr*, 76(6), 2002, S. 1191–1201.
Chang, S. K. C.: »Isoflavones from soybeans and soy foods«. In: »Functional Foods: Biochemical and Processing Aspects«, vol. 2. Shi, J., Mazza, G., Le Maguer, M., eds., CRC Press LLC, 2002, S. 39–70.
Dwyer, J. T., et al.: »Tofu and soy drinks contain phytoestrogens«. *J Am Diet Assoc*, 94(7), 1994, S. 739–743.
Erdman, J. W., Jr. : »AHA science advisory: soy protein and cardiovascular disease: a statement for healthcare professionals from the Nutrition Committee of the AHA«. *Circulation*, 102(20), 2000, S. 2555–2559.
Haub, M. D., et al.: »Effects of protein source on resistive-training-induced changes in body composition and muscle size in older men«. *Am J Clin Nutr*, 76(3), S. 511–517.
Jenkins, D. J. A., et al.: »Effects of high- and low-isoflavone soyfoods on blood lipids, oxidized LDL, homocysteine, and blood pressure

in hyperlipidemic men and women«. *Am J Clin Nutr*, 76(1), 2002, S. 365–372.

Kreijkamp-Kaspers, S., et al.: »Phyto-oestrogens and cognitive function«. In: »Perfomance Functional Foods«. Watson, D. H., ed., CRC Press, Woodhead Publishing Limited, 2003, S. 61–77.

Matvienko, O. A., et al.: »A single daily dose of soybean phytosterols in ground beef decreases serum total cholesterol and LDL cholesterol in young, mildly hypercholesterolemic men«. *Am J Clin Nutr*, 76(1), 2002, S. 57–64.

Messina, M., et al.: »Provisional recommended soy protein and isoflavones intakes for healthy adults«. *Nutr Today*, 38(3), 2003, S. 100–109.

Messina, M. J.: »Emerging evidence on the role of soy in reducing prostate cancer risk«. *Nutr Rev*, 61(4), 2003, S. 117–131.

Messina, M.: »Legumes and soybeans: overview of their nutritional profiles and health effects«. *Am J Clin Nutr*, 70(3 suppl), 1999, S. 439–450.

Messina, M. J., et al.: »Soy intake and cancer risk: a review of the in vitro and in vivo data«. *Nutrition and Cancer*, 21(2), 1994, S. 113–131.

Munro, I. C., et al.: »Soy isoflavones: a safety review«. *Nutr Rev*, 61(1), 2003, S. 1–33.

Nagata, C., et al.: »Soy product intake is inversely associated with serum homocysteine level in premenopausal Japanese women«. *J Nutr*, 133(3), 2003, S. 797–800.

Ogura, C. H., et al.: »Prevalence of senile dementia in Okinawa«. *Intl J Epidem*, 24, 1995, S. 373–380.

Sass, L.: »The New Soy Cookbook«. San Francisco, CA, Chronicle Books, 1998.

Setchell, K. D. R., et al.: »Bioavailability, disposition, and dose-reponse effects of soy isoflavones when consumed by healthy women at physiologically typical dietary intake«. *J Nutr*, 133(4), 2003, S. 1027–1035.

Shurtleff, W., et al.: »The Book of Tofu«. Berkeley, CA, Ten Speed Press, 1998, 21.

Steinberg, F. M., et al.: »Soy protein with isoflavones has favorable effects on endothelial function that are independent of lipid and antioxidant effects in healthy postmenopausal women«. *Am J Clin Nutr*, 78(1), 2003, S. 123–130.

Spinat

Beatty, S., et al.: »Macular pigment and age-related macular degeneration«. *Br J Ophthamol*, 83, 1999, S. 857–877.

Brown, L., et al.: »A prospective study of carotenoids intake and risk of cataract extraction in US men«. *Am J Clin Nutr*, 70(4), 1999, S. 517–524.

Booth, S. L., et al.: »Dietary intake and adequacy of vitamin K«. *J Nutr*, 128(5), 1998, S. 785–788.

Castenmiller, J. J. M., et al.: »The food matrix of spinach is a limiting factor in determining the bioavailability of β-carotene and to a lesser extent of lutein in humans«. *J Nutr*, 129, 1999, S. 349–355.

Chasan-Taber, L., et al.: »A prospective study of carotenoids and vitamin A intakes and risk of cataract extration in US women«. *Am J Clin Nutr*, 70(4), 1999, S. 431–432.

Colditz, G. A., et al.: »Increased green and yellow vegetable intake and lowered cancer deaths in an elderly population«. *Am J Clin Nutr*, 41, 1985, S. 32–36.

Ernster, L., et al.: »Biochemical, physiological and medical aspects of ubiquinone function«. *Biochem Biophys Acta*, 1271, 1995, S. 195–204.

Greenway, H. T., et al.: »Fruit and vegetable micronutrients in diseases of the eye«. In: »Vegetables, Fruits, and Herbs in Health Promotion«. Watson, R. R., ed., CRC Press, 2001, S. 85–98.

Hammond, B. R., et al.: »Macular pigment density is reduced in obese subjects«. *Invest Ophthalmol Vis Sci*, 43, 2002, S. 47–50.

Handelman, G. J., et al.: »Lutein and zeaxanthin concentrations in plasma after dietary supplementation with egg yolk«. *Am J Clin Nutr*, 70(2), 1999, S. 247–251.

Hu, F. B., et al.: »A prospective study of egg consumption and risk of cardiovascular disease in men and women«. *JAMA*, 281(15), 1999, S. 1387–1394.

John, J. H., et al.: »Effects of fruit and vegetable consumption on plasma antioxidant concentrations and blood pressure: a radomized controlled trial«. *Lancet*, 359(9322), 2002, S. 1969–1974.

Klein, R., et al.: »The association of cardiovascular disease with the long-term incidence of age-related maculopathy: the Beaver Dam Eye Study«. *Ophthalmol*, 110(4), 2003, S. 636–643.

Landvik, S. V., et al.: »Alpha-Lipoic acid in health and disease«. In: »Antioxidant Status, Diet, Nutrition and Health«. Papas, A. M., ed., CRC Press, 1999, S. 591–600.

Pratt, S.: »Dietary prevention of age-related macular degeneration«. *J Am Optom Assoc*, 70(1), 1999, S. 39–47.

Richer, S.: »Lutein – an opportunity for improved eye health«. *JAMA*, 4(2), 2001, S. 6f.

Seddon, J. M., et al.: »Dietary carotenoids, vitamins A, C, and E, and advanced age-related macular degeneration. Eye Disease Case-Control Study Group«. *JAMA*, 272(18), 1994, S. 1413–1420.

Shao, A.: »The role of lutein in human health«. *JAMA*, 4(2), 2001, S. 8–24.

Simopoulos, A. P., et al.: »Common purslane: a source of omega-3 fatty acids and antioxidants«. *J Am Coll Nutr*, 11(4), 1992, S. 374–382.

Slattery, M. L., et al.: »Carotenoids and colon cancer«. *Am J Clin Nutr*, 71(2), 2000, S. 575–582.

Steenge, G. R., et al.: »Betaine supplementation lowers plasma homocysteine in healthy men and women«. *J Nutr*, 133(5), 2003, S. 1291–1295.

Zeisel, S. H., et al.: »Concentrations of choline-containing compounds and betaine in common foods«. *J Nutr*, 133(5), 2003, S. 1302–1307.

Tee

Ahmad, N., et al.: »Antioxidants in chemoprevention of skin cancer«. *Curr Probl Dermatol*, 29, 2001, S. 128–139.

Ahmad, N., et al.: »Green tea polyphenols and cancer: biologic mechanisms and practical implications«. *Nutr Rev*, 57(3), 1999, S. 78–83.

Arab, L.: »Tea and prevention of prostate, colon and rectal cancer«. Third international scientific symposium on tea and human health: role of flavonoids in the diet. Washington, DC, United States Department of Agriculture, September 23, 2002.

Bell, S. J., et al.: »A functional food product for the management of weight«. *Crit Rev Food Sci Nutr*, 42(2), 2002, S. 163–178.

Benzie, I., et al.: »Consumption of green tea causes rapid increase in plasma antioxidant power in humans«. *Nutr Cancer*, 34, 1999, S. 83–87.

Cao, Y., et al.: »Antiangiogenic mechanisms of diet-derived polyphenols«. *J Nutr Biochem*, 13(7), 2002, S. 380–390.

Chung, F.: »Tea in cancer prevention: studies in animals nad humans«. Third international scientific symposium on tea and human health: role of flavonoids in the diet. Washington, DC, United States Department of Agriculture, September 23, 2002.

Duffy, S. J., et al.: »Short- and long-term black tea consumption reverses endothelial dysfunction in patients with coronary artery disease«. *Circulation*, 104, 2001, S. 151–156.
Geleijnse, J. M., et al.: »Inverse association of tea and flavonoid intakes with incident myocardial infarction: the Rotterdam Study«. *Am J Clin Nutr*, 75(5), 2002, S. 880–886.
Geleijnse, J. M., et al.: »Tea flavonoids may protect against atherosclerosis: the Rotterdam Study«. *Arch Intern Med*, 159(18), 1999, S. 2170–2174.
Hakim, I.: »Tea and cancer: epidemiology and clinical studies«. Third international scientific symposium on tea and human health: role of flavonoids in the diet. Washington, DC, United States Department of Agriculture, September 23, 2002.
Hegarty, V. M., et al.: »Tea drinking and bone mineral density in older women«. *Am J Clin Nutr*, 71, 2000, S. 1003–1007.
McKay, D., et al.: »The role of tea in human health: an update«. *J Am Coll Nutr*, 21(1), 2002, S. 1–13.
Mukamal, K., et al.: »Tea consumption and mortality after acute myocardial infarction«. *Circulation*, 105, 2002, S. 2476–2481.
Nakayama, M., et al.: »Inhibition of influenza virus infection by tea«. *Lett Appl Microbiol*, 11, 1990, S. 38–40.
Olthof, M. R., et al.: »Chlorogenic acid, quercetin-3-rutinoside and black tea phenols are extensively metabolized in humans«. *J Nutr*, 133(6), 2003, S. 1806–1814.
Serafinfi, M., et al.: »In vivo antioxidant effect of green and black tea in man«. *Eur J Clin Nutr*, 50, 1996, S. 28–32.
van het Hof, K. H., et al.: »Bioavailability of catechins from tea: the effects of milk«. *Eur J Clin Nutr*, 52, 1998, S. 356–359.
Yang, C. S., et al.: »Effects of tea consumption on nutrition and health«. *J Nutr*, 130(10), 2000, S. 2409–2412.
Zhu, Q. Y., et al.: »Regeneration of α-tocopherol in human low-density lipoprotein by green tea catechin«. *J Agric Food Chem*, 47, 1999, S. 2020–2025.

Tomaten

Beecher, G. R.: »Nutrient content of tomatoes and tomato products«. *Proc Soc Exp Biol Med*, 218, 1998, S. 98–100.
Edwards, A. J., et al.: »Consumption of watermelon juice increases plas-

ma concentrations of lycopene and beta-carotene in humans«. *J Nutr*, 133(4), 2003, S. 1043–1050.

Ford, E. S., et al.: »Serum vitamins, carotenoids, and angina pectoris: findings from the National Health and Nutrition Examination Survey III«. *Annals of Epidemol*, 10(2), 2000, S. 106–116.

Fuhrman, B., et al.: »Lycopene synergistically inhibits LDL oxidation in combination with vitamin E, glabridin, rosmarinic acid, carnosic acid, or garlic«. *Antioxid Redox Signal*, 2, 2000, S. 491–506.

Gartner, C., et al.: »Lycopene is more biovailable from tomato paste than from fresh tomatoes«. *Am J Clin Nutr*, 66, 1997, S. 116–122.

Giovannucci, E.: »Tomatoes, Tomato-based products, lycopene, and cancer: review of the epidemiologic literature«. *J Natl Cancer Inst*, 91(4), 1999, S. 317–331.

Hadley, C. W., et al.: »The consumption of processed tomato products enhances plasma lycopene concentrations in association with a reduced lipoprotein sensitivity to oxidative damage«. *J Nutr*, 133(3), 2003, S. 727–732.

Khachik, F., et al.: »Lutein, lycopene, and their oxidative metabolites in chemoprevention of cancer«. *J Cell Biochem*, 22(suppl), 1996, S. 236–246.

Ribaya-Mercado, J. D., et al.: »Skin lycopene is destroyed preferentially over beta-carotene during ultraviolet irradiation in humans«. *J Nutr*, 125(7), 1995, S. 1854–1859.

Riso, P., et al.: »Tomatoes and health promotion«. In: »Vegetables, Fruits, and Herbs in Health Promotion«. Watson, R. R., ed., CRC Press, 2001, S. 45–70.

Rissanen, T. H., et al.: »Low serum lycopene concentration is associated with an excess incidence of acute coronary events and stroke: the Kuopio Ischaemic Heart Disease Risk Factor Study«. *Br J Nutr*, 85(6), 2001, S. 749–754.

Snowdown, D. A., et al.: »Antioxidants and reduced functional capacity in the elderly: findings from the Nun Study«. *J Gerontol Med Sci*, 51A(1), 1996, S. 10–16.

Stahl, W., et al.: »Carotenoid mixture protect multilamellar liposomes against oxidative damage: synergistic effects of lycopene and lutein«. *FEBS Lett*, 427, 1998, S. 305–308.

Stahl, W., et al.: »Dietary tomato paste protects against ultraviolet light-induced erythema in humans«. *J Nutr*, 131(5), 2001, S. 1449–1451.

Stewart, A. J., et al.: »Occurrence of flavonols in tomatoes and tomato-based products«. *J Agric Food Chem*, 48, 2000, S. 2663–2669.

Upritchard, J. E., et al.: »Effect of supplementation with tomato juice, vitamin E, and vitamin C on LDL oxidation and products of inflammatory activity in type 2 diabetes«. *Diabetes Care*, 23(6), 2000, S. 733–738.
Zhang, S., et al.: »Measurement of retinoids and carotenoids in breast adipose tissue and a comparison of concentrations in breast cancer cases and control subjects«. *Am J Clin Nutr*, 66, 1997, S. 626–632.

Walnüsse

Ahsan, S. K.: »Magnesium in health and disease«. *J Pak Med Assoc*, 48, 1998, S. 246–250.
Albert, C. M., et al.: »Nut consumption and decreased risk of sudden cardiac death in the Physicians' Health Study«. *Arch Intern Med*, 162(12), 2002, S. 1382–1387.
Albert, C. M., et al.: »Nut consumption and the risk of sudden and total cardiac death in the Physicians' Health Study«. *Circulation*, 98(suppl. 1), 1999, S. 1–582.
Ascherio, A., et al.: »Intake of potassium, magnesium, calcium and fiber and risk of stroke among US men«. *Circulation*, 98, 1998, S. 1198–1204.
Awad, A. B., et al.: »Phytosterols as anticancer dietary components: evidence and mechanism of action«. *J Nutr*, 130, 2000, S. 2127–2130.
Devaraj, S., et al.: »γ-Tocopherol, the new Vitamin E?«. *Am J Clin Nutr*, 77(3), 2003, S. 530–531.
Dixon, L. B., et al.: »Choose a diet that is low in saturated fat and cholesterol and moderate in total fat: subtle changes to a familiar message«. *J Nutr*, 131(2S–1), 2001, S. 510S–526S.
Feldman, E. B.: »The scientific evidence for a beneficial health relationship between walnuts and coronary heart disease«. *J Nutr*, 132(5), 2002, S. 1062S–1101S.
Garg, M. L., et al.: »Macadamia nut consumption lowers plasma total and LDL cholesterol levels in hypercholesterolemic men«. *J Nutr*, 133, 2003, S. 1060–1063.
Hu, F. B., et al.: »Dietary fat intake and the risk of coronary heart disease in women«. *N Engl J Med*, 337, 1997, S. 1491–1499.
Jiang, R., et al.: »Nut and peanut butter consumption and risk of type 2 diabetes in women«. *JAMA*, 288(20), 2002, S. 2554–2560.
Kris-Etherton, P. M., et al.: »High-monounsaturated fatty acid diets lower

both plasma cholesterol and tricylglycerol concentrations«. *Am J Clin Nutr*, 70, 1999, S. 1009–1015.

Kris-Etherton, P. M., et al.: »Nuts and their bioactive constituents: effects on serum lipids and other factors that affect disease risk«. *AM J Clin Nutr*, 70(suppl), 1999, S. 504S–511S.

Kris-Etherton, P. M., et al.: »Recent discoveries in inclusive food-based approaches and dietary patterns for reduction in risk for cardiovascular disease«. *Curr Opin Lipidol*, 13(4), 2002, S. 397–407.

Liu, M., et al.: »Mixed tocopherols inhibit platelet aggregation in humans: potential mechanisms«. *Am J Clin Nutr*, 77(3), 2003, S. 700–750.

Lovejoy, J. C., et al.: »Effect of diets enriched in almonds on insulin action and serum lipids in adults with normal glucose tolerance or type 2 diabetes«. *Am J Clin Nutr*, 76(5), 2002, S. 1000–1006.

Morgan, W. A., et al.: »Pecans lower low-density lipoprotein cholesterol in people with normal lipid levels«. *J Am Diet Assoc*, 100, 2000, S. 312–318.

Morris, M. C., et al.: »Dietary intake of antioxidant nutrients and the risk of incident Alzheimer disease in a biracial community study«. *JAMA*, 287(24), 2002, S. 3223–3229.

Ostlund, R. E., et al.: »Effects of trace components of dietary fat on cholesterol metabolism: phytosterols, oxysterols, and squalene«. *Nutr Rev*, 60(11), 2002, S. 349–359.

Sabaté, J.: »Nut consumption, vegetarian diets, ischemic heart disease risk, and all-cause mortality: evidence from epidemiologic studies«. *Am J Clin Nutr*, 70 (suppl), 1999, S. 500S–503S.

Spiller, G. A., et al.: »Nuts and plasma lipids: an almond-based diet lowers LDL-C while preserving HDL-C«. *J Am Coll Nutr*, 17, 1998, S. 285–290.

Stewart, J. R., et al.: »Resveratrol: a candidate nutritional substance for prostate cancer prevention«. *J Nutr*, 133(7S), 2003, S. 2440S–2443S.

Venho, B., et al.: »Arginine intake, blood pressure, and the incidence of acute coronary events in men: the Kuopio Ischaemic Heart Disease Risk Factor Study«. *Am J Clin Nutr*, 76(1), 2002, S. 359–364.

Watkins, T. R., et al.: »Tocotrienols: biological and health effects«. In: »Antioxidant Status, Diet, Nutrition and Health«. Papas, A. M., ed., CRC Press, 1999, S. 479–496.

Wildlachs

Albert, C. M., et al.: »Fish consumption and risk of sudden cardiac death«. *JAMA*, 279, 1998, S. 23–28.

Bhatnagar, D., et al.: »Omega-3 fatty acids: their role in the prevention and treatment of atherosclerosis related risk factors and complications«. *Int J Clin Pract*, 57(4), 2003, S. 305–314.

Calvo, M. S., et al.: »Prevalence of vitamin D insufficiency in Canada and the United States: importance to health status and efficacy of current food fortification and dietary supplement use«. *Nutr Rev*, 61(3), 2003, S. 107–113.

Canada Food Inspection Fact Sheet: »Food safety facts on mercury and fish consumption«. Available at: http://www.inspection.gc.ca/english/corpaffr/foodfacts/mercurye/shtml. Accessed June 26, 2002.

Conquer, J., et al.: »Human health effects of docosahexaenoic acid«. In: »Functional Foods: Biochemical and Processing Aspects«, vol. 2. Shi, J., Mazza, G., Le Maguer, M., eds., CRC Press LLC, 2002, S. 311–330.

Cunningham-Rundles, S.: »Is the fatty acid composition of immune cells the key to normal variations in human immune response?«. *Am J Clin Nutr*, 77(5), 2003. S. 1096f.

Dewailly, E., et al.: »Cardiovascular disease risk factors and n-3 fatty acid status in the adult population of James Bay Cree«. *Am J Clin Nutr*, 76(1), 2002, S. 85–92.

Dewailly, E., et al.: »n-3 Fatty acids and cardiovascular disease risk factor among the Inuit of Nunavik«. *Am J Clin Nutr*, 74(4), 2001, S. 464–473.

Doleckk, T. A., et al.: »Dietary polyunsaturated fatty acids and mortality in the multiple risk factor intervention trial (MRFIT)«. *World Rev Nutr Diet*, 66, 1991, S. 205–216.

Foulke, J. E.: »Mercury in fish: cause for concern?« *FDA Consumer*, Sept. 1994. Accessed on FDA Website at http://www.fda.gov/fdac/reprints/mercury.html.

Freedman, D. M., et al.: »Sunlight and mortality from breast, ovarian, colon, prostate, and non-melanoma skin cancer: a composite death certificate based case-control study«. *Occ Environ Med*, 59, 2002, S. 257–262.

Freeman, M. P.: »Omega n-3 fatty acids in psychiatry: a reviwe«. *Ann Clin Psychiat*, 2(3), 2000, S. 159–165.

Harris, W. S.: »n-3 Long-chain polyunsaturated fatty acids reduce risk of coronary heart disease death: extending the evidence to the elderly«. *Am J Clin Nutr*, 77(2), 2003, S. 279–280.

Holick, M. F.: »Vitamin D: the underappreciated D-lightful hormone that is important for skeletal and cellular health«. *Curr Opin Endocrinol Diabetes*, 9, 2002, S. 87–98.

Jones, P. J. H., et al.: »Effect on n-3 polyunsaturated fatty acids on risk reduction of sudden death«. *Nutr Rev*, 60(12), 2002, S. 407–409.

Kew, S., et al.: »Relation between the fatty acid composition of peripheral blood mononuclear cells and measures of immune cell function in healthy, free-living subjects aged 25–72 y«. *Am J Clin Nutr*, 77(5), 2003, S. 1278–1286.

Kris-Etherton, P. M., et al.: »Fish consumption, fish oil, omega-3 fatty acids and cardiovascular disease«. *Circulation*, 106, 2002, S. 2747–2757.

Lemaitre, R. N., et al.: »n-3 Polyunsaturated fatty acids, fatal ischemic heart disease, and nonfatal myocardial infarction in older adults: the Cardiovascular Health Study«. *Am J Clin Nutr*, 77(2), 2003, S. 319–325.

Lewis, N. M., et al.: »Enriched eggs as a source of n-3 polyunsaturated fatty acids for humans«. *Poult Sci*, 79(7), 2000, S. 971–974.

Morris, M. C., et al.: »Does fish oil lower blood pressure? A meta-analysis of controlled trials«. *Circulation*, 88, 1993, S. 523–533.

Rose, D. P., et al.: »Omega-3 fatty acids as cancer chemopreventive agents«. *Pharmacol Ther*, 83(3), 1999, S. 217–244.

Stoll, A. L.: »The Omega 3 Connection«. New York, Simon & Schuster, 2001, 24.

Terry, P. D., et al.: »Intakes of fish and marine fatty acids and the risk of cancers of the breast and prostate and of other hormone-related cancers: a review of the epidemiologic evidence«. *Am J Clin Nutr*, 77(3), 2003, S. 532–543.

Tidow-Kebritchi, S., et al.: »Effects of diets containing fish oil and vitamin E on rheumatoid arthritis«. *Nutr Rev*, 59(10), 2001, S. 335–337.

Vanschoonbeek, K., et al.: »Fish oil consumption and reduction of arterial disease«. *J Nutr*, 133(3), 2003, S. 657–660.

Woodman, R. J., et al.: »Effects of purified eicosapentaenoic and docosahexaenoic acids on glycemic control, blood pressure, and serum lipids in type 2 diabetic patients with treated hypertension«. *Am J Clin Nutr*, 76(5), 2002, S. 1007–1015.

Ziboh, V. A.: »The significance of polyunsaturated fatty acids in cutaneous biology«. *Lipids*, 31(suppl), 1996, S. S249–S253.

Register

A

B

C

D

E

F

G

H

I

J

K

L

M

N

O

P

Q

R

S

T

V

W

Z